クリストフ・アンドレ
坂田雪子——監訳
繁松 緑——翻訳

# はじめてのマインドフルネス

MÉDITER,
JOUR APRÈS JOUR
25 leçons pour vivre en pleine conscience
Christophe André

26枚の名画に学ぶ
幸せに生きる方法

紀伊國屋書店

もののの見方を広げてくれたジョン・カバットジンに
科学的な知見を示してくれたジンデル・シーガルに
模範となってくれたマチュー・リカールに
そして、三人の教えと友情に
心からの感謝を捧げる

奇跡、それは大地の上を歩くこと

――ティク・ナット・ハン

マインドフルネスとは、「〈今〉を意識し、〈今〉に注意を向ける」ということだ。というのも、私たちは自分で思っている以上に〈過去〉や〈未来〉にとらわれていて、〈今〉をおろそかにしているからだ。やってしまったことを悔やんだり、これからしなければならないことを考えて不安になったり……。だが、〈今〉に注意を向け、〈今〉生きていることを実感することで、私たちはものの見方を変えることができる。世の中との関わり方やものの感じ方が根本から変わり、苦しみはやわらぎ、喜びはますます大きく感じられるだろう。マインドフルネスでは、そのために、目を閉じて静かに座り、自分の呼吸や身体に意識を向けるトレーニングをする。

本書では、言葉で説明するだけでなく、絵画も使ってマインドフルネスを理解できるようにした。ただし、単に知識として理解しただけでは、効果は得られない。本を読むだけでおしまいにするのではなく、毎日実践するようにしてほしい。マインドフルネスは、体験することが何より大切なのである。

## 第3部 嵐をくぐり抜ける 苦しみとマインドフルネス

# 第4部 さらなる高みへ マインドフルネスで心を鍛える

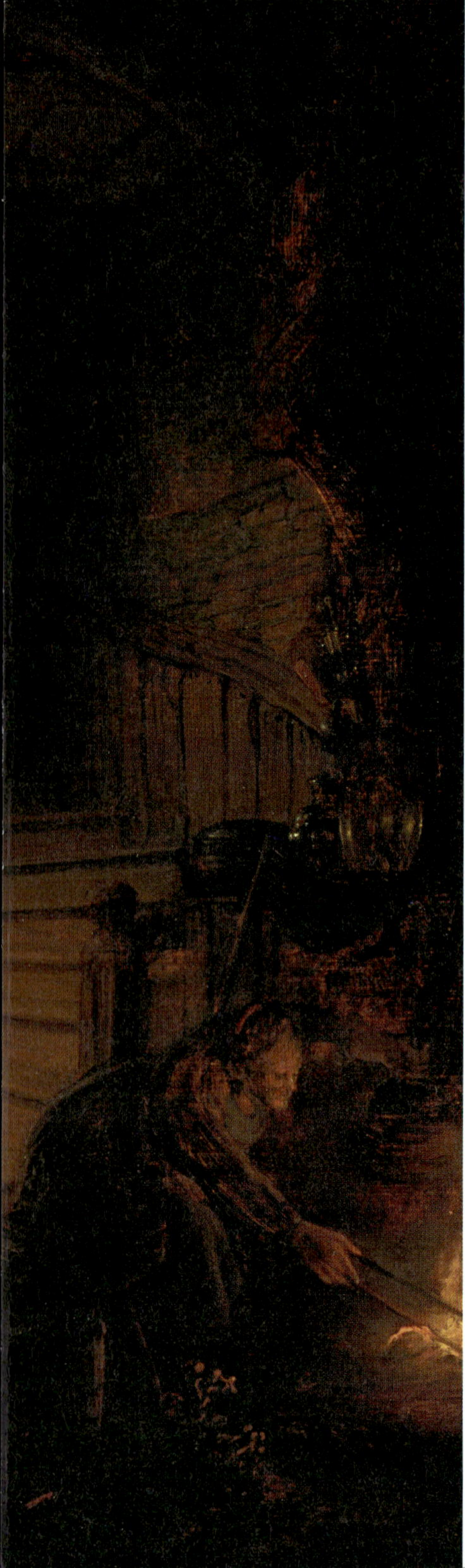

# 序章　立ちどまる

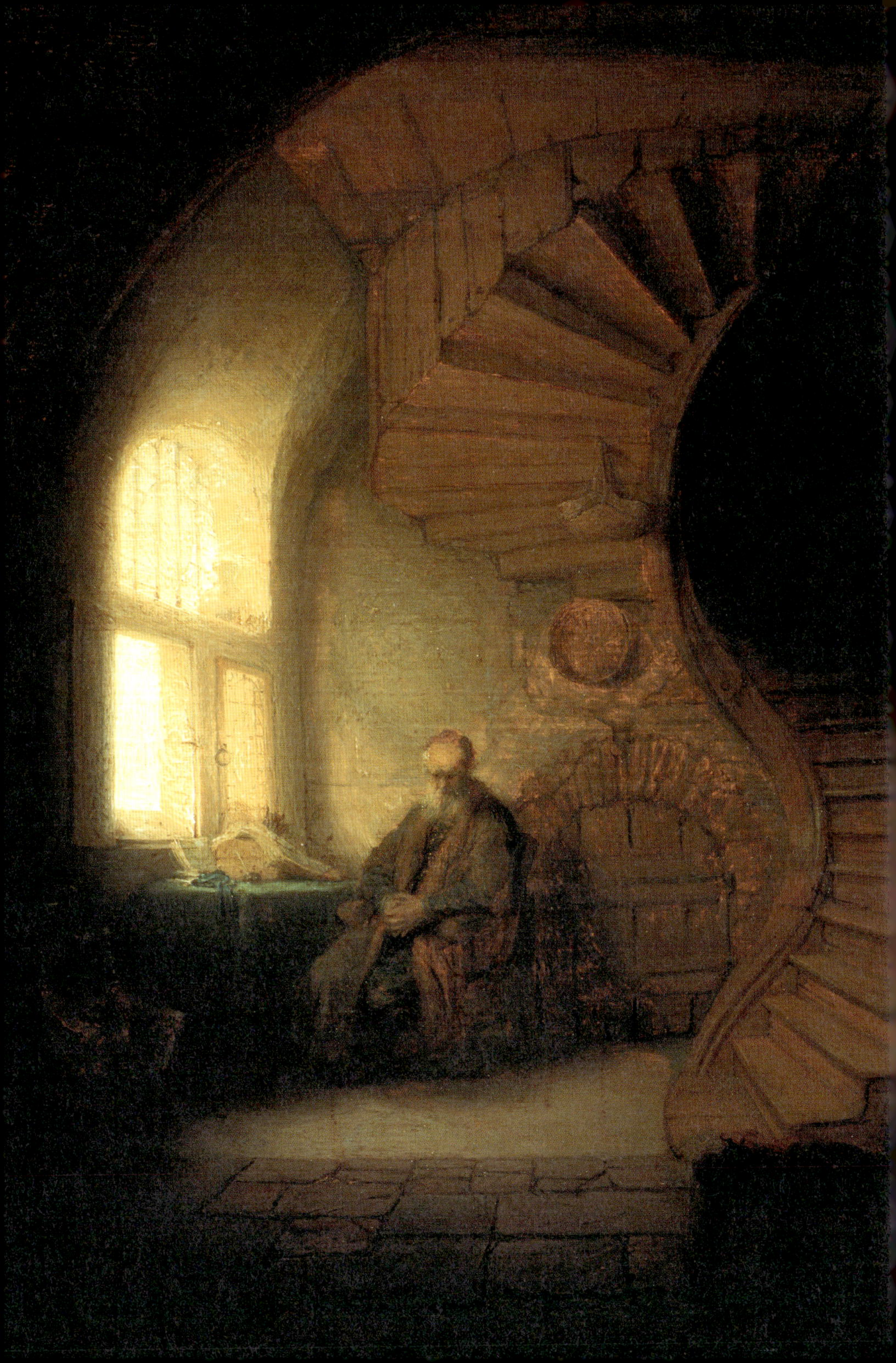

哲学者が目を閉じて静かに座っている。それまでは机に向かって本を読んでいたのだろうが、今は手をとめている。左の窓からは、太陽の黄色い光がまばゆく差しこみ、右下では、老女が暖炉の火をかきたてている。哲学者をはさんで描かれる太陽の光と暖炉の火――それはまるで、理性の光と情熱の火を表しているかのようだ。

そう思って見てみると、この絵は私たちの心のなかを描いているようでもある。平和で穏やかな心のなかを……。哲学者のすぐ右には、地下室へと続く小さな扉があるが、瞑想する哲学者の心は、扉の向こうの地下室へ、つまり、心のさらに奥へとおりていくのだろうか。あるいは、その右にある螺旋《らせん》階段をのぼって、外界へと向かうのだろうか。それは誰にもわからない。

ただひとつわかるのは、私たちはこの小さな絵から広い空間を感じとることができるということだ。なぜなら、描かれていない部分まで想像できるからである。窓の外や小さな扉の向こう側、螺旋階段の上といった外への広がりを思い描くことができるのだ。

私たちの心も、この絵と同じである。意識の持ち方を少し変えるだけで、より広い世界へと開いていくことができるのだ。そうなれば、心はもう狭いところに縛られることはない。マインドフルネスは、私たちにたくさんの気づきを与えてくれることだろう。

この絵のなかでいちばん広い空間は、もしかしたら哲学者の心、その豊かな内面世界なのかもしれない。

おれは神のように観照し、おれの手で創造していないものを小馬鹿にする。

ギョーム・アポリネール　詩集『アルコール』（一九一三年）

## マインドフルネスとは

もしあなたが、追い立てられるようにせわしなく何かをしつづけているなら、あるいは不安にとらわれたり、怒りに駆られたりしているなら、少し立ちどまってみてほしい。そして、〈今、ここに存在している〉ということを意識してほしい。〈今〉を意識して生きる——それが〈マインドフルネスに生きる〉ということである。たったそれだけ？　と思うかもしれない。しかし、たったそれだけのことを日々意識し、積み重ねていくだけで、やがて重荷をおろしたように楽な気持ちで生きられるようになるだろう。それはつまり、過去や未来にとらわれていた心が解放され、自分を縛っていた〈現実〉を違う目でとらえることができるようになるということでもある。

〈今〉を意識するという点について、もう少し具体的に説明しよう。たとえば、あなたはこの本を読みながら、ページをめくって次のページへ進もうとしているだろう。ひょっとしたら、無意識のうちに、手はもうページをめくる準備をしているかもしれない。マインドフルネスでは、そんなふうにページをめくろうとする無意識の動作をまず意識する。それから、観察する。「ページをめくる」という意志が自分のなかにあることを観察するのだ。そして、無意識にページをめくるかわりに、「今、私はページをめくろうとしている」と頭のなかで言ってみる。

もしかしたら、あなたは「ページをめくるくらいで大げさな」と思うかもしれない。そうしたら、今度は「今、私は『ページをめくるくらいで大げさな』と思った」ととらえて、そのまま深追いすることなくその思考を漂わせておけばいい。こんなふうに、立ちどまって〈今〉現在の自分の思考や行動をただ観察すること。それが、マインドフルネスなのである。

あるいは、この文章を読みながら、あなたは自分が呼吸していることを意識するだろう。ほかにも、目がかゆいとか足が痛いといった身体の感覚にも気づくかもしれない。さらに、視界にはこの本以外のものも入っているだろうし、周囲からは何かしら音が聞こえてくる

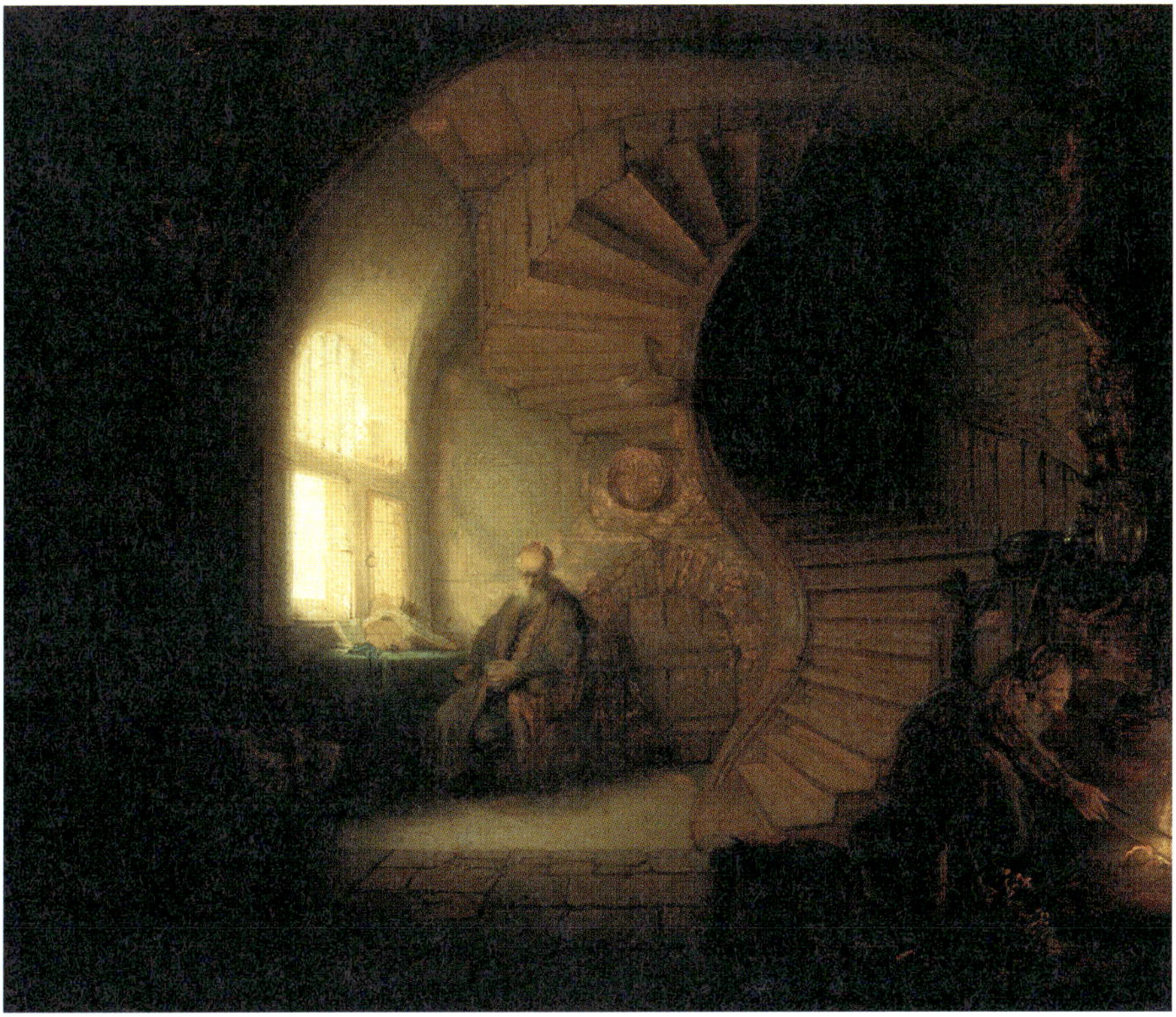

「哲学者の瞑想」
**レンブラント・ファン・レイン**（1606-1669年）
1632年、油彩・板、28×34㎝
ルーブル美術館、パリ

だろう。ふと別の考えが浮かび、本から離れてそのまま考えごとをするかもしれない。今読んでいるこの本について「面白い」とか「そうでもない」とか評価をささやく声が聞こえているかもしれない。つまり、〈今〉現在、それだけいろいろなことが自分に起こっているということだ。日頃、無意識のうちに行っているこういったことに気づくこともまた、〈今〉を意識するということになる。

ここまででおわかりのように、マインドフルネスとは、決して心を空っぽにすることではない。それは、〈何かをする〉手をとめて立ちどまること、さまざまな日々の体験を意識して味わってみることなのだ。そして、体験したことや〈今ここ〉に存在する自分をありのままに受け入れて観察するのである。

さて、絵のなかの哲学者は、まさに立ちどまってそんな体験をしているところだ。おそらく、目を閉じて心のなかを観察しているのだろう。〈今ここ〉にいる自分を意識するために……。

## 目を閉じて座ってみる

ではここで、この哲学者のように、実際に私たちも背筋をのばして椅子に腰かけ、しばらくのあいだ、目を閉じてみよう。〈何かをする〉ことをやめて、日常の慌ただしさからちょっと身を引いてみよう。

どんな感じがするだろうか？　〈するべきこと〉がなくて、落ち着かない感じがするか

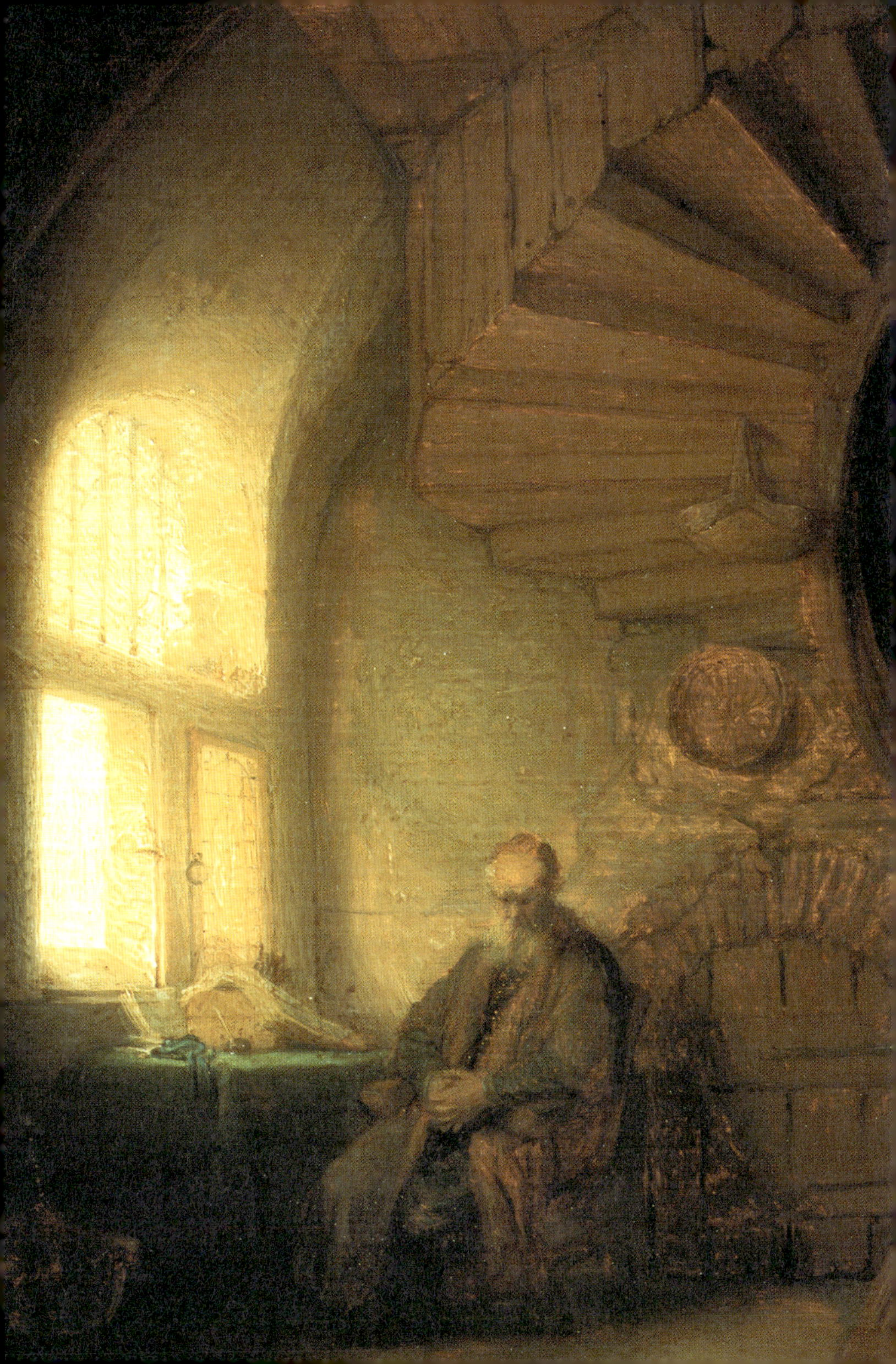

もしれない。思考が次々と浮かんできて気が散ったり、じれったくなって目を開けたくなったりするかもしれない。まずはそれを自覚することが大切だ。そういったことすべてを意識し、観察してみよう。それが心のなかを観察するということになる。私たちの心は、いつだって〈外の世界〉の何かを気にかけて忙しく働いている。というのも、そもそも心というのは、次々と思考をつくりだすようにできているからだ。ああしろこうしろと言ったり、早く何かしないととせきたてたり、あれはよくないと判断したり……。しかし、そういった思考は、実は心がその場で気になったことを次々とおしゃべりしているだけにすぎない。だから、そのおしゃべりをすべて聞いてやる必要はないのだ。そこで、マインドフルネスでは、まず心が次々と思考を生みだしているということを認識し、それから心が生みだしたその思考をただ眺めるのである。

それにしても、座って目を閉じたとたん、なんとたくさんの思考や感覚が押し寄せてくることか。じっと座ってそれをひたすら観察するというのは、思っていたほど簡単なことではないとわかるだろう。だからこそ、根気よく続けることが必要になってくる。その時に注意したいのは、「何が何でもやりとげねば」と無理をしたり、「マインドフルネスで絶対に穏やかな心を手に入れるぞ」と力んだりしないことだ。それでは、すでに心のおしゃべりに引きずられているということになってしまう。むしろ、心に浮かぶことをあるがままに漂わせておけばいいのである。

これに関して、禅の師と弟子との興味深い問答を紹介しよう（ちなみに、マインドフルネスとは禅の瞑想を科学的に心理療法として取り入れたものである。そのため、本書でも時々禅の思想に触れることになるだろう）。


弟子「先生、心の平安を得るには、どのくらいの時間瞑想しなければなりませんか？」

師（じっと考えて）「三十年だ」

弟子（ショックを受けて）「ずいぶん長いのですね。では、がんばって昼も夜も熱心に修行すれば、もう少し短くてすむでしょうか？」

師（さらにじっと考えて）「それなら、五十年だ」


おわかりだろうか。がんばって成果を得ようとすると、かえって逆効果になるのである。

## 現実を歪めずに受け入れる

さて、ここでもうひとつマインドフルネスで大切なことについて少しふれておきたい。それは「ありのままを受け入れる」ということだ。生きている以上、私たちは〈現実〉の問題に直面する。そして、行動し、努力することで〈現実〉を変えていこうとする。ただし、〈現実〉というのは、自分の心のあり方次第で歪めてしまいやすいものでもある。そこで、マインドフルネスでは、まず「〈現実〉を歪めずにありのままに受け入れる」ことを大切にするのだ。自分の心が歪めてつくりだした〈現実〉ではなく、〈ありのままの現実〉を見ることで、問題に正しく対処できるようになるからである。

ありのままを受け入れる――そのためには、心の目を大きく開かなければならない。絵のなかの哲学者がそうしているように……。

次章からは、あなたの心の目がいっそう開かれるように、マインドフルネスについてさまざまな角度から説明したいと思う。マインドフルネスには、不安や痛みに向きあえるようにするための、心のトレーニングという側面もある。身体を鍛えれば筋肉がついてくるように、心だってトレーニングを積めば鍛えられるのだ。

第1部

# 心の動きを意識する

つまり、心は前も見ないし、うしろも見ない。
我々の幸福は、今この時だけにあるのだ。
――ゲーテ『ファウスト』第二部

# 第1章　〈今〉を意識する

私たちは、いつでも〈今〉という時に生きている。今、カササギはじっとしている。やわらかな冬の陽射しが雪を照らし、生け垣の影はほのかに青みがかってのびている。冬の凛と冷えた空気が感じられ、雪にくぐもるあたりのざわめきも聞こえてくる……。〈今〉という時を感じる――そのために大切なのは立ちどまることだ。立ちどまって、できるだけ長く〈今〉を感じよう。〈今〉がつむぎだす豊かな味わいを感じとろう。そのうちに、木から雪がすべり落ちて、小さく音を立てるのが聞こえてくるだろう。カササギは日のぬくもりを求めてわずかに移動し、じきに飛びたつだろう。太陽はもっと高くのぼり、生け垣の影が短くなっていく……。そのひとつひとつ、そのど

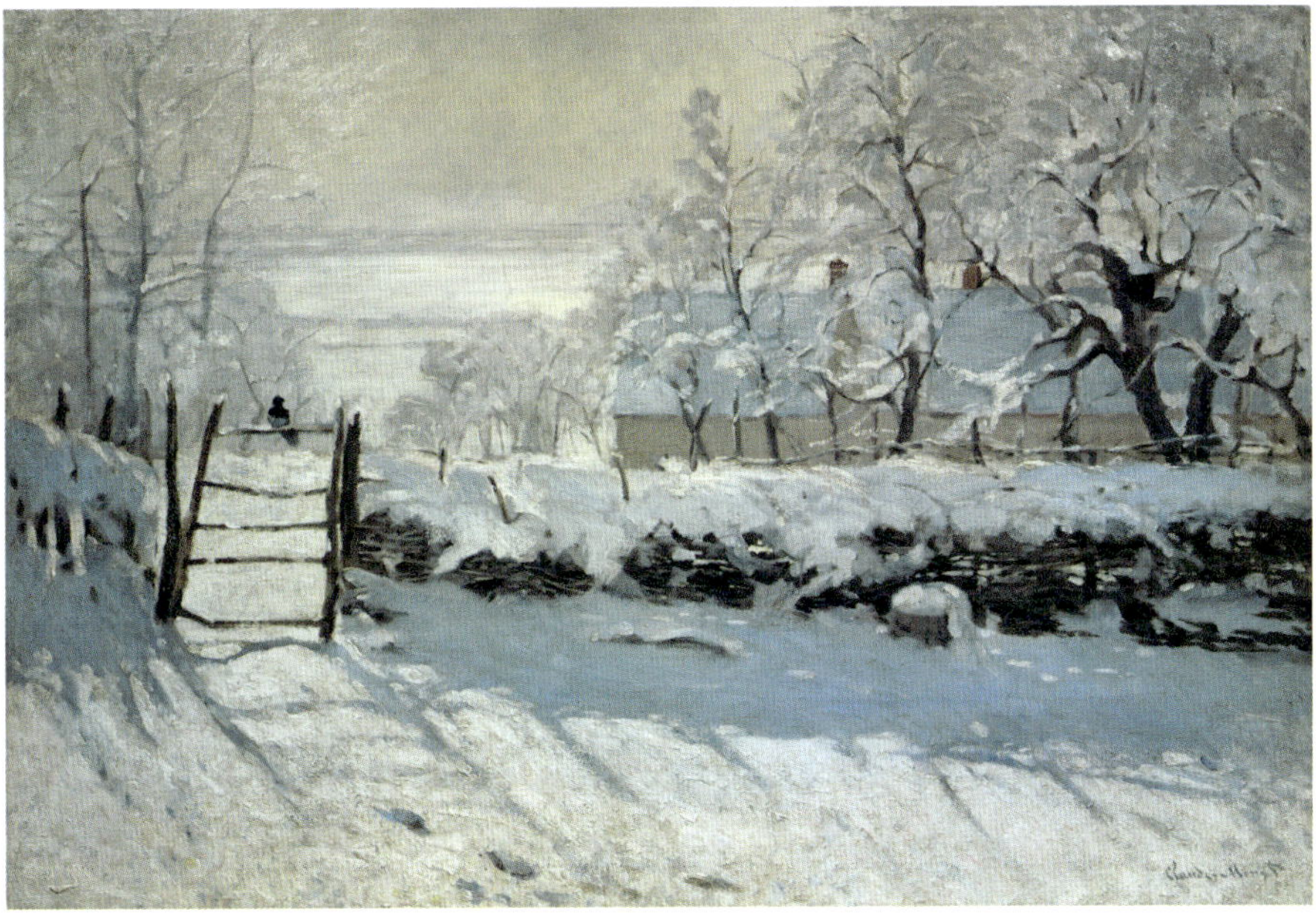

「かささぎ」
**クロード・モネ**（1840-1926年）
1868-1869年、油彩・カンヴァス、89×130cm、
オルセー美術館、パリ

れもが、私たちが体験している〈今〉なのだ。〈今〉という時は、それだけで満ち足りた気持ちにさせてくれるものだ。

マインドフルネスは、「私たちはいつだって〈今〉を生きている」ということを教えてくれる。ありふれているけれど素晴らしい〈今〉を生きていることを……。

こんなふうに冬の一日が完璧になるには、雪にきらめく澄んだ空気がなくてはならない。きりっと冷えた空気にあるかなしかの風。それから、太陽のぬくもりがじかに感じられることも必要だ。ただし、雪が融《と》けるほどの熱はいらない。ぴんと張った大自然の糸が緩んではいけないから。

ヘンリー・ソロー『日記』（一八五四年二月）

## 〈今〉を感じる

マインドフルネスの中心にあるのは、「〈今〉を意識する」という考え方だ。これはとて

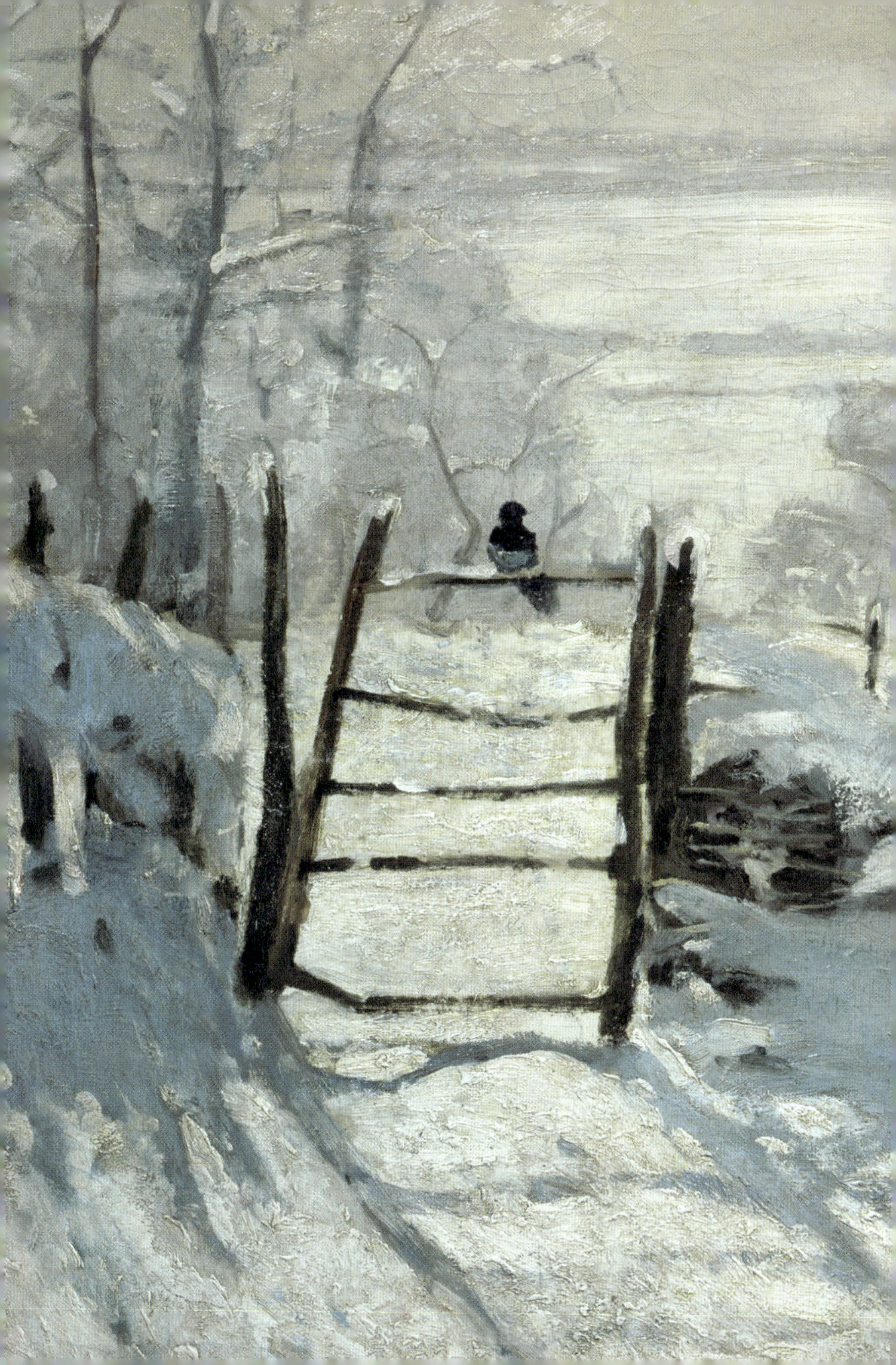

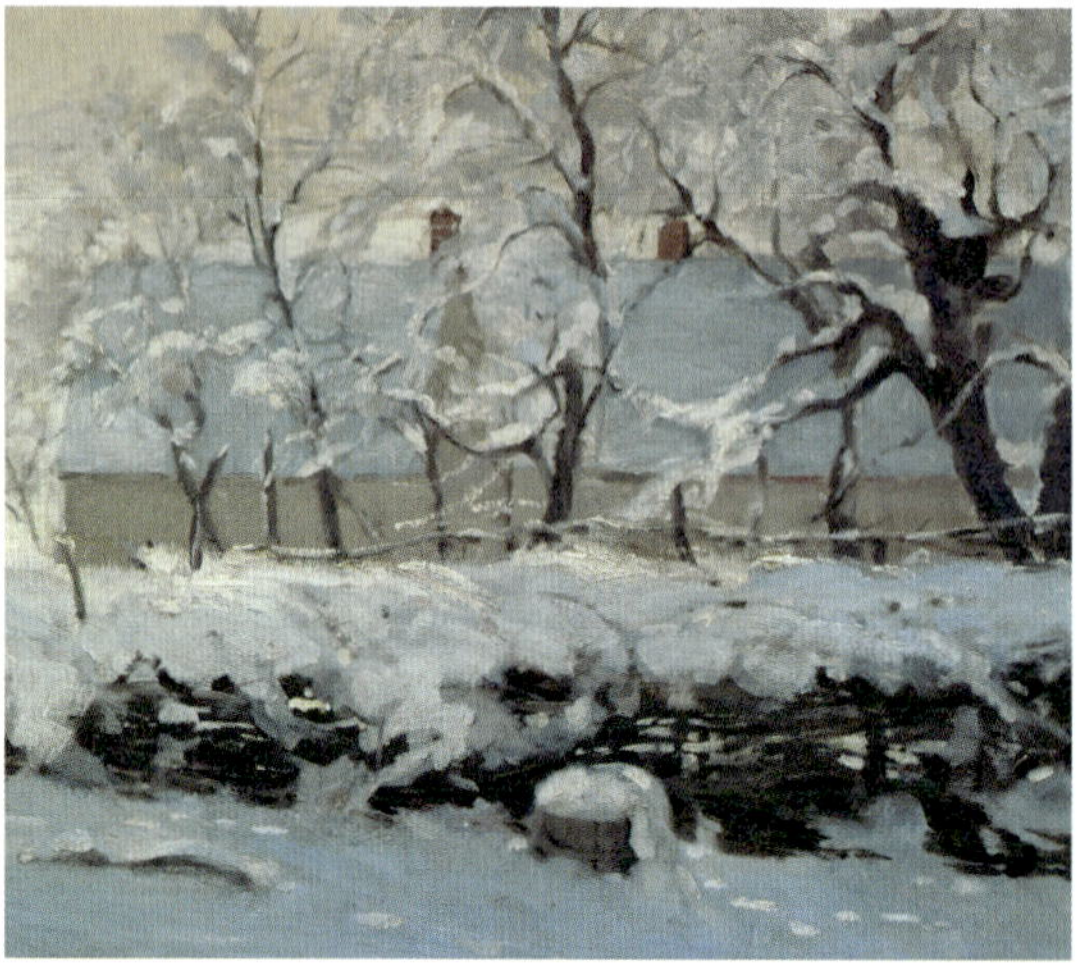

も大切なことである。というのも、私たちは自分で思っているほどには〈今〉を意識して生きていないからだ。食事をしながらなんとなくテレビを見たり、歩きながらあれこれ考えごとをしたり……。〈今〉何をしているか意識することなく、自動的にこなしていることは意外と多い。

では、〈今〉を意識するには、どうすればいいのだろうか？　これはそれほど難しくないだろう。たとえば、モネの絵にあるカササギや日の光、雪景色のようなごく日常的な風景にふと足をとめて、見入ってしまうことはないだろうか。そんな時は、無意識に何かをしていた手も自然にとまり、結果的に、慌ただしい日常から少し身を引いて、立ちどまっているだろう。要は、こういったことをもう少し意識的にやってみればいいのである。何かをしている手をとめて、あえて立ちどまる時間をつくる。そして、まわりのものを意識的に見たり聞いたりする。つまり、大切なのは、日常の何気ない事物に目をとめて、そこから何かを感じとろうとする姿勢である。周囲に心の目を開こうとする姿勢とも言えるかもしれない。

ただし、「意識的に見たり聞いたり」と言っても、頭で分析してあれこれ評価するわけではない。ひたすら目の前にあるものを感じとるのである。ある禅僧はこう述べている。〈瞑想では、目の前のものに判断を下しません。見る。ただそれだけです。そして、言葉を用いることなく、あるがままを理解するのです〉

こう聞くと、「なんだか難しそうだ」と思うかもしれない。だが、実は私たちは皆、〈言葉を介さずに感じる〉という体験をどこかでしているはずだ。たとえば、流れていく雲をぼんやりと眺めたり、風の音に耳をすませたりしているうちに心が満たされたことはないだろうか。あるいは、ふと見た夕空や子どもの寝顔に言葉にならない感動を覚えたことはないだろうか。そういったことはすべて、言葉を超えて〈今〉を感じているということ、つまりマインドフルネスの状態にあるということなのだ。

ちなみに、オーストリアの作家、ホフマンスタールの『チャンドス卿の手紙』では、「日常のふとしたものに言葉を超えた感動を覚える」ということをこんなふうに描写している。〈じょうろ、畑にぽつんと残された馬鍬《まぐわ》、日なたぼっこをする犬、わびしげな墓地、障がいのある人、小さな田舎家。（中略）こういったものが、突然、自分でも思いがけない瞬間に、崇高な性質を帯びて見えてきます。それはあまりに感動的で、どれだけ言葉を尽くしてもとても表現しきれるものではありません〉

## 過去や未来にばかり目を向けない

さて、どうして〈今〉を意識することが大切なのだろうか？　理由のひとつは今述べたように、「私たちは無意識に行動していて、〈今〉をないがしろにしていることが多い」ということだが、ほかにもうひとつ理由がある。それは「私たちの心は過去や未来のほうに気をとられてしまいやすい」ということだ。ちょっと意識して観察してみるとわかるが、私たちの心のなかは大部分、過去や未来のことで占められていて、結果的に〈今〉をないがしろにしているものである。「ああすればよかった」と過去を後悔したり、「これからどうすればいいだろうか」と未来を先取りして心配したり……。

これは、そもそもたくさんの思考を生みだすというのが心の大切な働きであるからだ。そのおかげで私たちは、過去の反省を糧《かて》に、未来に向けて新たな行動を起こせるようになっている。ただ、問題は、心のなかが過去の後悔や未来への不安だらけになってしまった時に起こる。それはつまり、過去や未来を思い悩むばかりで、〈今〉を生きていないということになるからだ。心というのは、本当にたくさんの思考を生みだすもので、時にはおもしろくて役に立つことも言うが、時にはあまり聞き入れないほうがいいこともささやきかけてくる。「前にもできなかったんだから、今度も無理だ」とか「返事がないのは嫌われている証拠だ」とか、心が生みだすおしゃべりをすべて真に受けていると、心がつくった歪んだ世界を〈現実〉としてとらえてしまうため、行動の妨げとなってしまいがちだ。また、こういった心のおしゃべりに真面目につきあって、それにとらわれすぎると、疲れきってしまうことにもなる。そこで、マインドフルネスでは、〈今〉に集中することによって、過去や未来にとらわれている状態から私たちを〈今ここにいる自分〉に連れもどすのである。

〈今〉という時ははかなくて、意識していなければすぐにこぼれおちてしまう。不安になったり、忙しくなったりすると、とたんに意識から消えてしまいやすい。しかし、私たちが生きているのは〈今〉だけだ。〈今〉を大切にしなければ、過去も未来も大切にはできない。だからこそ、意識して、心のなかに〈今〉の居場所をつくってやらねばならないのだ。〈今〉に戻ってくることでほっとできる――そんな場所をつくってやるのである。

## 心を眺めてみよう

ここまで、〈今〉を意識することの大切さについて述べてきた。しかし、知識として知っているのと実際にやってみるのとでは、大きく違うだろう。やはり体験にまさるものはないのである。

ひとつ例を紹介しておこう。「不安でたまらない」と私のところに相談にきた、ある男性の話である。私はこの男性にマインドフルネスを実践してもらうことにし、日々の生活で〈今〉を感じることを意識してもらった。すると、しばらくして、男性は晴れやかな顔つきで現れ、〈今〉を意識することで自分に起きた変化を話してくれた。たとえば、毎朝車に乗る時、無意識にカーラジオのスイッチを入れなくなったという。代わりに、ハンドルに両手を置いて深呼吸し、〈今〉自分が何を感じているか、そこに意識を集中させるそうだ。そんなふうに一日に何度も〈今〉を意識し感じてみる――たったそれだけのことで「不安を感じることが少なくなった」と話してくれたのである。

こんなふうに、実際にマインドフルネスを体験して得られるものは、ただ知識として知っているよりもはるかに大きく素晴らしいものだ。〈今〉を意識するには、少し時間をとって立ちどまるだけでいい。まずはこの本を読む手をとめてみよう。そうして、まわりをよく見て、聞いて、感じてみよう。〈今〉、あなたには何が見え、何が聞こえ、どんなにおいがするだろうか。

次に、座ったまま目を閉じてみよう（床に仰向けになってもいい）。そうやって、一分間、〈今〉自分の心に起こることに意識を集中させてみよう。心はきっといろいろなおしゃべりを始めるだろう。それをあるがままに眺めてみよう。これができるのは、あなた自身しかいない。誰もあなたに代わって、あなたの心を眺めることはできない。さあ、目を閉じてあなたの心を眺めてみよう。

## レッスン1

人は過去や未来に生きることはできない。生きるとは、〈今〉を生きているということだ。だから、自分が〈今〉何をしているか、意識的になってみよう。過去や未来のことばかり考えていたりしないだろうか？　そんな時は〈今〉に立ちもどってみるといい。食事中なら食べているものを味わって食べ、歩いているならそよぐ風や道ばたに咲く花にちょっと意識を向けてみる。あるいは、目を閉じて自分の心を眺めてみる。〈今〉はあなたのなかで安らげる場所になってくれるだろう。

# 第2章 呼吸を意識する

こいのぼりが風に泳いでいる。風がこいのぼりの身体を吹きぬける。こいのぼりを膨らませ、つかの間の命を与えていく……。それはまるで、呼吸のようだ。明日になれば、風はやみ、こいのぼりはしぼんでしまうかもしれない。けれども、そんなことはどうでもいい。大切なのは、今、こうして元気よく大空を泳いでいるということなのだから……。

こいのぼりが風に泳いでいる。風にはためくその音が聞こえてくる。そよぐ風や、たそがれ時の涼しさも感じられる。美しく神秘的な街、京都。獅子の石像は、家に帰る人々を見守っているかのようだ。

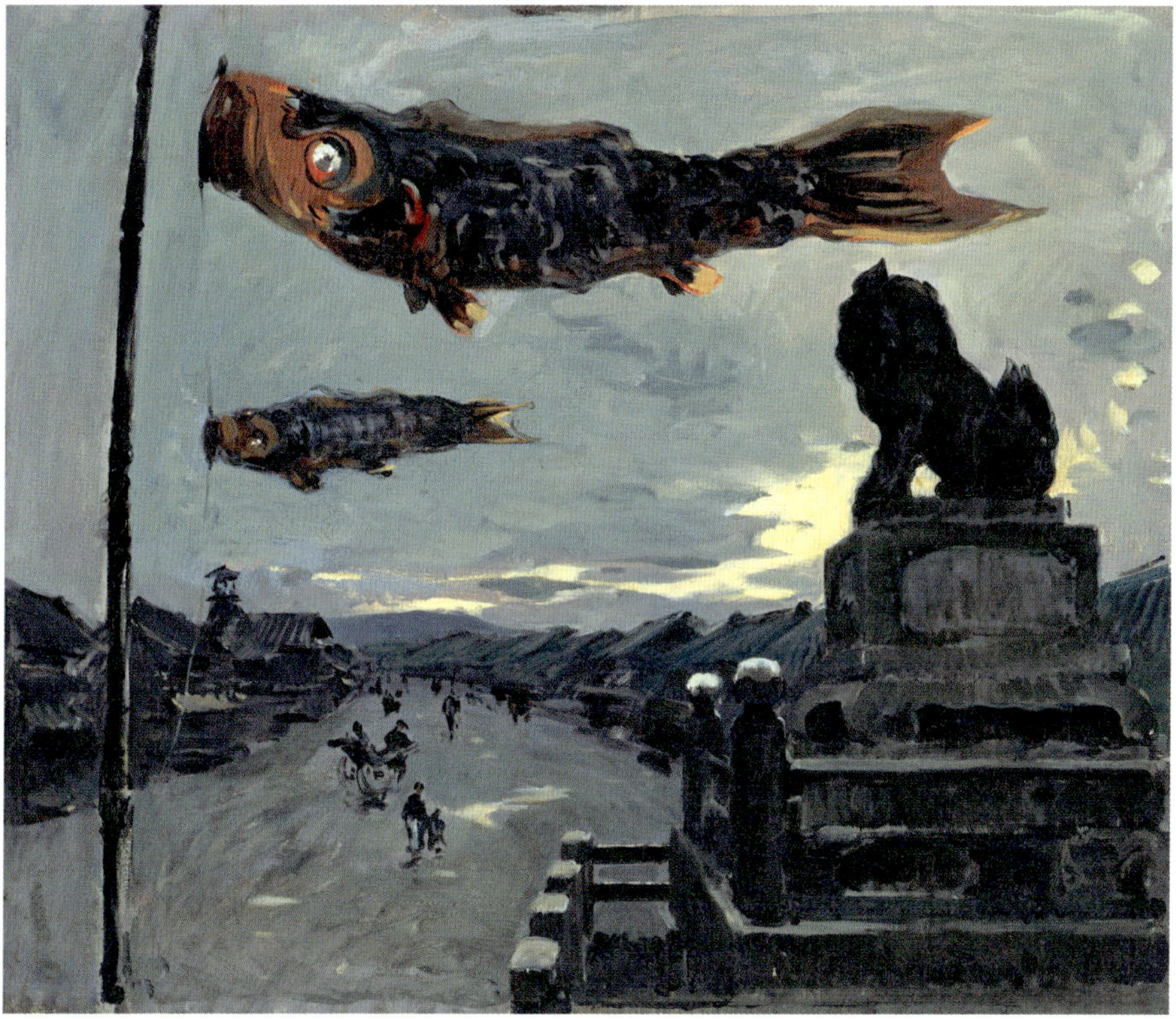

「京都のこいのぼり」
**ルイ・デュムラン**(1860-1924年)
1888年、油彩・カンヴァス、46×53cm、
ボストン美術館
アリス・テヴァン記念ファニー・P・メイソン基金

こいのぼりが風に泳いでいる。そこにあるのは、風。そして、風が吹きぬける空間。風は目に見えない。けれども、たしかにそこに存在している。呼吸が、私たちの身体のなかにたしかに存在するように……。

風は思いのままに吹く。あなたはその音を聞くが、それがどこからきて、どこへ行くかは知らない。
『ヨハネによる福音書』第三章八節
（日本聖書協会『聖書 口語訳』）

## 呼吸はマインドフルネスの要

普段の生活で、呼吸に気をとめることはほとんどない。それほど無意識に、私たちは呼吸している。しかし、呼吸を意識することで得られることは、実はたくさんある。マインドフルネスには、〈今〉に意識を集中するためのさまざまなトレーニングがあるが、その真ん中に据えられているのは呼吸である。つまり、呼吸はマインドフルネスの要《かなめ》と言っても過言ではないのだ。

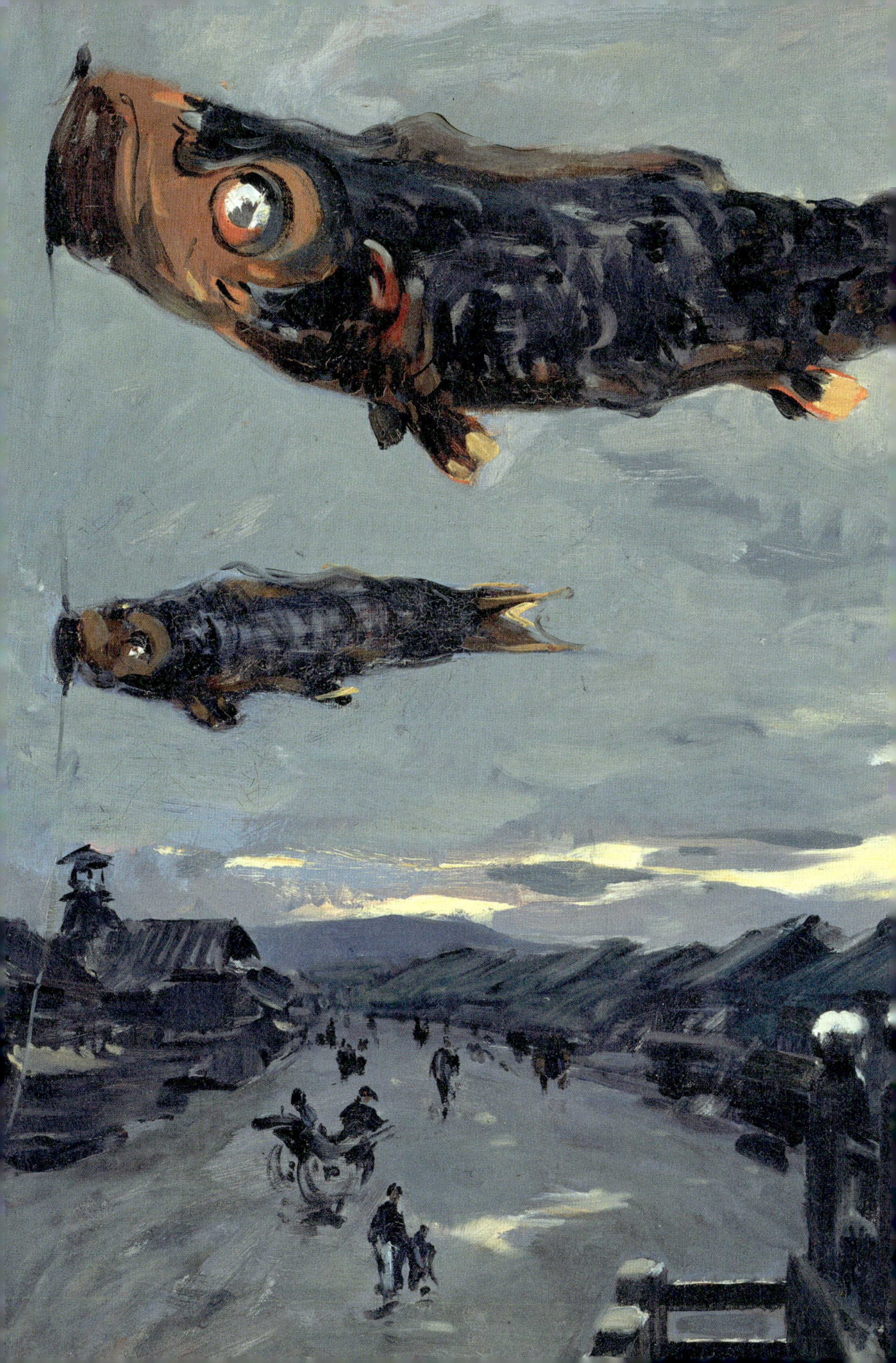

では、なぜ呼吸なのだろうか？　それは呼吸を意識することが、〈今〉に意識を集中するのにもっとも効果的な方法だからだ。というのも、呼吸には、常に動いているため集中力がとぎれにくいという特徴がある。これは、波の動きや雲の流れ、揺らめく炎を長いあいだ眺めていられるのと同じことだ。つまり、まったく動かないものよりも、動きのあるものに意識を向けたほうが、注意がそれにくいのである。ちなみに、自分である程度コントロールできるという点でも、呼吸は興味深い。意識して、ゆっくり呼吸しようとすれば、

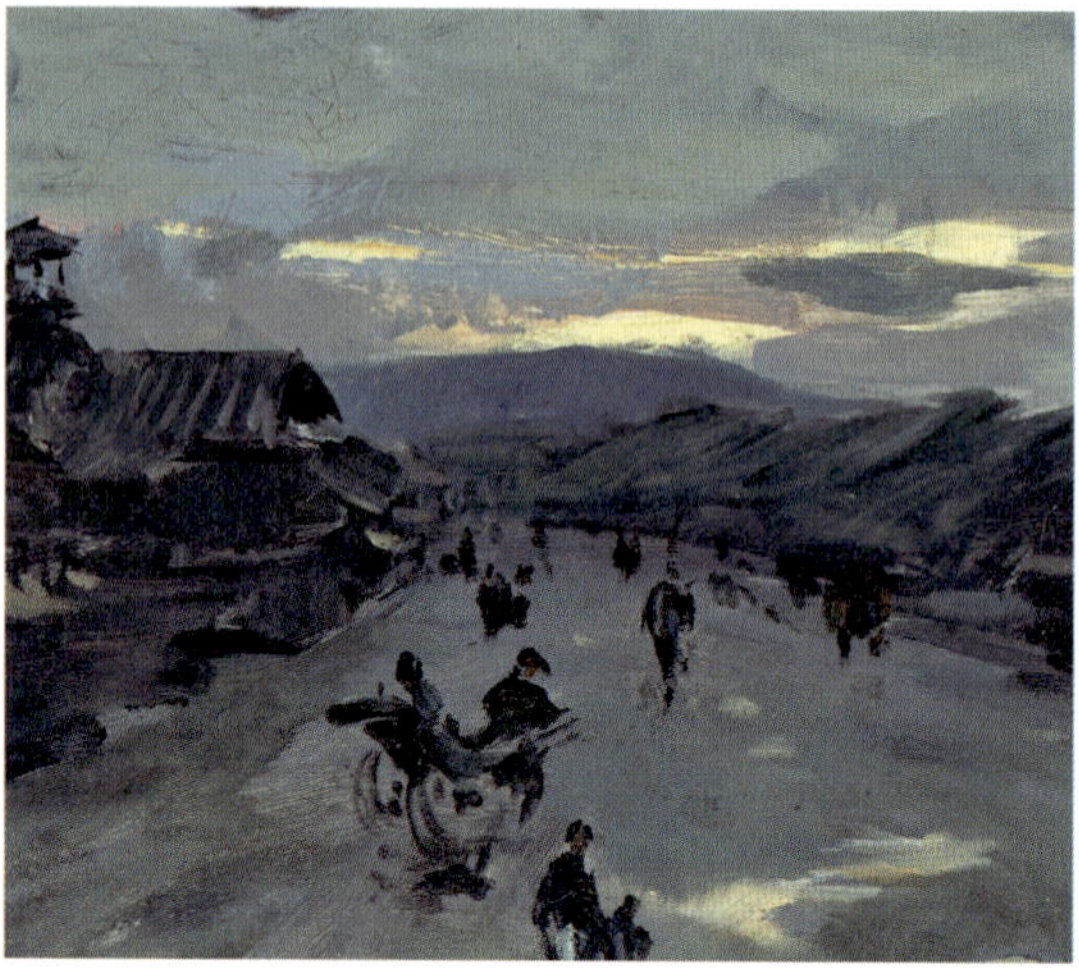

そうすることができる。これが体内のほかの器官なら、そうはいかないだろう。自分の意志で、脈拍や血圧を上げ下げしたり、消化を速めたり遅くしたりするなど無理な話だ。

そういうわけで、マインドフルネスを始めたばかりの人には、まず三分間、呼吸に集中することをお勧めしたい。これを一日に何度かやってみてほしい。方法は簡単だ。肩の力を抜き、背筋をのばして椅子に座るか、または仰向けに寝て、目を閉じる。そのまま三分間、呼吸に意識を集中させるだけだ。ただし、方法は簡単でも、実際にやってみると集中しつづけるのはなかなか難しい。いろいろな考えが浮かんできて、ともすると〈今〉から意識がそれてしまうだろう。でも、それはよくあることだ。だから、そんな時は「今、こんなことを考えた」と認識するだけで深追いはせず、また呼吸に集中することに戻ればいい。考えに気をとられては、また呼吸に意識を戻す。それを繰り返せばいいのである。大切なのは、〈今〉呼吸していると感じることだ。吸う息、吐く息、そのひとつひとつの呼吸が〈今〉なのだから……。呼吸とは、私たちを〈今〉につなぎとめてくれるもの、いわばマインドフルネスにおける錨《いかり》のようなものなのである。

## 〈今〉を意識する

ところで、呼吸には、不安な時や苦しい時に、気持ちを鎮めてくれるという効果もある。だから、不安や苦しさを感じた時は目を閉じて呼吸に集中し、自分の呼吸にそっと寄り添うようにするといいだろう。

不安を感じたら、呼吸する。心に痛みを感じたら、呼吸する。そう、マインドフルネスでは、いつでも呼吸を意識する。初めのうちは私自身、そんなことで何かが変わるのだろうかと半信半疑だった。しかし、実践しているうちにその意味するところを理解できるようになった。やってみるとわかるのだが、つまりこれは「呼吸に集中して意識を〈過去〉や〈未来〉から〈今〉に戻すことによって、〈今〉やるべきことや考えるべきことが、はっきりと見えてくる」ということなのである。

起きてしまったことは変えられない。しかし、呼吸に集中し、〈今〉を意識することで、〈現実〉に対する感じ方は変えられる。要は、起きてしまったことをどうとらえるか、ということだ。呼吸を通じて意識を〈今〉に戻せば、自分の思考がつくりだし、〈現実〉だと思いこんでいたものと距離がとれるようになる。それは、客観的な目で〈現実〉をとらえることにつながるだろう。そうして、物事をシンプルに考えることができるようになり、どう行動すればいいのかも見えてくるのである。

ただし、これは頭で理解する類《たぐ》いのことではない。たとえば、ひと呼吸置いて冷静になったり、深呼吸して心を落ち着かせたりしたことは誰しも一度ならずあるだろう。それと同じで、「呼吸によって不安や心の痛みに対処する」というのも、実践して初めてわかるものなのだ。

呼吸とは、いつでも私たちと共にあるものだ。その意味では、呼吸はいつでもそばにいてくれる友だちのようなものでもある。友だちは痛みや苦しみを消してくれるわけではないが、そばで支えてくれ、力を与えてくれる。同じように、呼吸したからといって、痛み

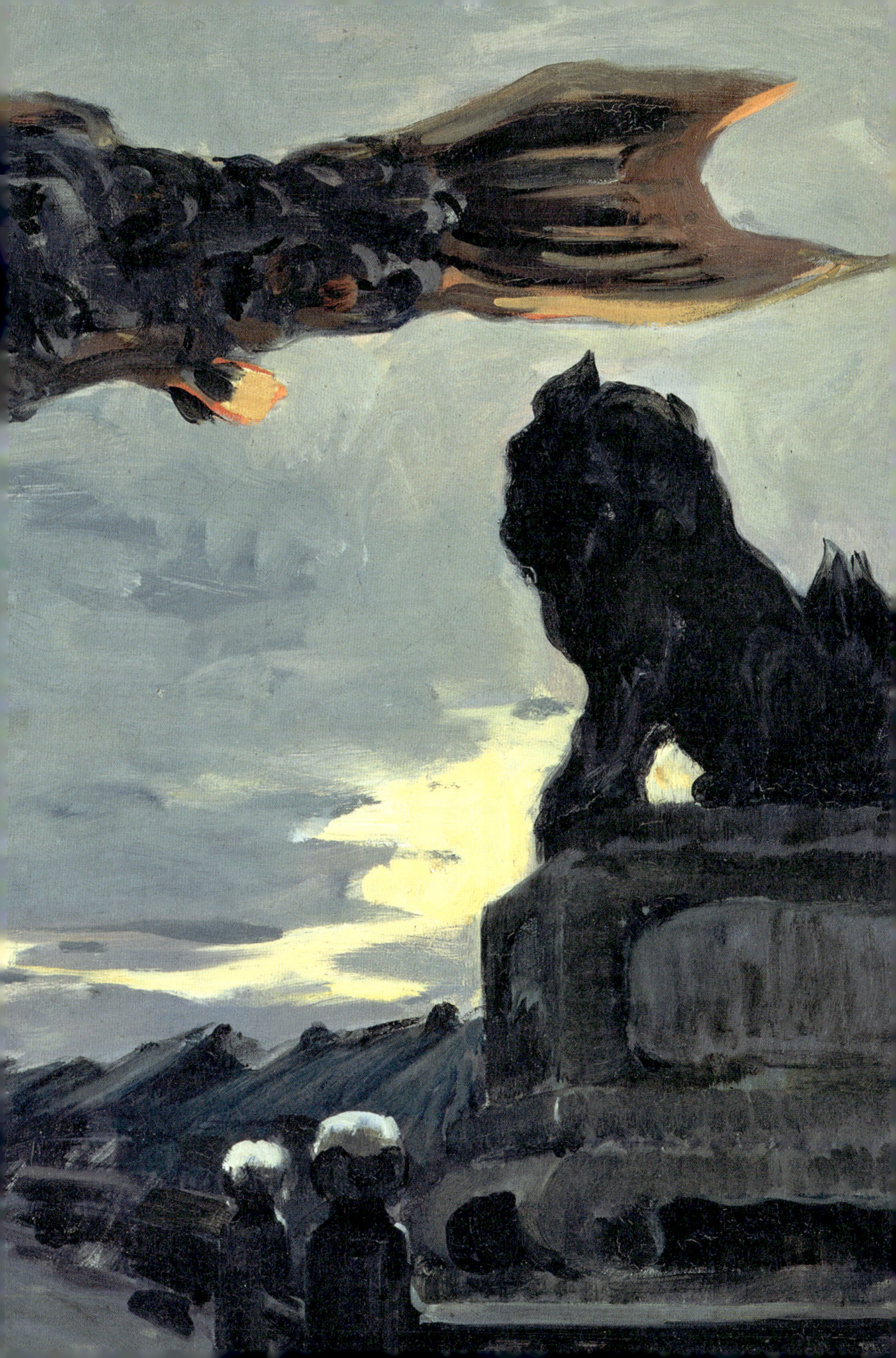

や不安、恐れや怒りがすぐさまなくなるわけではない。だが、呼吸に集中し、〈今〉に意識を戻すことによって、苦しみに呑みこまれないようにし、〈現実〉を見失わないようにすることはできるのだ。だから、苦しい時には、友だちに支えてもらうようなつもりで、呼吸に意識を集中してみよう。

呼吸を意識しながら、痛みや不安を「ただそこにあるもの」として観察してみることも大切だ。そうやって自分のなかの痛みや不安を客観的に眺め、受け入れることができれば、苦しみから解き放たれることへの第一歩となる。実は、痛みを感じたり不安にさいなまれている時、私たちはうまく呼吸ができていない。もちろん、呼吸をすることで問題が解決したり、苦痛そのものがなくなったりするわけではない。しかしそれでも、苦しい時に呼吸を意識することで、苦しみはやわらぐのである。それならちょっと試してみてもいいのではないだろうか。

## すべてをコントロールすることはできない

呼吸というのは、生き方についても気づきを与えてくれるものである。最後に、これについて少々述べてみたい。

先ほど、「〈今〉を意識することで、〈現実〉に対する感じ方は変えられる」とお話ししたが、これに関してさらに言えば、呼吸は「〈現実〉は常に動いていて形を変えている」ことも教えてくれる。呼吸というのは、生まれては消えていくことを繰り返しているもの、すなわち、たえず形を変え、移りかわっているものだ。時に、私たちは「〈現実〉は動かしようがない」と思って苦しむこともあるだろう。しかし、呼吸のように、そして雲や風、波や虹のように、〈現実〉もまた常に形を変えているものなのである。呼吸を意識し、〈今〉に心を戻すことで、私たちは〈現実〉が動いていることを曇りのない目で見ることができるようになる。そうなれば、問題に対処する方法も見えてくるだろう。

また、呼吸はある程度は自分でコントロールできるものの、完全にコントロールできるわけではない。そこから得られる気づきは、「すべてを自分でコントロールすることはできない」ということだ。現代社会に生きていると、時に、私たちは「何もかもを自分でコントロールせよ、自分で何とかせよ」と、追い立てられているように感じることもある。だが、そんなことは不可能だ。呼吸は「何もかもを自分でコントロールすることなどできない」ことを教え、それを受け入れることも教えてくれる。ただし、ひたすら受け身になってあきらめるということではない。「何もかもをコントロールすることはできない」と認めた上で、自分にできることを探し、行動するということである。

さらに、呼吸は身体のなかに入ると同時に、外へ出ていくものであるため、「自分と自分の外の世界」との線引きをあいまいにしてくれる。「私はこちら、世界はあちら」ときっぱりと線を引いて、そこにこもっていると、苦しみのもとになることもある。だから、「自分と自分の外の世界」にそれほどはっきり線を引かないことも、時には大切なのだ。

呼吸というのは目に見えない。そのため、普段私たちは呼吸しているということを特に意識したりしない。だが、生きていく上で、呼吸は必要不可欠なものだ。同じように、普段は意識していなくても、私たちを陰で支えてくれているものはたくさんある。
呼吸に意識を向けることは、〈今〉を生きることにつながり、ひいては生きやすさにつながっていくのである。

**レッスン2**

まずは一日に何回か、三分間ほど呼吸に意識を向けて集中しよう。胸に入ってくる息、出ていく息、そのひとつひとつを意識しよう。たとえば、吸う息が鼻を通り、のどを通って肺に届くのを感じてみる。吐く息が肺からのど、鼻を通って出ていくのを感じてみる。吸う息と吐く息の温度の違いを感じてみる。さらに、息を吸った時は、身体全体に酸素が行きわたるのをイメージする。胴、手の先、足先まで酸素がめぐっていくイメージだ。反対に、息を吐く時は、息が足先、手の先、胴から出ていく感じをイメージする。もっとゆっくり呼吸しなくてはなどと考えなくてもいい。マインドフルネスでは、あるがままの呼吸を観察すればいいのである。

# 第3章 身体を意識する

ピエロが芝居の舞台に立っている。白くつややかな絹の衣装が、私たちの視線をとらえる。長すぎる袖に、短すぎるズボン。靴の赤いリボンは、この当時すでに時代遅れだっただろう。それにしても、背景の三人は、どうもピエロよりもロバにまたがる左の人物のほうに興味があるらしい。ピエロが目の前に立っているというのに、誰ひとりピエロのことを気にかけていない。

このピエロの様子は、私たちの〈身体〉を連想させる。ピエロは舞台に欠かせない存在なのに、今は誰にも注目されていない。同じように、身体も生きていくために欠かせない存在なのに、普段はほとんど注目されていない。しかし、ピエロは少し悲しそうではあるけれど、静かに立っている。ほめられないこと、忘れられていることには、もう慣れっこだからだ。それに、じっと立ちつづけていれば、そのうち自分が必要な存在だとわかってもらえる時が来るから……。たとえ注目されていなくても、自分はこの舞台に欠かせない存在なのだ。それがわかっているから、ピエロは静かに立ちつづけている。

ピエロは決して美男子ではなく、その立ち姿はぎこちない。でも、そこには私たちの心をとらえる何かがある。シンプルで確かな存在感がある。身体だってこれと同じだ。たとえスタイルがよくなくても、力強さやしなやかさがなくても、自分の身体は愛おしく思えるものだ。生きていく上で、身体がどれほど大切か。そこに気づくために、完璧な身体など必要ない。マインドフルネスでは、身体は私たちを〈今〉へと導く大きな役目を果たしてくれる……。

心と身体は分かれているのだろうか？　もしそうなら、どちらを選べばいいのだろうか？

ウディ・アレン

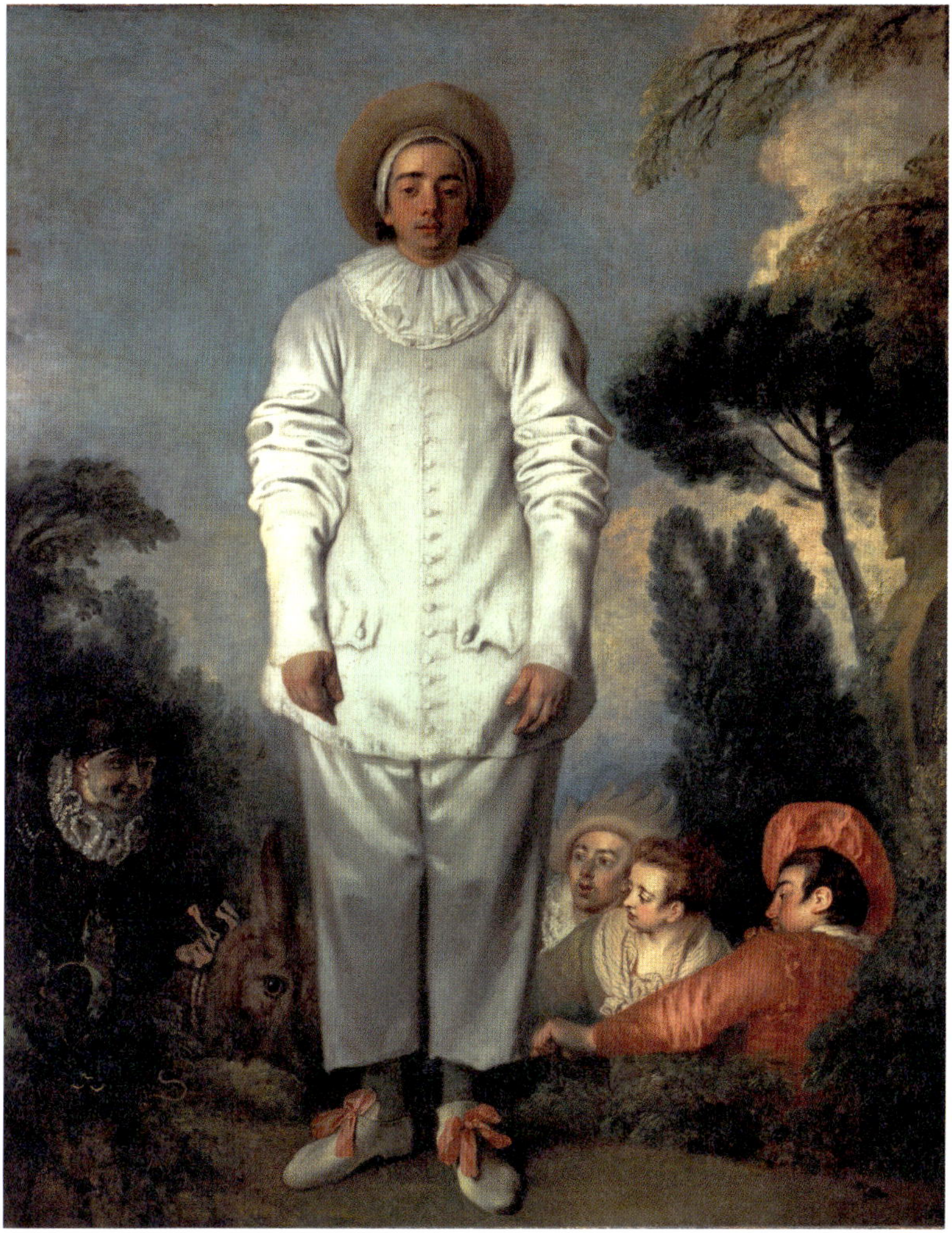

「ピエロ(旧称ジル)」
**ジャン＝アントワーヌ・ヴァトー**(1684-1721年)
1718-1719年頃、油彩・カンヴァス、185×150cm、
ルーブル美術館、パリ

## 身体全体に意識を向ける

前章では「呼吸を意識する」ということを述べたが、マインドフルネスでは「身体を意識すること」も大切である。というのも、身体を意識することによって、やはり〈今ここ〉に存在していることを意識できるからだ。ただし、「身体を意識する」といっても、身体についてあれこれ考えるのではないし、健康かどうかを判断するということでもない。たとえ痛みやこわばりを感じていたとしても、それを何とかしようともがいたりせずに、観察して受け入れるのだ。身体が思いどおりにならないことに苛立つことなく……。

身体を意識するため、マインドフルネスにはさまざまなトレーニングがある。ヨガのポーズをとるものや、横になるか椅子に座って身体に丁寧に意識を向けて観察するものなどだ。ここでは、後者のトレーニングを簡単に紹介しよう。〈ボディ・スキャン〉と呼ばれるもので、文字どおり身体を下から上へとスキャンするように、足、腕、おなか、背中、頭と順を追って丁寧に意識を集中させていくトレーニングである。

やり方は、まず仰向けになるか、椅子に座るかして、目を閉じ、初めのうちしばらくは呼吸に意識を向ける。それから身体全体に意識を向けていく。もし座っているなら、手はゆったりと腿《もも》に置き、腰はそらさないようにして背筋を伸ばしてみよう。上から糸で吊られているようなイメージで、できるだけすっと伸びてみる。そして、足先から頭までを順番に意識していこう。

——足の指に注意を向ける。静かに呼吸しながら、どんな感覚があるか、内側から観察す

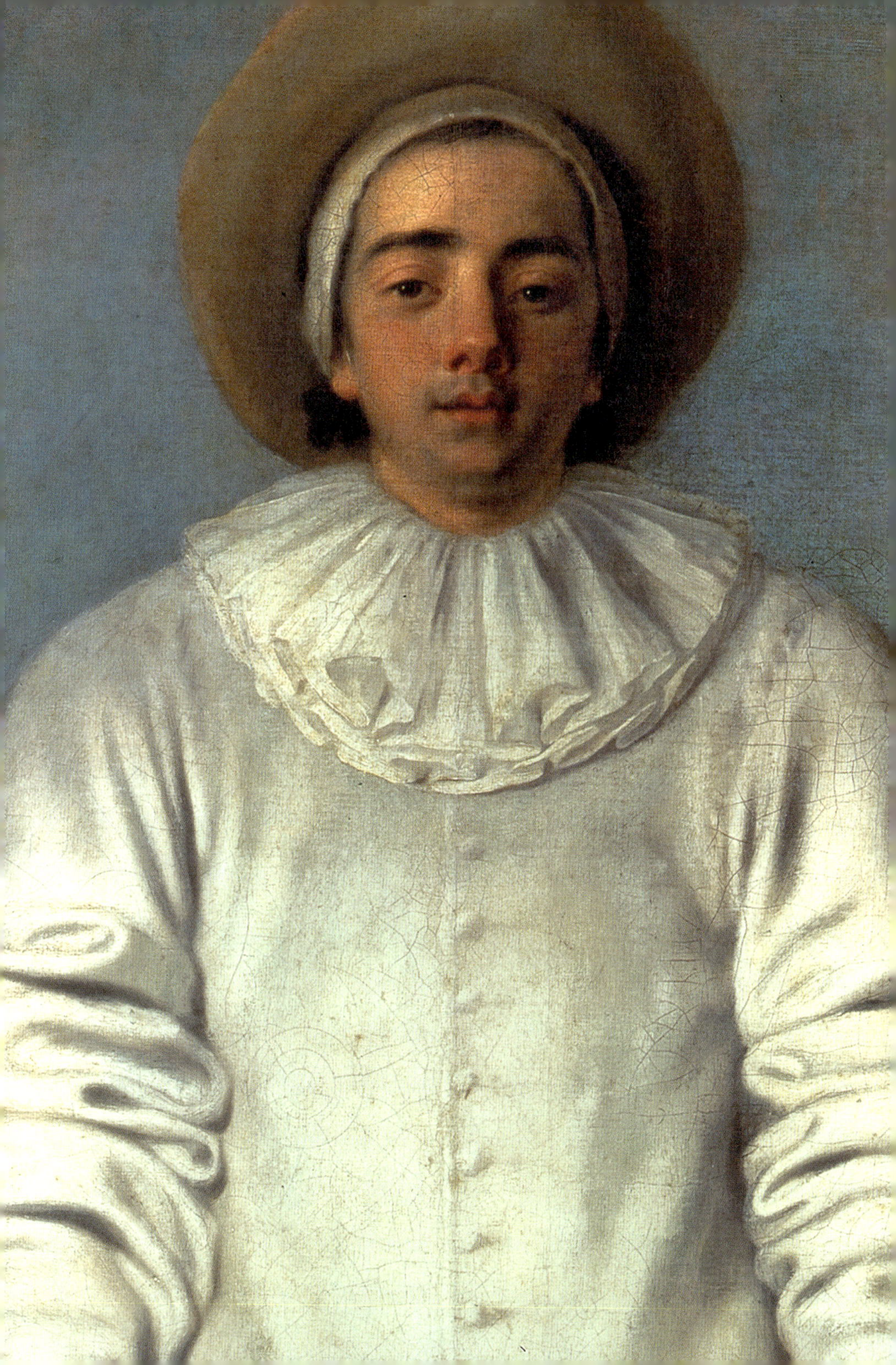

るつもりであるがままを感じてみよう。足の指を十分に感じたら、そのあとも同様に、足の裏、足の甲、ふくらはぎ、腿へと順に意識を向けていく。

――同じようにして、手の指、手、腕を意識し、感じてみる。

――次に、お腹から胸にかけてを意識する。心臓が動いているのを感じてみよう。

――それから、背中を意識する。腰から肩、首までを順に意識して注意を向ける。

――顔に注意を向ける。ゆっくりとあごの筋肉、唇、ほお、額、頭全体を意識する。

――最後に、身体全体を意識する。身体はここにあって、〈今〉につながっている。身体全体で、穏やかに呼吸していることを意識しよう。

## 不快な感覚にも居場所をつくってやる

ところで、身体の感覚に意識を向けていると、不意に緊張や痛みを感じることがあるかもしれない。それは、仕事に没頭するなどしてそれまで目をそむけていた不快な感覚が意識されるということだ。そんな時、マインドフルネスでは、緊張や痛みから逃げたり無理に抑えようとしたりしないで、不快な感覚があることを受け入れて観察するようにする。「自分のなかに緊張や痛みが存在してもいい」と認めてやるのである。たとえば〈ボディ・スキャン〉の途中なら、すぐに動いたり姿勢を変えたりせず、痛みや緊張のある場所を意識しながらしばらく呼吸してみよう。そうして、観察してみよう。どこに痛みを感じているのか？　鋭い痛みなのか、にぶい痛みなのか？　ずっと痛むのか、間を置いて痛

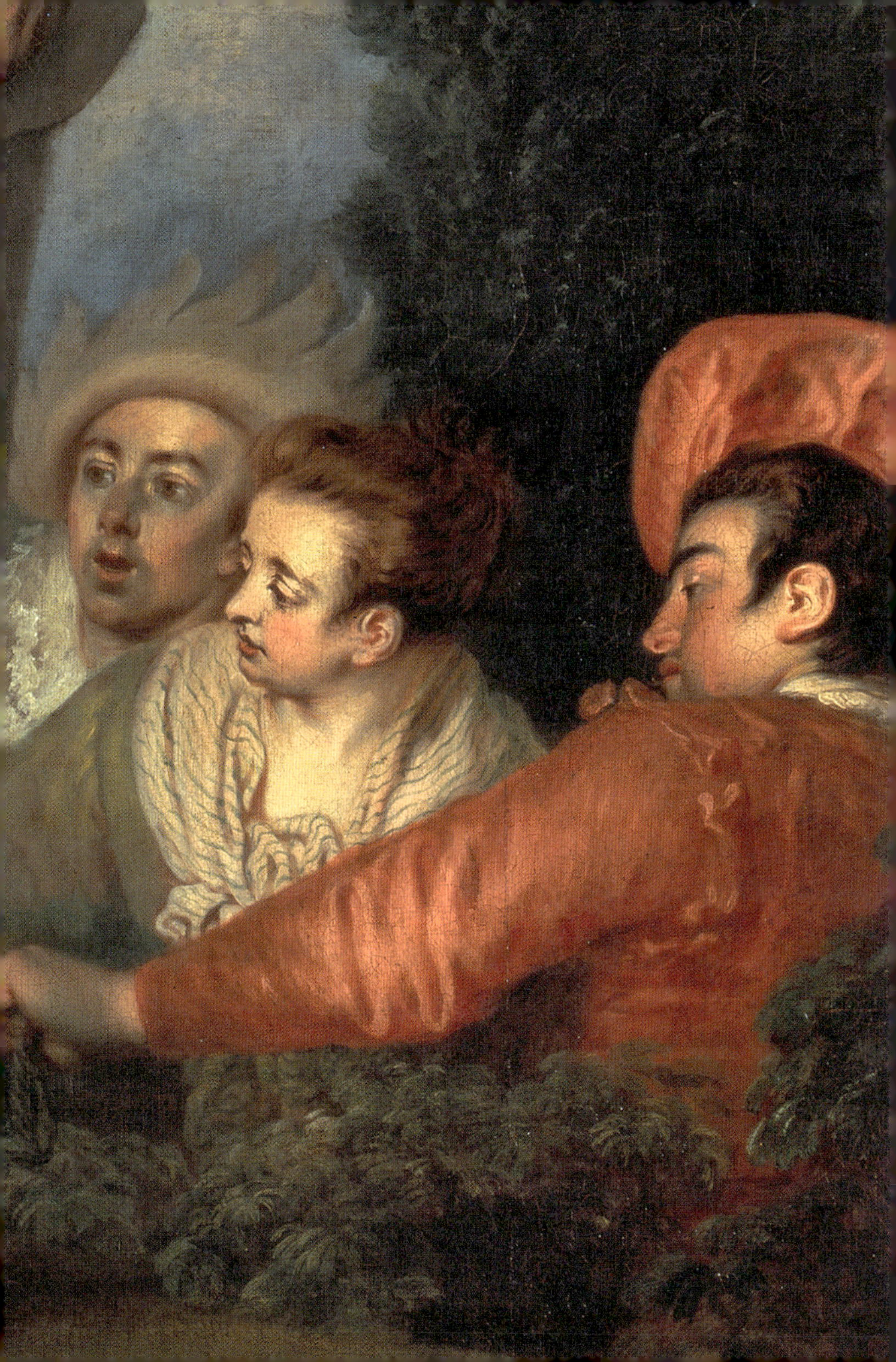

むのか？　そうやって痛みも自分の一部として受け入れた上で、トレーニングをやめるか、それとも続けるかを決めるとよいだろう。

マインドフルネスでは、リラクゼーションと違って、心地よくなることや緊張を緩めることを直接の目的にはしていない。言い換えれば、即効性は求めていない。すぐに心地よくなろうとか緊張を緩めようとかするのではなく、まずはただ自分のなかに緊張や痛みがあることを受け入れるのだ。結果として心身は落ち着くだろうが、マインドフルネスの効果は徐々に積み重なっていくものであり、即効性を求めてしまうと挫折しやすくなる。マインドフルネスがまず目的にするのは、たとえ痛みや緊張のような不快な感覚でも自分のなかに「存在してもよい」と認めてやることだ。そうやって不快な感覚にも居場所をつくってやることで、それにとらわれた状態から解放されるのである。

## 身体に敬意を払う

そもそも身体に痛みや緊張が現れるのは、心が発しているSOSのサインの可能性もある。心が混乱したり、煮詰まったりしている時、身体はそれを何らかの形できちんと知らせてくれるものだからだ。心と身体は切り離せないものであり、密接につながっているのである。ちなみに、「身体の大切さ」について、ニーチェはこんな言葉を残している。〈身体のことを軽蔑する人々に言いたいことがある。べつに主義主張を変えろとは言わない。だが、それなら自分の身体を手放すように求めたい。身体がなくなれば、もう主張もでき

なくなるだろう〉

しかし、病気や怪我でもしない限り、普段私たちは自分の身体に対してかなり無頓着ではないだろうか。心の状態にとらわれる一方で、身体のことはあたかも思いどおりに動く便利な道具のように扱っていないだろうか。ほとんど意識しなくても、足は行きたいところに連れていってくれるし、手はつかみたい物をつかんでくれる。だが、黙々と働きながらも、もしかしたら身体は小さな悲鳴をあげているのかもしれない。それはとりもなおさず心の悲鳴でもある。だからこそ、身体がどうなっているのか、ちょっと時間をとって様子をみることは大切なのだ。身体がつらい時や心地よい時だけでなく、日常的に自分の身体に意識を向けて、身体が感じていることを丁寧に感じとってみよう。身体が伝える感覚は、私たちの心の状態を示すバロメーターなのである。

「心と身体はつながっている」という点に関して、もうひとつお話ししよう。それは、「身体が心地よいと感じることをすると、心にもよい影響を与える」ということだ。言い換えれば、身体のほうから心に働きかけることもできるということである。たとえば、身体を動かしたり、ストレッチをすれば気分がよくなるだろう。微笑んだり、姿勢をよくしたりするだけでも心がほぐれてくると言われている。毎朝、できるだけ真っすぐ立って、身体のすみずみまでゆっくりと自然に伸ばしながら十回呼吸すれば、背筋が伸びるだけでなく、心もすがすがしく感じられるだろう。

さらに、身体の自然治癒力は、くつろいだり幸せを感じたりしている時に高まるだけでなく、身体がどんな状態なのかただ気に留めるだけでも高まる傾向があるという。マインドフルネスのトレーニングで身体を内側から丁寧に観察し、その声に耳を傾けていくというのは、心身の健康のためによいことなのだ。

たとえ病を患っていても、怪我があっても、痛みがあっても、身体は〈今〉ここで黙々と働いてくれている。だからこそ、身体に敬意を払い、愛情をもって身体のなかに注意を向けていこう。あるがままの状態を受け入れているうちに、身体がほぐれてくるのを感じるだろう。身体がリラックスするにつれて、心のほうも落ち着いてくるはずだ。

**レッスン3**

もっと日常的に身体のことを意識しよう。元気な時、私たちは身体のことは気にも留めないし、具合が悪くなれば逆に心配しすぎてしまう。しかし、具合がよくても悪くても、どんな時でも身体に意識を向けてみよう。〈ボディ・スキャン〉は目が覚めた時に実践してもいいし、就寝前や日中ちょっと時間がとれた時に実践してもいい。身体の感覚に注意を向け、手足や胴、頭を順に観察していこう。

# 第4章 音を意識する

絵画には、目だけではなく、耳に訴えかけてくるものもある。この絵もそのひとつだろう。じっと見ていると、子どもたちの歓声や母親の呼び声が聞こえてくるようだ。風が木々の葉を優しく揺する音、鳥のさえずり。遠くで犬が吠える声も耳に入ってくる……。

と、不意に、シュッシュッ、シュッシュッという音が聞こえはじめる。蒸気機関車が近づいてきたのだ。音は次第に大きくなり、気がつけばあたりはもう汽車の騒音でいっぱいだ。汽車はシュッシュッと煙を吐きながら、ガタンゴトンと線路を走っていく。陸橋を渡りながら、ボーッと汽笛が鳴る……。

それから――音は小さくなる。まだ遠くからかすかに響いてくるが、汽車の姿はもう見えない。しばらくすると、かすかな音もしなくなる。もはやどこからも汽車の音は聞こえてこない。残っているのは、汽車が通りすぎたという記憶だけだ。いったい、汽車の音は正確にはいつやんだのだろう？　どれくらいのあいだ、音は続いていて、私たちの心をとらえていたのだろう？

そんなことはどうでもいい？　そうかもしれない。だが、そこに気を留めることで得られることもたくさんある。というのは、それによって、私たちの心は〈今〉ここにある音にきちんと耳を傾けているのか、あるいはほとんど何も聞いていないのかがわかるからだ。

人生は〈今〉の連なりである。汽車が通りすぎれば、やがて子どもたちの歓声や母親の呼び声、風の音や鳥のさえずりが再び耳に入ってくるだろう。遠くで犬が吠える声も聞こえてくるだろう。そう、汽車が通るあいだも、犬はずっと吠えつづけていたのだ……。

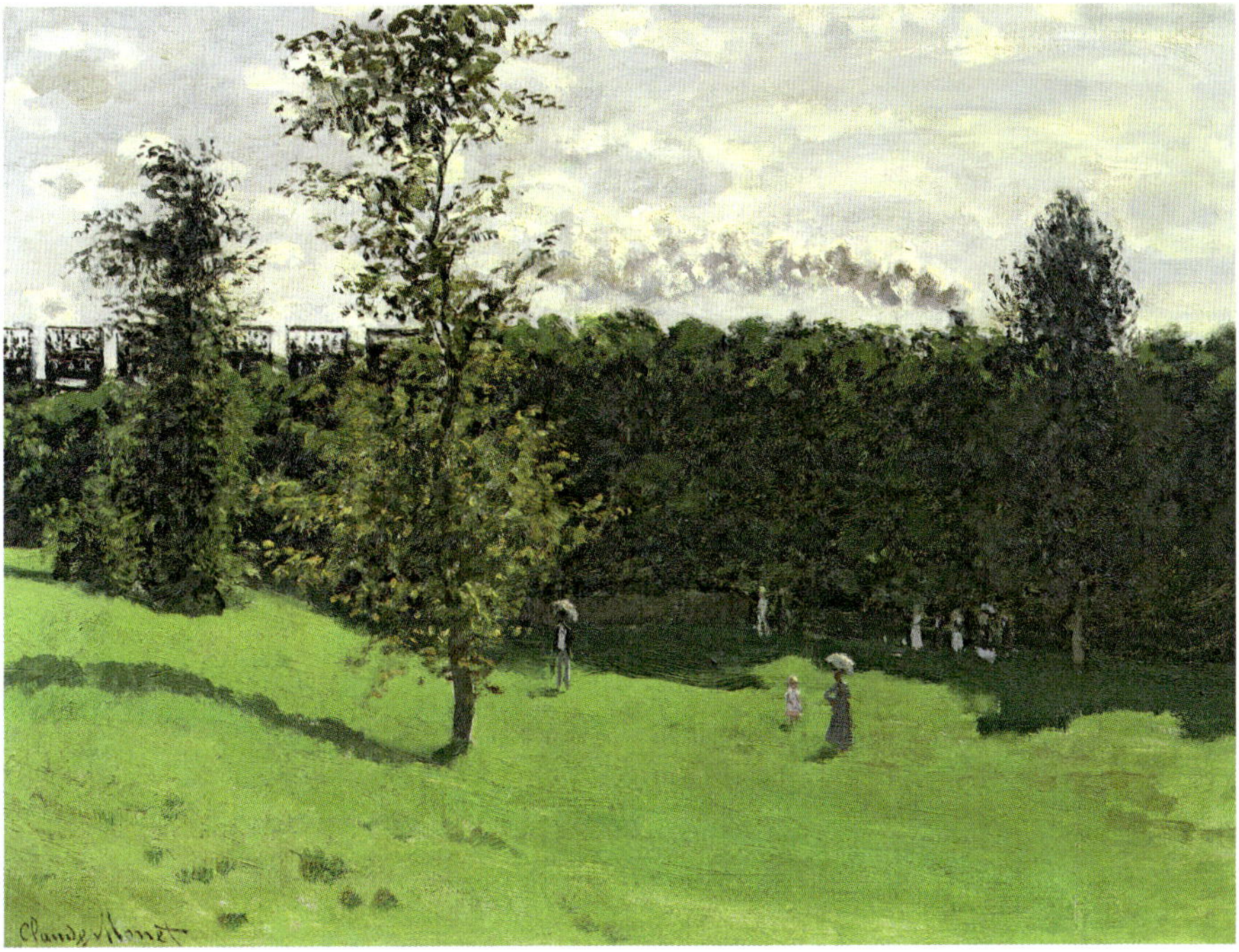

「田園を走る汽車」
**クロード・モネ**（1840-1926年）
1870年頃、油彩・カンヴァス、50×65.3cm、
オルセー美術館、パリ

僕は鳥のさえずりを聞く。その声のためではなく、その後に広がる静寂のために。

野口米次郎『東洋の知恵』

（Sources de Sagesse Orientale）

## 音をあるがままに聞く

私たちは、日々たくさんの音に囲まれて暮らしている。しかし、まわりの音をなんとなく聞いているだけで、はっきりと意識して音を聞くのは、ほんの時々ではないだろうか。また、たとえ音を意識したとしても、音そのものを聞くというよりは、聞こえてきた音が何を意味するのかを考え、評価するのに忙しいのではないだろうか。たとえば、救急車のサイレンが聞こえれば、「事故があったのだろうか」とか「重体の人がいるのだろうか」と考えて心を傷めたり不安になったりし、マンションの上階から物音が聞こえれば、「足音だろうか」とか「ちょっとうるさいな」と考えてしまうという具合だ。

もちろん、何かの音を聞いて楽しい気持ちになれるならよいが、問題は、不快な音だと感じる場合である。そういう時は、無意識のうちに音を評価して、不快のレッテルを貼っている可能性がある。自分でも気づかずに、ネガティブな評価にとらわれているため、なんとなく苛立ったりいやな気持ちになったりするのだ。

そこで、マインドフルネスでは、音に意味を与えず、音をただ音そのものとして聞くようにするのである。つまり、どんな音でもすべて受け入れてみるのだ。心地よい音だろうと不快な音だろうと、音は否応なく聞こえてくるものだ。不快な音だからといって、除外するわけにはいかない。それならば、そこにあるものとして受け入れるほうがいいだろう。

具体的にはどうするのかというと、音の特徴だけに注意を向けてみる。音の意味について考えたり、その音が好きか嫌いかを判断したりするのではなく、音をあるがままに聞くようにするのだ。その音は遠くから聞こえるのか、それとも近くから聞こえるのか。高い音か、低い音か。連続的に聞こえてくるのか、それとも断続的なのか。そういったことを観察して、音の特徴だけに意識を集中させ、音をあるがままに聞こうとするのである。

静かな環境が必要なリラクゼーションとは違って、マインドフルネスというのは、どんな場所にあっても心を落ち着け、それによって世の中とよい関係を築こうとするものだ。そのため、周囲が多少うるさくても、トレーニングを続けることが大切なのである。

## 心のおしゃべりに引きずられない

しかし、音をあるがままに聞こうとしても、なかなかうまくいかないかもしれない。というのは、これまでもお話ししてきたように、これは私たちの心の働きとも関係しているからだ。心はいつでもたくさんの思考を生みだすことを仕事にしているため（このことについては次章で詳しく説明する）、音に対してもすぐに反応してしまう。音を知覚すると同時

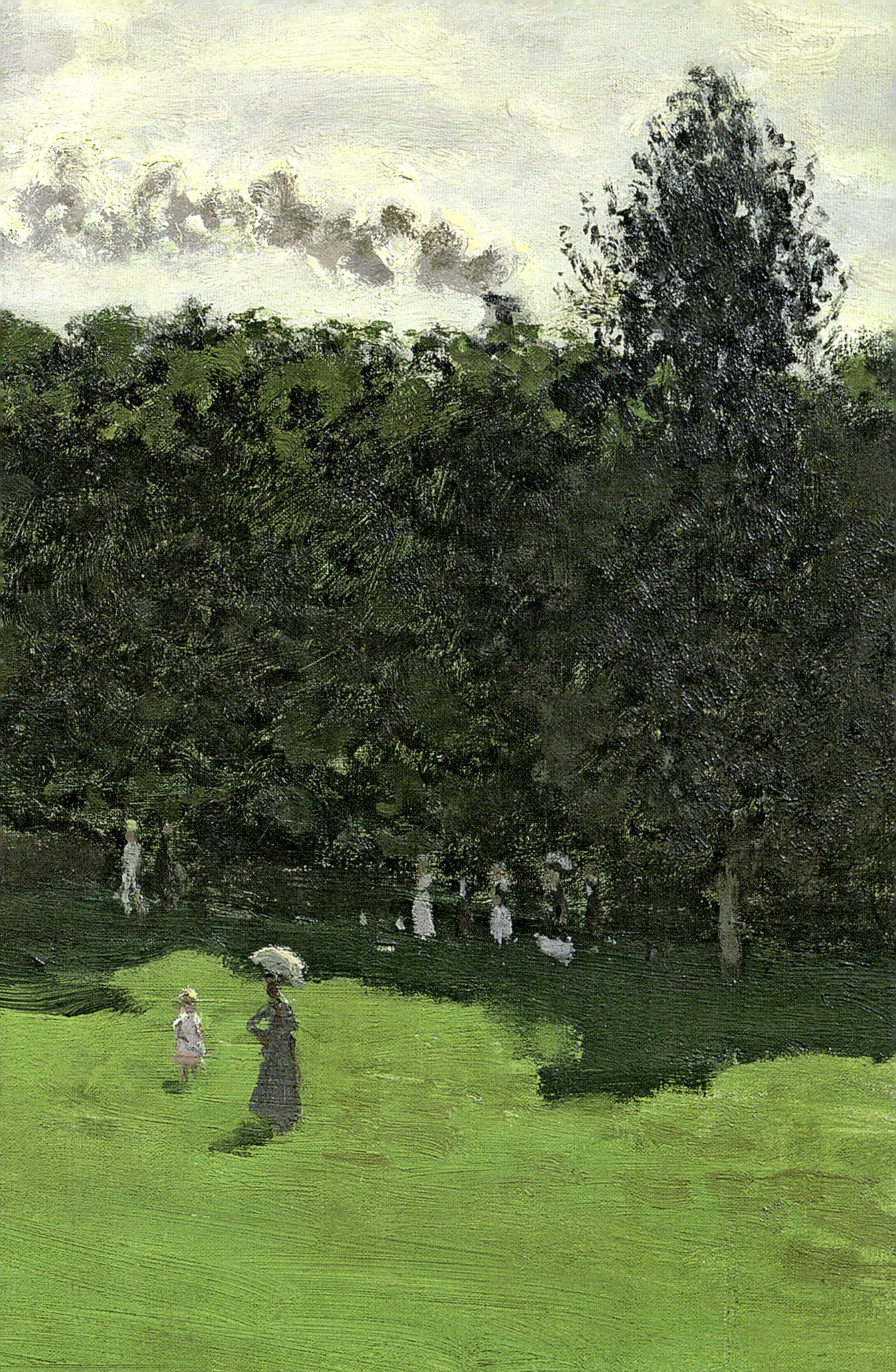

に、心は「エンジン音だ」「人の声だ」と意味を与え、「いい音だ」「嫌な音だ」と評価して、「気が散るな」「できるだけ考えないようにしよう」とさまざまな思考をつくりだしていく。

しかし繰り返すが、心というのはそんなふうにたえず評価し、おしゃべりしつづけるのが仕事であるため、心のおしゃべりをとめることはできない。では、心のおしゃべりに引きずられないようにするにはどうしたらいいのだろう？　それは、そんな心の働きを自覚していればいいのである。そうすれば、心が勝手につくりだした判断や思考に引きずられないようにできるだろう。

音に関して言えば、ある音をきっかけに何かを考えていることに気づいたら、その思考を深追いすることなくただ観察し、それからまた音をあるがままに聞くことに立ちかえるのだ。言い換えれば、〈あるがままに音を聞くこと〉と〈音に意味を与え評価すること〉は違うというのを意識するのである。しばらく音に意識を向けていると、そのうち再び思考が浮かんで音に意味を与え、評価しはじめるかもしれない。しかし、それは当然のことだから心配には及ばない。浮かんできた思考を再び眺めて「心の働きとはこういうものか」と理解すればいいのである。

勤務先の病院でマインドフルネスのトレーニングをグループで行っていると、参加者の携帯電話が鳴ることがよくある。そんな時、私はトレーニングを中断せずに、こんな指示を出すことにしている。「よい機会ですから続けましょう。目を閉じたまま、この音を受け入れて、自分のなかにどんな思考が浮かんでくるかを眺めてみてください。『不愉快だ』『持ち主はばつが悪いだろう』『マナーが悪い』『自分の電話は電源を切ってあるだろうか？』そんな思考が生まれてくるかもしれません。そんなふうに携帯電話の音が私たちのなかに生みだす思考を、微笑みながら静かに観察してみましょう」。また、トレーニングの途中で参加者が遅刻して入ってきた時も同じようにする。目を閉じたまま、その人が座る音を聞き、その人が立てる音によって自分のなかに現れる思考を眺めるのだ。

マインドフルネスでは、こんなふうに静かに観察することがトレーニングの要《かなめ》となる。音を聞いたとたん、私たちの心は自動的におしゃべりを始めていろいろな思考を生みだすが、大切なのは「心は自動的におしゃべりをする」ということを理解し意識すること、無意識のうちに心のおしゃべりに引きずられないようにするということだ。そして、さまざまな思考を観察したら、再びあるがままの音を受け入れることに戻っていけばいいのである。

## 静寂を感じる

さて、光に影があるように、音には静寂がつきものである。そこで最後に、静寂の大切さについても少々触れておきたい。というのも、現代社会にはたくさんの刺激がありすぎて心身に害を及ぼしているが、そのよくない刺激のひとつに、人工的な音がたえず私たちの耳に侵入してくることが挙げられるからだ。ラジオやテレビからは情報が流れつづけ、街には音楽があふれている。しかし、どんなに面白くてもどんなに楽しげな響きでも、間

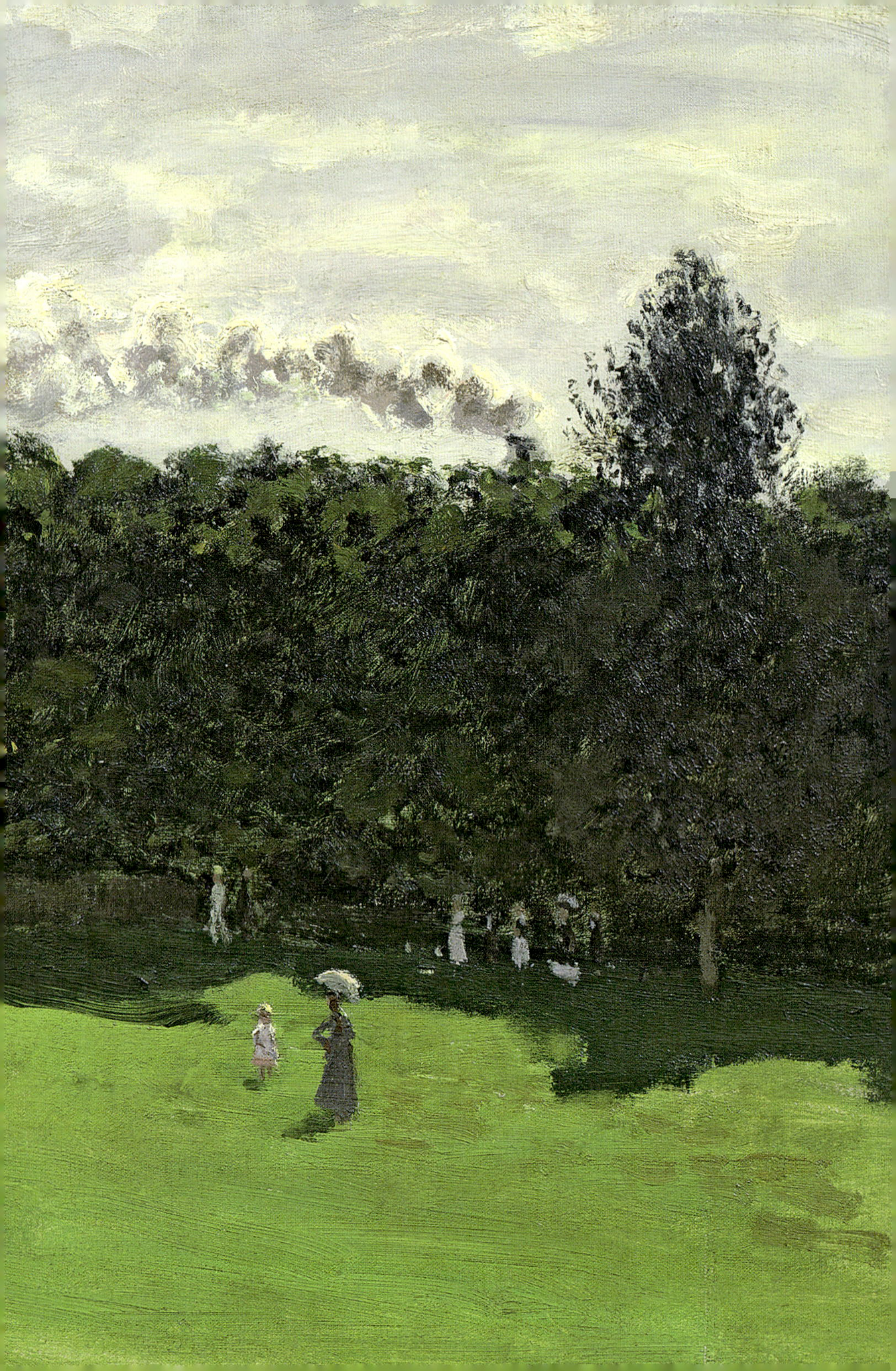

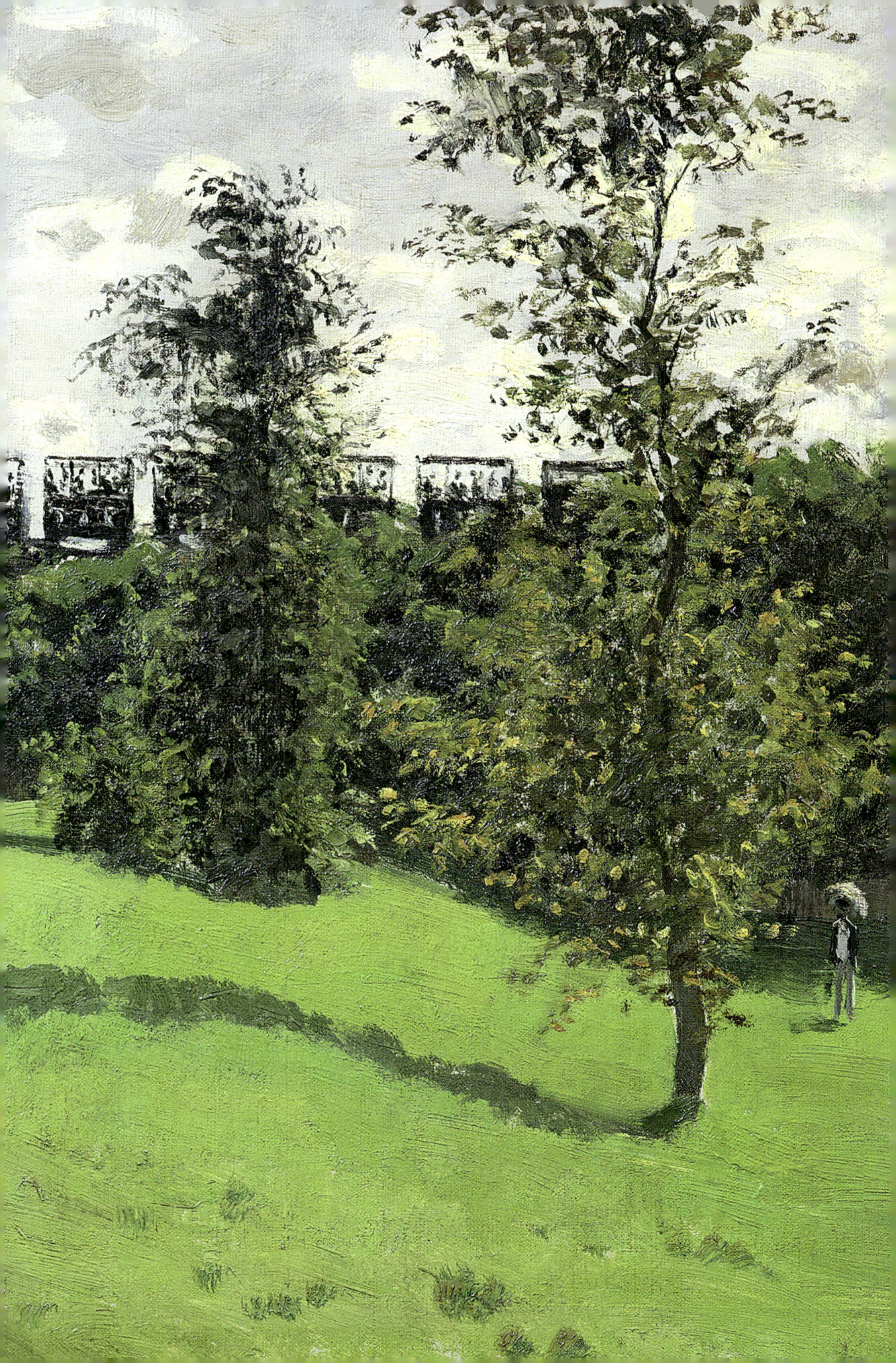

断なく音が聞こえてくるという状態は私たちを疲れさせ、消耗させるものである。心が息をつけなくなってしまい、心のおしゃべりも暴走してネガティブな気持ちになりやすい。

そこで、静寂の出番になる。ただし、静寂といってもまったく音のない状態である必要はない。街を歩いている時、喧噪《けんそう》の合間にふと静けさを感じたり、パーティーでのおしゃべりの合間に少し口をつぐんで沈黙する、ただそれだけでいいのだ。それは心の息つぎであり、日々の慌ただしさから離れた特別な時間である。静寂を感じることによって、自分が好む音とはどういうものなのかよくわかるだろうし、音の洪水で参りかけた心身を癒やすことにもつながるだろう。

静寂とは、言うなれば必要のない言葉や人工的な音のない状態のことである。静寂のなかで耳を澄ませば、生命の音楽、自然の音が聞こえてくるだろう。心臓の鼓動、鳥の声や風の音といった自然の音は心の栄養となり、私たちをおおいに癒やしてくれるものだ。なぜなら、私たちは太古の昔からそういった音を聞いてきたのだから……。

**レッスン 4**

立ちどまり目を閉じて、まわりの音に耳を澄ましてみよう。鳥のさえずりのように快い音もあれば、エンジン音のように耳障りな音もあるだろう。あるいは、自分の身体のなかからも、呼吸などの気持ちをやわらげる音や、耳鳴りなどの不快な音が聞こえてくるだろう。そのすべてをあるがままの音として受け入れてみよう。そうやって私たちのまわりにあるたくさんの音を意識し、さらにはその音が私たちのなかにどんな感情や思考、衝動を生みだすのかを観察してみよう。

# 第5章　思考を観察する

散歩をしていた男が立ちどまった。落ち葉をカサコソと踏みしめていた音もやむ。足元に広がっているのは大きな水たまりだ。〈そういえば、ここ数日でずいぶん雨が降った。だから、地面に水がこんなにたまってしまったのだろう〉彼は思う。「彼は思う」。今、私はそう書いた。しかし、思っているのは本当に彼なのだろうか？　いや、違う。正確には「彼の心はおしゃべりをする」と書くべきだろう。というのは、これは彼の心が勝手におしゃべりをしているだけで、彼はただそのおしゃべりを聞いているにすぎないからだ。

そして、彼の心はこんなふうにおしゃべりを続ける。〈あの葉っぱはきれいな色だ

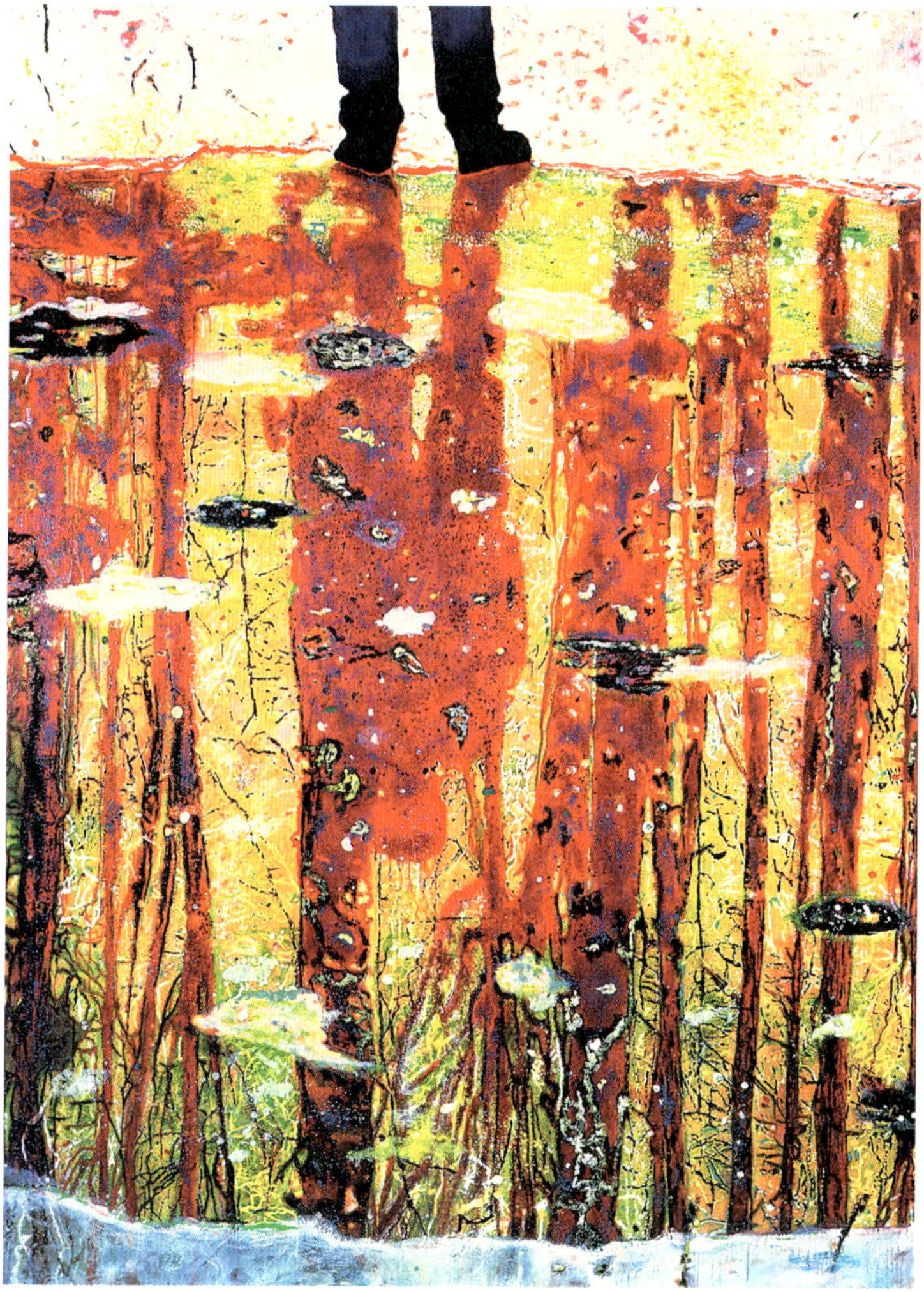

「反映（きみの心はどんなふうだろう?）」
ピーター・ドイグ（1959年-）
1996年、油彩・カンヴァス、280×200cm

〈水たまりのなかを歩いたら、靴をだめにしてしまうだろうか?〉〈子供の頃は平気でバシャバシャやったものだが。でも、あの時はゴム長靴を履いていたからな〉〈寒いから、厚いコートを着てきてよかった。今年は冬が早いぞ〉〈僕もいつの日か、この落ち葉のように死ぬのだろう〉〈今、何時だろう?〉

心のおしゃべりはとりとめがない。だが、自分の呼吸を感じ、鼓動を感じているうちに、それもゆっくりと静まってくる。時折、心はまたおしゃべりをする。でも、彼はそのおしゃべりを、落ち葉を見ているように、ただ眺める。ちょっと距離をとって観察する。

やがて、心はこうささやきかけてくるだろう。「そう、思考とは風に運ばれる木の葉のようなものだ。無数にあって、あらゆる方向に散っていく。だから、好きに漂わせておけばいい。大切なのは〈今〉ここにいて生きているということ。〈今〉は素晴らしい」

そして、心のおしゃべりはやむ。その一瞬に永遠が宿るのだ。

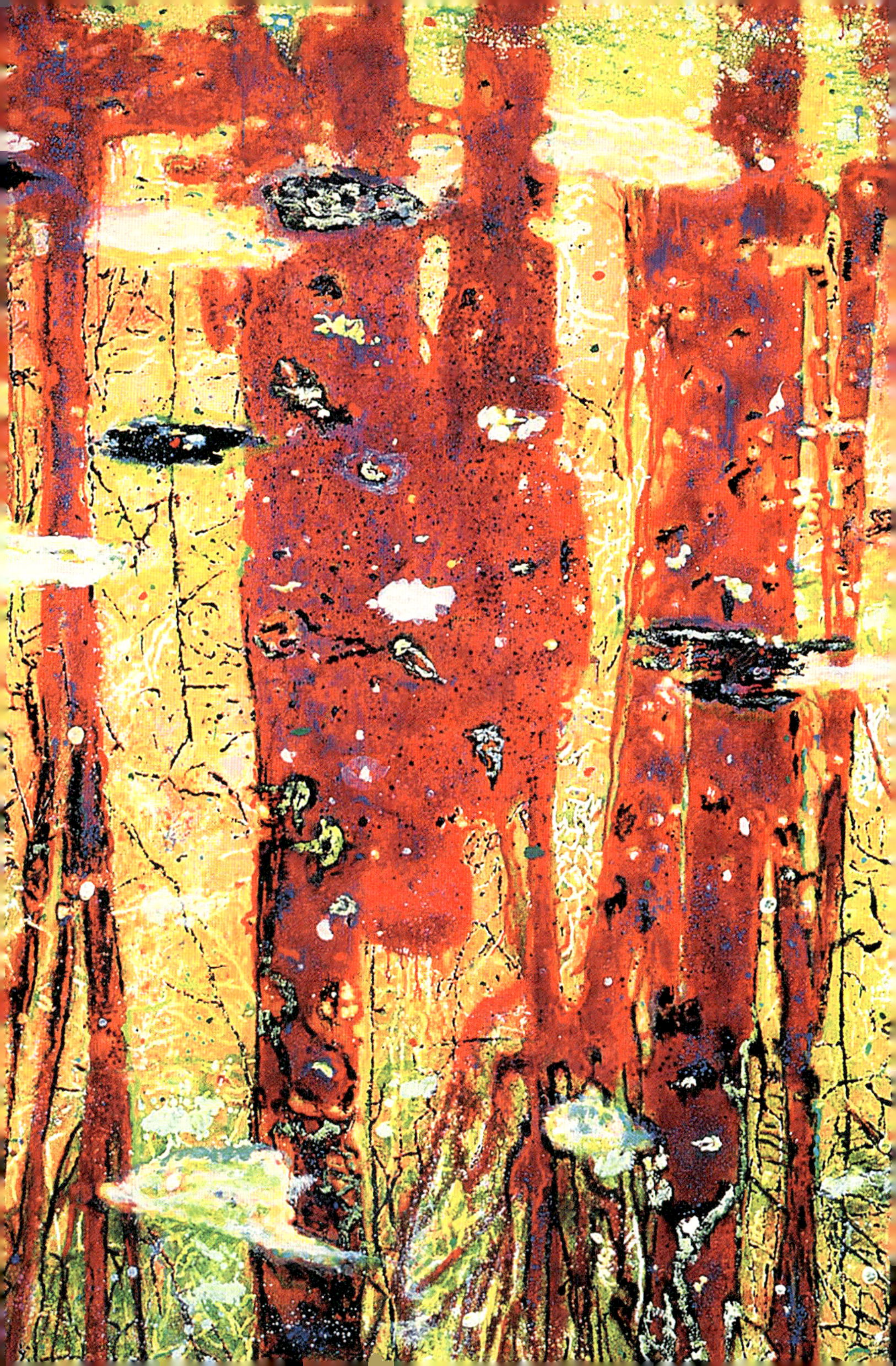

人には生きているあいだ、とめられないことがふたつある。ひとつは呼吸することであり、もうひとつは考えることだ。だが実は、呼吸と思考を比べると、思考のほうがさらにとめていられる時間が短い。考えてみれば、思考をとめることができない――いつでもどこでも考えずにはいられないなんて、ずいぶん恐ろしいことを課されたものである。

ジョージ・スタイナー
『悲しい思考へ至る（と考えられる）十の理由』

## ネガティブな思考から逃避しない

前章では、音を意識するという話をし、それに関連して「心はたえずおしゃべりをして、たくさんの思考をつくりだすものだから、それに引きずられずに観察しよう」ということも述べた。この章では「心のおしゃべりとしての思考」について、もう少し詳しく説明しようと思う。

初めに、これまで「思考」と呼んできたものの意味をはっきりさせておこう。ここで言う「思考」とは「心が自動的につくりだすもの」であり、私たちの意志とは関係なく生みだされるものをそう呼んでいる。それは「無意識の行為」であり、「意識的に考える行為」とは別物だ。ちなみに、「意識的に考える行為」とは、心が自動的につくりだした無数の思考のうち、いくつかの必要なものだけに集中して発展させていこうとする行為のことを言う。つまり、その場合ははっきりと意識して思考を選別し、整理してまとめなおしているということだ。

それにしても、無意識のうちにどんどん思考をつくりだせるという意味で、心というのは見事な思考製造機である。ただし、困ったことに、その製造をとめるのはほぼ不可能だ。目が覚めると同時に、私たちの心は思考をどんどん製造しはじめる。いや、むしろとめどない思考の流れが押し寄せると言ったほうがいいかもしれない。過去の後悔や未来への不安など、心はおしゃべりを続ける……。そんな心の働きについて、ローマの哲学者セネカは『心の平静について』のなかで、「心はめまぐるしく動き、どこにも留まることがない」と述べている。また、フランス人のチベット仏教僧侶マチュー・リカールは、次々と思考が押し寄せる様子を、ギャーギャーとわめきながら枝から枝へと飛びうつるサルの群れに例えている。それほど思考というのは、せわしなくて制御しがたいものなのだ。

では、そんな思考に対して、私たちはどんな態度をとればいいのだろう？　これまでもお話ししてきたように、その答えは「自分の思考と距離をとって、その思考を観察する」となる。言い換えれば、ネガティブな思考が浮かんでも無理に抑えたり、逃避したりしないということだ。そもそも思考をつくりだすこと自体は、それこそが心の仕事であるため、とめられないし、そんな心の働きをコントロールすることも難しい。

たとえば、ネガティブな思考が浮かんだ時、「そんなことを考えてはいけない」と無理に抑えても逆効果になるだけだろう。ネガティブな思考に集中するせいで、逆にそのことばかり考えて、その思考にとらわれてしまうことになるからだ。あるいは、ゲームのように手軽な娯楽に没頭して、ネガティブな思考から逃避するという方法もあることはある。ただし、一時的にはよいにせよ、それではおしゃべりの代わりに無為なことで心をいっぱいにするだけであり、虚しさがつのるのではないだろうか。

そこで、マインドフルネスでは、思考を抑えることも思考から逃避することもしないで、思考を観察しようとするのである。

## 思考と距離をとる

しかし、いざ思考を観察しようとしても、「よし、今から思考を探すぞ」と意気ごむような態度では、やはりうまくいかないだろう。たいていは「思考といえるものなんてひとつもない」と感じられるだろうからだ。しかし、それは思考がないわけではなく、自分の思考に近づきすぎているせいで、思考を眺めることができなくなっているのである。というのも、「思考を観察するぞ」というのもひとつの思考なのだから……。

ではどうするかというと、これまでも練習してきたように、〈今〉に集中することから始めてみるのがいいだろう。ゆったりと座って目を閉じ、呼吸に集中したり、自分の身体の感覚を意識したり、音を意識したりする。それが、心のおしゃべりとしての思考を観察する準備になる。やがて、たとえば呼吸に集中しているうちに、ある瞬間、ふと自分が心のおしゃべりに巻きこまれていることに気づくだろう。呼吸に集中していたはずなのに、いつの間にか仕事や人間関係などほかのことを考えている自分に気づくだろう。そんなふうに思考に引きずられていた自分に気づくことが、思考と距離をとるということであり、思考を観察する第一歩となる。

初めのうちは、しばらくほかのことを考えてから、ようやく呼吸や身体の感覚に集中していなかった自分に気づくかもしれない。しかし、それはごく当たり前のことで何の問題もない。気がついた時点で、苛立つことなくトレーニングに戻ればいいだけだ。思考を追っていたことに気づくのは、もうトレーニングに戻っているということなのだから……。思考に引きずられるたびに、気がついてまた呼吸に集中する。これはマインドフルネスで〈今〉に集中するための基本でもある。

要するに、問題は思考があれこれ浮かぶことではなく、「思考は思考にすぎない」というのを意識できないことなのである。思考とうまく距離をとれなくて、思考と現実がごちゃまぜになり、浮かんできた思考をすべて「現実だ」ととらえてしまうのが問題なのだ。たとえば、もし心に「自分はだめな人間だ」という思考が浮かんでそれを「本当のこと」だと信じたら、気持ちも身体も「自分はだめだ」という方向で行動してしまうことになる。そうなると、何をするにせよ、結果はおそらくあまりよいものにはならないだろう。また、「誰も私を助けてくれない」と不安や絶望でいっぱいになってしまったら、それが自分のなかの〈現実〉になってしまい、実際には差し伸べてくれる手があっても見えなくなって、苦しむことになるだろう。心は思いついたことをおしゃべりしているだけなので、つくりだされた思考には間違っているものもたくさんある。しかし、思考とうまく距離をとれないでいると、私たちはその間違いの道連れにされてしまうのだ。

思考というのは浮かんでは消えていくものだ。だから、ネガティブな思考が浮かんだ時は、呼吸に集中しながら、肯定も否定もせずに「ふむふむ」と思考を受け入れ、思考が浮かぶがままにして、ただ観察すればいい。流れる雲を見るように、風に運ばれる木の葉を見るように、思考をただ眺めていればいいのだ。「そんなことを考えてはいけない」と無理に思考を追いはらおうとするのでもなく、「まったくそのとおりだ」と鵜呑みにして盲従するのでもなく……。何より、思考を深追いして思考の泥沼に足をとられないようにしよう。問題は思考の内容ではなく、私たちが自分の思考とどんなふうに関わるかなのである。

思考と距離をとるためには、「……と思っている」と付け加える方法がある。たとえば、「私は悲しい」「もうだめだ」という思考が浮かんだら、そのあとに「と思っている」を付け加えてみよう。「私は悲しい」を「私は悲しい、と思っている」に、「もうだめだ」を「もうだめだ、と思っている」にするだけで、その思考と一体化していたところから距離をとることができるはずだ。思考を客観的に眺められるだろう。

何度も述べてきたように、思考とは心のおしゃべりにすぎない。思考は自分を形づくるうちの一要素でしかなく、自分のすべてではないのだ。そういう目で見れば、思考のなかには、偏った評価や一時的な感情がたくさんあると気づけるようになるだろう。そのすべてに従う必要はないのである。ちなみに、こんなふうに思考から一定の距離をとろうとすることを認知療法では〈脱フュージョン〉と呼んでいる。また、禅では滝にたとえて「流れ落ちる水と岩壁のあいだに入る」と説明している。流れ落ちてくる水、すなわち思考のなかに完全に入ってしまうのではなく、少し離れて見るようにしようということである。

## 通りすぎていく思考を観察する

さて、目を閉じて呼吸や身体の感覚や音に集中していると、そのうち思考のなかに「命令」があることにも気がつくようになるだろう。それは、「目を開けて何時か見たい」「兄に電話するとメモしなければ」というような欲求や衝動の形をとっている。そして、すぐに反応しないでいると、こうたたみかけてくるだろう。「今すぐやらないと、忘れてしまうぞ！」

私たちは自分自身がそう望んでいるのだと、それは必要なことなのだと思いこんでいるかもしれない。しかし、実はそうでもないのだ。というのは、心はいかにもそれが重要で緊急なことであるかのように命令するが、肯定も否定もせずにただ観察していると、たいていのことは緊急でもそう必要でもないとわかってくるし、何よりいつしか消えていくものも多いからだ。

マインドフルネスでは、自分の思考に従うか、それとも別の選択をするか、決めるのは自分である。決めるとは、もし、トレーニング中に思考が「動け」「何かせよ」「考えろ」と命令しても、目を閉じて座りつづけ、呼吸に集中しつづけるということだ。反応しないでいると、思考は苛立って語気を強めるだろう。「急いでやらなきゃいけないことがこんなにあるのに、まだやめないのか？　トレーニングなんかまたあとですればいいじゃないか」。そんな時はしばらく呼吸を続けて、その思考に従うことが本当に必要なのか見極めよう。呼吸に集中しているうちに、焦りは収まってくるだろう。心の言いなりにならないのも、なかなかすがすがしいものである。

少しずつトレーニングを重ねていけば、思考は一時的なものでそのうち消えていくものだと実感できるようになるだろう。思考は次々とつくられるが、それに従わず深追いしなければ、やがておのずと消えていく。現れては去っていく、その繰り返しだ。しかし、これも知識として知っているだけではなく、実際に体験することが何より大切である。「思考は思考にすぎない」と頭でわかっていても、いざ思考に巻きこまれてしまったら、あまり役に立たないだろうからだ。日々のトレーニングを重ねることで、思考と距離をとれるようになるのである。そうして、思考がひとりでに消えていくことも実感できるようになるだろう。

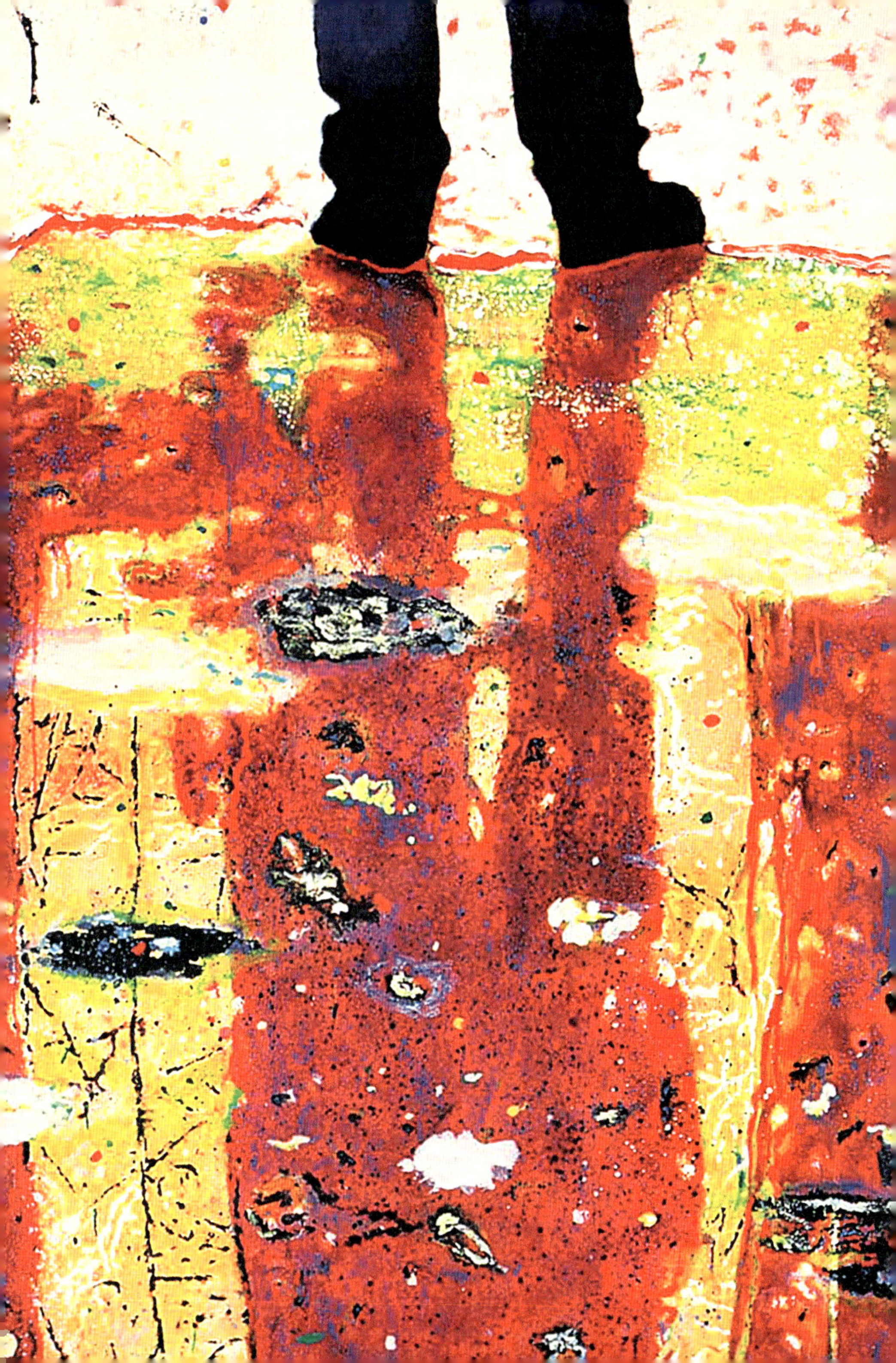

## レッスン5

目を閉じて、数分間、呼吸に集中してみよう。そのうちに、いつの間にか思考を追っていたことに気がつくだろう。このあとやらなければならないことを考えていたり、目を開けて別のことをしたいと思っていたり……。それでいいのだ。心は次々と思考をつくりだす。それを意識できるようにすること、思考の力がどれほど強いかを意識することが大切なのだから……。思考に巻きこまれていることに気がついたら、再び静かに呼吸に集中し、思考を観察することに戻ればいい。それを繰り返しているうちに、少しずつ思考と距離がとれるようになるだろう。

# 第6章　感情の居場所をつくる

不可思議で解読の難しい絵だ。一見しただけでは、何を意味しているのかよくわからなくて戸惑ってしまう。だが、しばらく眺めていると、この絵には秩序と混乱とが同居していることが見えてくる。ほかにも、現実のものと非現実的なもの、緊張感と落ち着きなど、相反するものがひとつの絵のなかに収まっている。この絵は、ひとりの人間のなかに、さまざまな〈感情〉があることを彷彿《ほうふつ》させる……。

大雑把に分けると、絵の左側は「混乱」であり、右側は「秩序」になるだろう。左上は「非現実世界での混乱」だ。厚い雲の上で、精霊か亡者か不思議な一団が馬や牛などに乗り、何やら騒がしくしている。一方、左下は「現実世界での混乱」になる。

ここでは、子どもたちとグレーハウンドが取っ組みあいをしていて、背中に乗られたグレーハウンドは苛立ち、自分をいじめる子どもを威嚇しようとしている。歯をむき出しにしたその姿は「これ以上やったら、噛みついてやるぞ」と脅しているかのようだ。

右側に目を移すと、こちらには静かな「秩序」がある。りんごの木には金色の実がなり、断崖の上には城が建っている。時間をつぶしているのか、女の人が細い棒を削っている。その表情は物憂げで冷ややかだ。子どもたちと犬の争いを他人事のように眺めているようにも見える。これは、私たちが自分の感情と距離をとって観察する姿にも通じるかもしれない。

この絵には、よく理解できないものもいろいろ描かれている。しかし、考えてみれば、私たちの感情もこんなふうによく理解できないものとして現れたりするのではないだろうか？　そんな時は、すべてを理解しなくていい。ただあるがままを眺めて感じればいいのである。

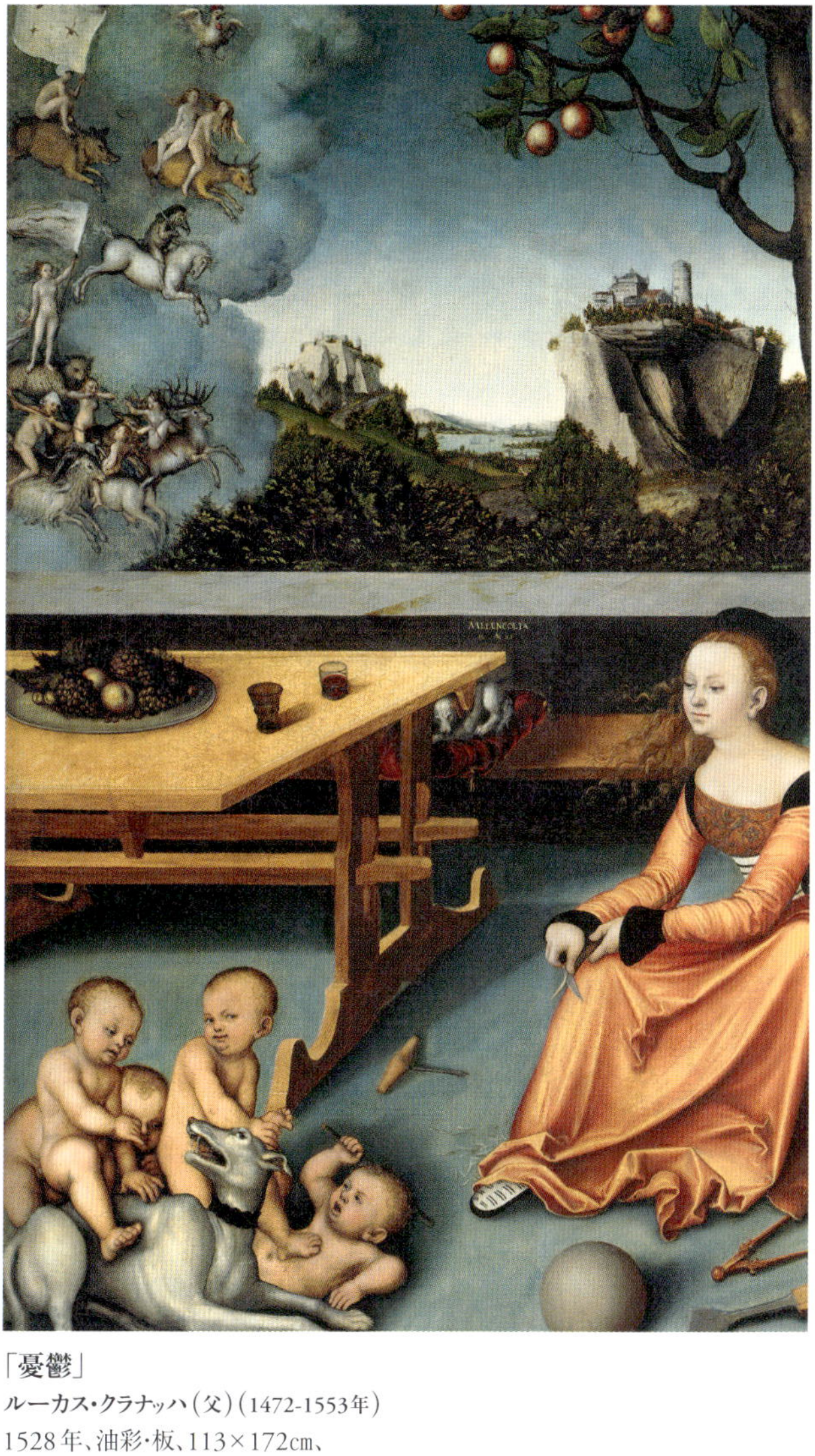

「憂鬱」

**ルーカス・クラナッハ（父）**（1472-1553年）

1528年、油彩・板、113×172cm、

個人蔵

すべての土台にあるのはいくつかの考えだが、人はそれを恐れていて直視できない。

ポール・ヴァレリー『あるがまま』

## 感情と距離をとる

たとえつらいものであれ、どんな感情も私たちにとっては必要なものである。不安も悲しみも怒りも生きていくために必要であり、決して心の雑草などではない。

しかし、感情に呑みこまれるとなると話は別である。ネガティブな感情を燃料にしてネガティブな思考が次々とつくりだされていく恐れがあるからだ。ネガティブな思考にとらわれて、〈現実〉を見失うことにもなりかねない。それを防ぐために効果的なのは、「感情と距離をとる」ことである。なかなか難しいことではあるが、たとえば、悲しい時や不安な時、怒っている時に、深呼吸をしたり散歩をしたりすることがあるだろう。これも感情と距離をとるためのひとつのやり方だ。

では、マインドフルネスではどうするかというと、これまでと同じように、受け入れて観察することによって、感情と距離をとろうとする。つまり、すぐさま悲しみを追いだそうとか、怒りや不安をなくそうとするのではなく、まずはすべてを迎えいれ、「存在して

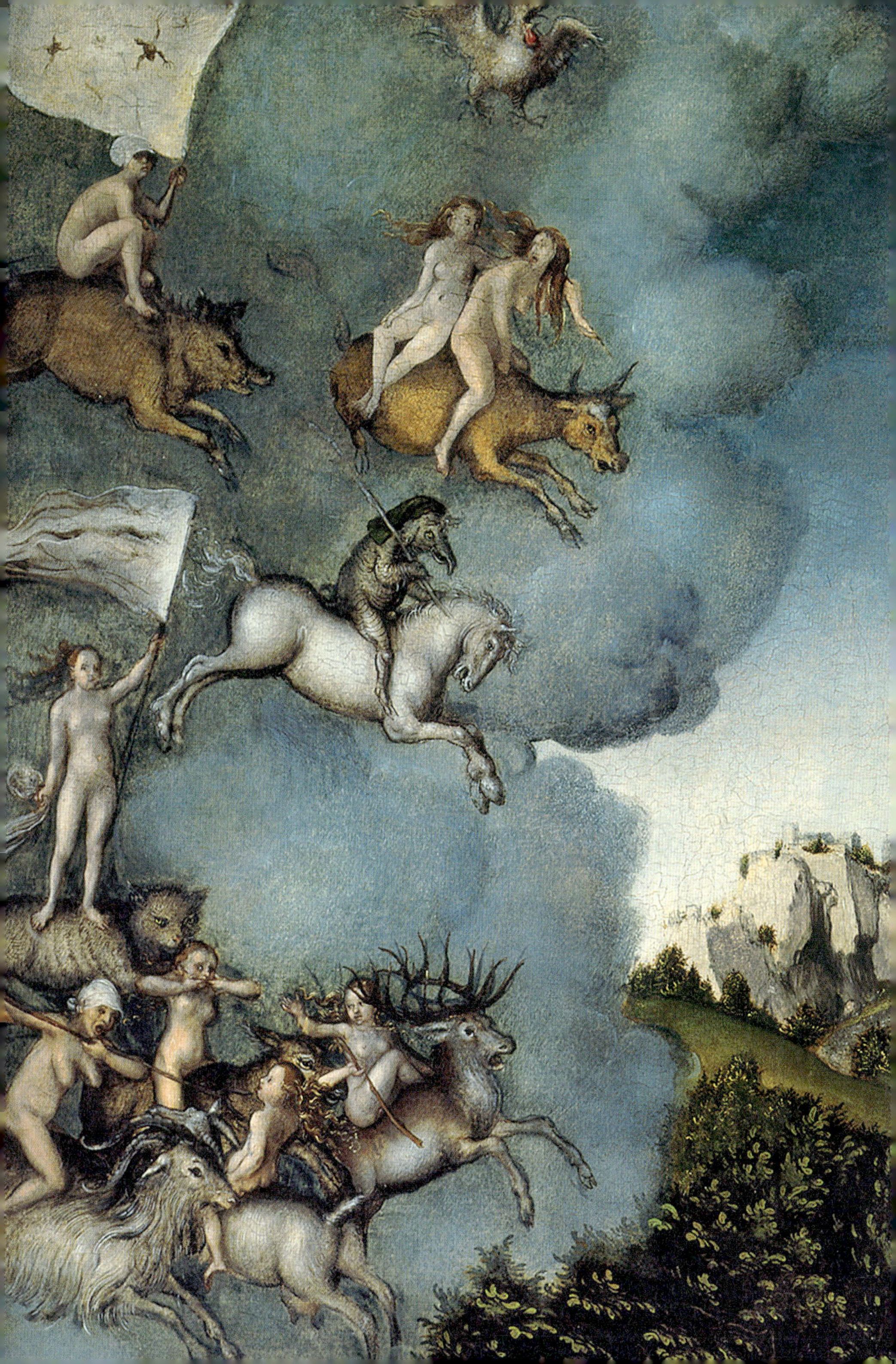

もいい」と認めてやるのである。ただしこれは、感情をもとにつくりだされた思考に従うということではない。ある感情の存在を認めるというのは、「私は悲しみを感じている」「私は不安を感じている」というように、感情そのものを認めるということだ。感情から生まれた思考のほう――「何をしたって無駄だ。だめな人生だ」とか「放っておくと大変なことになる。急いで何とかしなければ」といったものに従う必要はないのである。

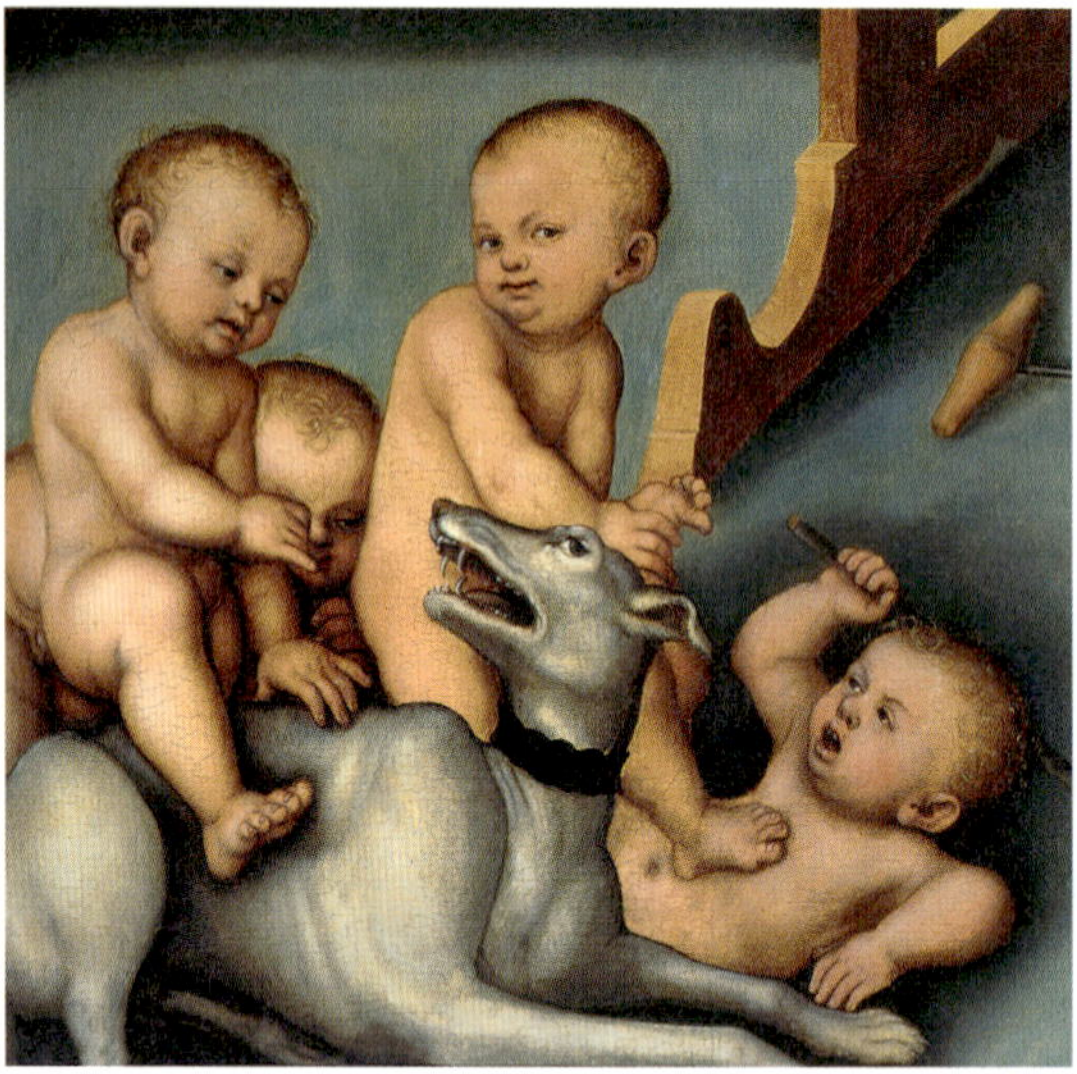

## ネガティブな感情も受け入れる

しかし、「たとえつらい感情だろうと、自分のなかに存在してもいいと認めてやる」というのは、抑うつ状態の人や不安の強い人にとっては、初めは受け入れがたいことかもしれない。これまでに私は、つらい感情に苦しむ人たちが、あまりに苦しくてそれを感じないように、あるいは認めないようにしている姿を多く見てきた。いわば感情を凍結している状態だ。しかし、氷に覆われた永久凍土に植物が生えてこないように、感情の動きを過度に抑えていると、心が凍りついて人生が無味乾燥になりかねない。だがそれでも、「つらい感情も認めましょう」と提案すると、苦しんできた人の多くは「これまでずっと苦しみを感じないようにがんばってきたんです」と心外そうな顔をして、「がんばるのをやめてしまったら、苦しみに呑みこまれそうです」とおびえてしまう。

だが、そんなことはないので、どうか安心してほしい。がんばるのをやめても、決して苦しみに呑みこまれたりはしない。ネガティブな感情というのは暴れている動物のようなもので、押さえつけて無理矢理言うことを聞かせようとすればするほど、もがいて私たちを傷つけてしまうのだ。

だから、たとえつらい感情だろうと居場所を与え、「存在してもいい」と認めてやるほうがいいのである。そうして、自分の感情を観察してみる。この感情によって、身体はどんな影響を受けているのだろう？　どんな思考がつくりだされているのだろう？　この感情は自分に何をさせようとしているのだろう？　こうしたことができれば、私たちはもう感情に呑みこまれていないはずだ。受け入れて観察することによって、感情と距離をとることができ、感情に支配されないようになっている。時には、これだけで気持ちが落ち着いて、その後どうすればいいか冷静に決められるようになるだろう。

ネガティブな感情を受け入れるということは、感情が思考に影響を与えすぎないようにするということであり、知らず知らずのうちにネガティブな思考が増殖してしまうのを防ぐということでもある。もし自分のなかに怒り、あるいは不安があることを認められれば、怒りに駆られた思考やたくさんの心配事と距離を置くことができ、物事をもっとシンプルに考えてみることができるだろう。しかし、怒りや不安を認められなくて、「私は怒ってなどいない。認めがたいことが起きただけだ」とか「私には不安などない。実際に危険だから用心しているだけだ」と思っているうちは、感情と思考によってつくられたものを〈現実〉だと信じてしまっている。そのため、歪んだ現実認識のまま、ますますネガティブな思考や行動に走りやすくなってしまうのである。

## 感情に向かいあう時間をつくる

ネガティブな感情を認めるためには、まず自分が何を感じているのか、きちんと感じとれなくてはならない。そのためのトレーニングとして、一日のうちに何度か、自分のなかの感情に向かいあう時間をつくるのがいいだろう。たとえば、仕事の合間でもいい。せかせかと追われるようにひとつの仕事から次の仕事に移るのではなく、静かに呼吸をしなが

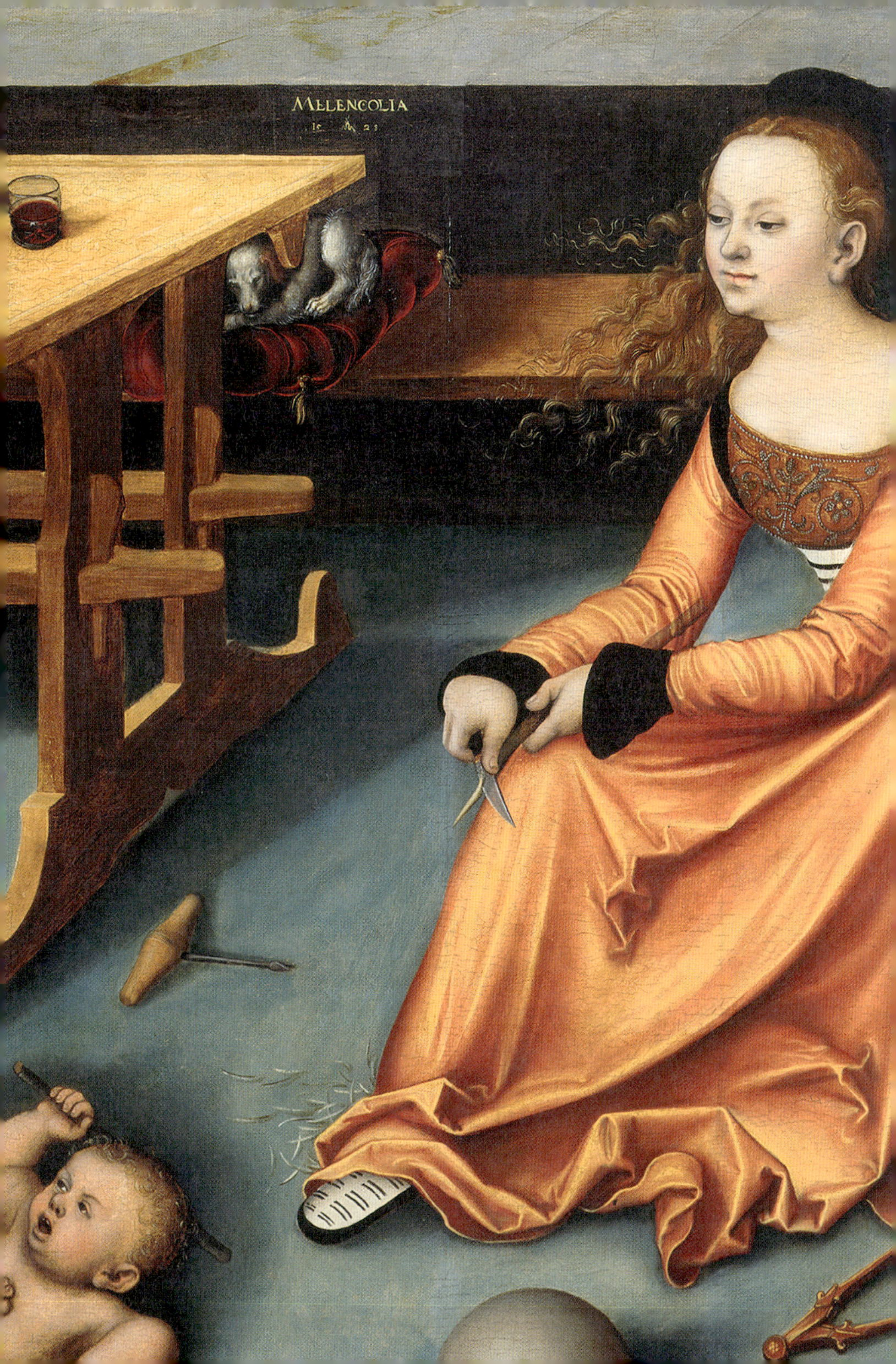
MELENCOLIA
15 28

ら、自分のなかに今、どういう感情があるのかを穏やかに観察してみよう。または、何かの待ち時間を使って、感情の状態に意識を向けてもいいだろう。堂々巡りの思考や何かをしなければといった焦りなど、〈今〉を置きざりにした状態から脱して、〈今ここにいる自分〉を大切にしてみよう。

自分の感情を見つめる練習は、まずは心が穏やかな時に実践してみて、慣れておくようにするといいだろう。それから、つらい時——悲しみや不安、苛立ちや怒りを感じている時にも、自分が感じていることをあるがままに見つめるようにしてみよう。たとえネガティブな感情でも、すぐに消そうとしたり、なだめようとしないで、自分が感じていることにただ意識を向けてみる。ゆっくり呼吸をしながら、自分のなかにどんな感情がわいているのかを観察してみるのだ。意識が別のところに向きそうになったら、呼吸に集中するようにして……。

呼吸をしながら〈今〉を意識する——これは、暗闇を照らすランプのようなものかもしれない。たとえあたりが真っ暗でも、ランプがあれば自分がどこにいるのかわかるだろう。それと同じように、呼吸をしながら〈今〉を意識することによって、過去や未来ではなく〈今〉を生きることに集中でき、自分の状態をよりよく理解することができるのだ。

変わらないものなど何もない。あるがままの自分を受け入れ、つらい感情が自分のなかに存在してもよいと認めてやっているうちに、いつしかつらさが自然と薄らいでいることに気づいて、驚くこともあるだろう。つらい感情が心を横切っていくのを見つめているうちに、気持ちも落ち着いてくるだろう。厚い雲から抜けでると、再び輝く太陽に出会えるように……。

## 感情とうまくつきあう

感情というのは、いつの間にか私たちに大きな影響を及ぼしているものだ。怒りなどの強い感情がある時はもちろん、少々不機嫌だとか心に迷いがあるくらいの時でも気分として心に忍びこんでいる。そうして、身体の状態や行動や思考に影響を与えるのだ。十七世紀の文学者ラ・ロシュフコーは次のように述べている。〈気分には、私たちの意思をこっそり変えてしまう勢いがある。気分は意思とひとつになって働き、私たちをひそかに支配する。したがって、私たちのあずかり知らぬところで、気分はあらゆる行動に大きな影響を及ぼしているのである〉

しかし、これまでお話ししてきたように、すべての感情は私たちに必要なものであるため、たとえつらい感情でもその存在自体を否定するのはお勧めできない。どんな感情だろうとその存在を認めてやることで、つらさはやわらぐものだ。そのため、感情の存在は認めた上で、感情そのものではなく、感情が心や身体に与える影響のほうに働きかけるようにするのである。その意味でも、マインドフルネスを実践することは感情とうまくつきあうことにつながるだろう。マインドフルネスでは、感情に居場所をつくってやることによって、その感情の存在を認めることができる。同時に、その感情がどんなふうに思考や身体の感覚に影響を与えているのかということも観察するため、いつの間にか感情に影響されることがなくなるからだ。

苦しみやつらさを乗りこえるには、まず自分のなかにある苦しみやつらさを認めることがどうしても必要である。一度も行ったことのない場所から戻ってくることができないように、苦しみやつらさから解放されるには、まずその居場所をつくって、きちんと存在を認めてやらないといけない。そうやって苦しみやつらさを認めて初めて、「こんなのはたいしたことじゃない」とか「そのうち通りすぎるさ」といった自分自身への慰めの言葉も受け入れることができるし、心から信じることができるだろう。「つらくなどない」とかたくなに否定したり、自分をごまかしているうちは、慰めは気休めにしかならない。本当の意味で、心が穏やかになるためには、まず問題を受け入れなければならないのである。

つらい感情を受け入れたあとは、今度は慰めの言葉のための居場所もつくってみよう。立ちどまって慰めの言葉を受け入れ、身体全体で感じてみよう。やがて、温かい感情が生まれてきたら、その感情にも居場所をつくるといいだろう。そうすれば、温かい感情に包まれている自分を感じることができるだろう……。

**レッスン6**

不安になったり、苛立っていたりしている時は、自分のなかで起こっていることを観察してみよう。ずっとつきまとっているこの感情は何だろう？　自分に何をさせようとしているのだろう？　思考と同じく、感情も知らず知らずのうちに私たちに影響を与えているため、客観的にとらえるのはなかなか難しい。しかし、つらい感情でも避けようとしないでその存在を認め、自分のなかに居場所をつくってやれば、気持ちがふっと軽くなってくるはずだ。静かに呼吸をしながら、観察しているうちに……。

# 第7章 注意を広げる

一見すると、シンプルな絵に思われる。テーブルをはさんで、右側に手品師、左側に見物人が描かれているだけだ。しかし、少し注意して見ると、いろいろなことがわかってくる。まず手品師。風変わりな帽子をかぶり、なんともおめでたい雰囲気を醸しだしているが、左手に持つかごのなかには小さなフクロウがこっそり隠れている（このフクロウは策略と裏切りを象徴している）。その一方で、手品師の右手は小さな玉を見せている。おそらく、この玉とテーブルに伏せられたふたつのカップを使って手品をして、どちらのカップに玉が入っているのか当てさせるのだろう。そして、見物人が「こっち」と言ったカップと別のほうから玉は出てくる……。

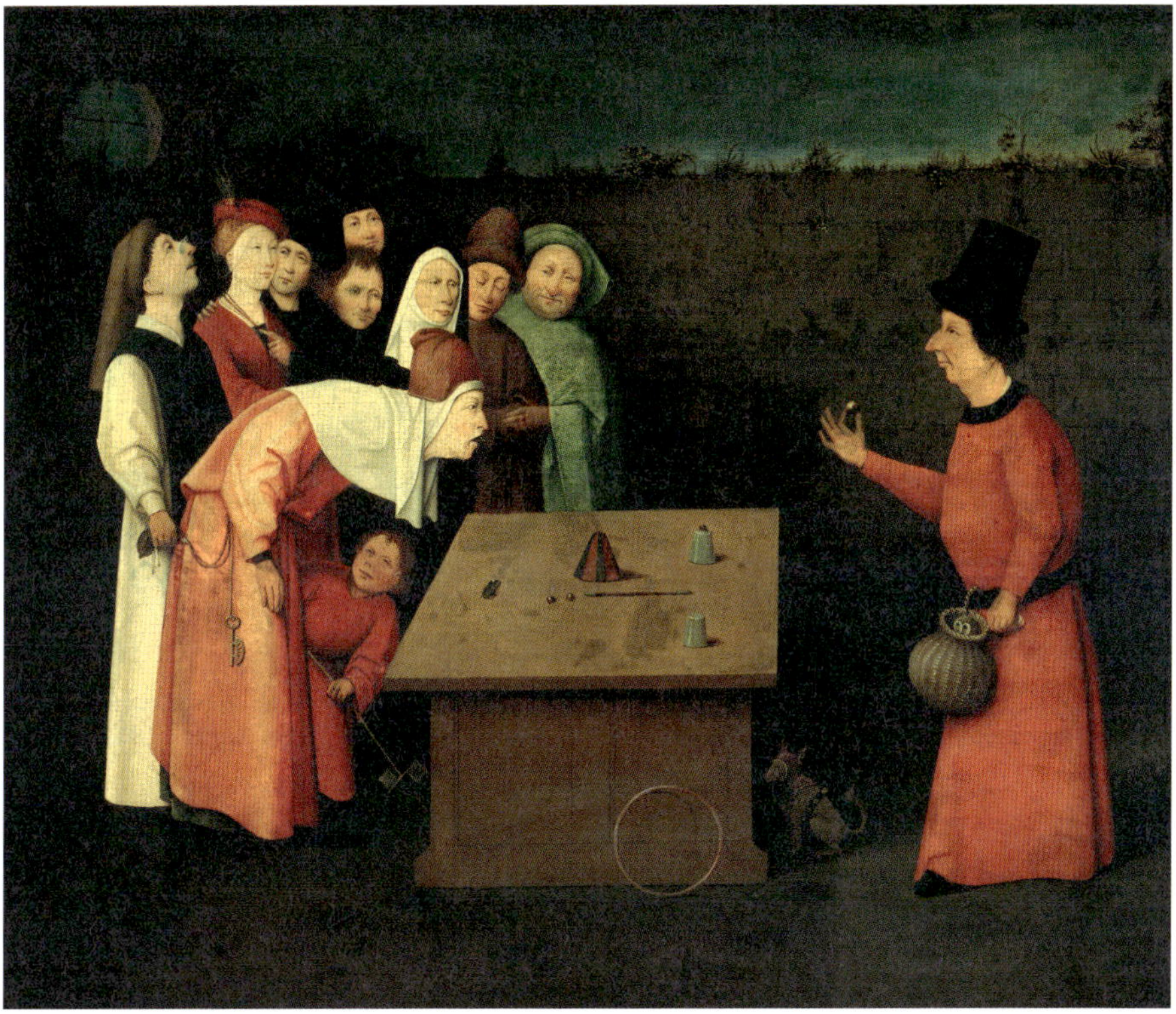

「いかさま師」
**ヒエロニムス・ボス**（1450-1516年）（弟子のジリス・パンヘデル作との説もある）
15世紀末-16世紀初、油彩・板、53×65cm、
サン・ジェルマン・アン・レイ市立美術館

そのトリックを見破ろうとでもするように、左側では、背の高い男がテーブルに身を乗りだしている。この男は財布を盗まれているところだ。財布を盗む泥棒のほうは、珍妙な顔で空を見上げている。まるで皆の注意をそらすかのように……。もしかして、泥棒と手品師は仲間なのだろうか？　さらに赤いドレスの上品そうな女も仲間なのだろうか？　隣の男は女を指さしている……。

ボスの作品ではいつでもそうだが、この絵にもたくさんのことが象徴的に描かれていて、さまざまな意味が隠れている。だが、ここで私たちにとって大切なのは、この絵はまた注意と意識についても物語っているということである。財布を盗まれている男を見ればわかるように、注意しすぎることと、注意が足りなすぎることとは、往々にしてよく似ているものだ。そのどちらも私たちの視野を狭め、視界を曇らせる。そして、困った事態をもたらすことになりかねない……。

さて、絵に戻ってさらに注意を広げていくと、より奇妙な細部が見えてくる。財布を盗まれている男はなぜか口にカエルをくわえているし、ほかの見物人たちはと言えば、見ている方向がほとんど全員ばらばらだ。手品師を見ている人もいれば、身を乗りだしている男を見ている人もいるし、目を閉じている人もいる。そして、見物して

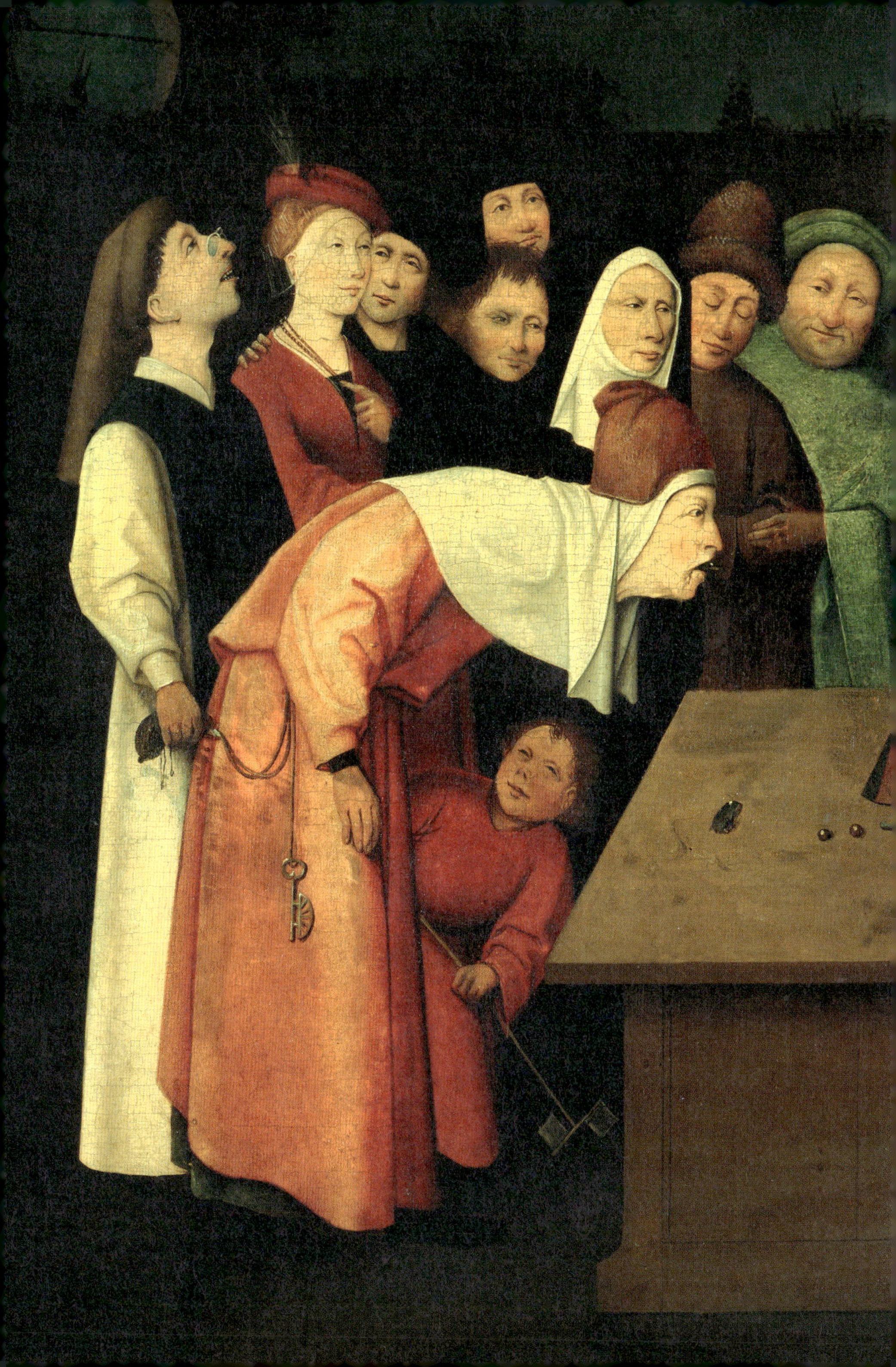

いるのは人だけではない。テーブルにちょこんと乗った小さなカエルもまた手品に注意を向けている。静謐《せいひつ》なたたずまいのカエル。もしかしたら、このなかで誰よりも広い注意力をもって手品を見つめているのは、このカエルなのかもしれない。

じっとしたまま、沈黙を貫きなさい。思考を抑えることなく、やってくるままにしていなさい。そして、完全にくつろいだ状態で、意識を緩ませておきなさい。この境地に達すれば、瞑想への執着も瞑想以外のことへの執着も消え去っていきます。心は、精神のあらゆる体系から解放されて、広大で澄みきった意識のみとなるのです。

シャブカール『あるチベットの行者の自伝』

## 〈意識する〉ということ

マインドフルネスのトレーニングでは「〇〇に注意を向けてみましょう」という言い方をよくしている。何かを意識するためには、まずそれに注意を向けることが必要だからだ。注意を向けなければ、意識することもない。そこで、この章ではあらためて「意識」と

「注意」についてお話ししたいと思う（これまで「意識」と「注意」をあまり区別することなく使ってきたが、厳密に言うとこのふたつは別のものである）。

初めに、「意識する」ことについて説明しよう。大ざっぱに言えば、「意識する」とは「自分が知覚し感じていることを自分でわかっている」ということであり、自覚していることを前提とする。実は「意識する」というのは非常に複雑で繊細な精神の機能であり、多くの研究がなされているのだが、ここではマインドフルネスとの関連に絡めて、ごく簡単に三つの段階に分けて説明したい。

まず、意識の第一の段階は原始的な意識である。これは、言語化する前の動物的な意識とも呼べるものだ。たとえば、あなたはこの文章を読みながら、周囲の音や動き、自分の身体の感覚なども感じとっているだろう。その意識のことである。

第二の段階は、自分は他人ではなく自分であると理解する意識、つまり自我の意識である。端的に言えば、鏡に映った自分の姿を見て、「自分だとわかる」ということだ。これがあるおかげで、私たちは自分の体験や感覚が自分に属しているものだと理解できる。

第三の段階は反省的意識である。この段階では〈自我〉に対して距離をとることができ、さらには〈自我〉と距離をとるメカニズムを観察することもできる。反省的意識は、物事を理解したりよく考えたりする原動力となるものだ。自分勝手になっている時、あるいは不安でたまらない時などに、自分がそういう状態にいると理解できる意識である。

では、マインドフルネスを実践している時の意識は、この三段階のどれに当てはまるのだろうか？　答えは「三段階すべて」である。まず、言葉を介することなく〈今〉を感

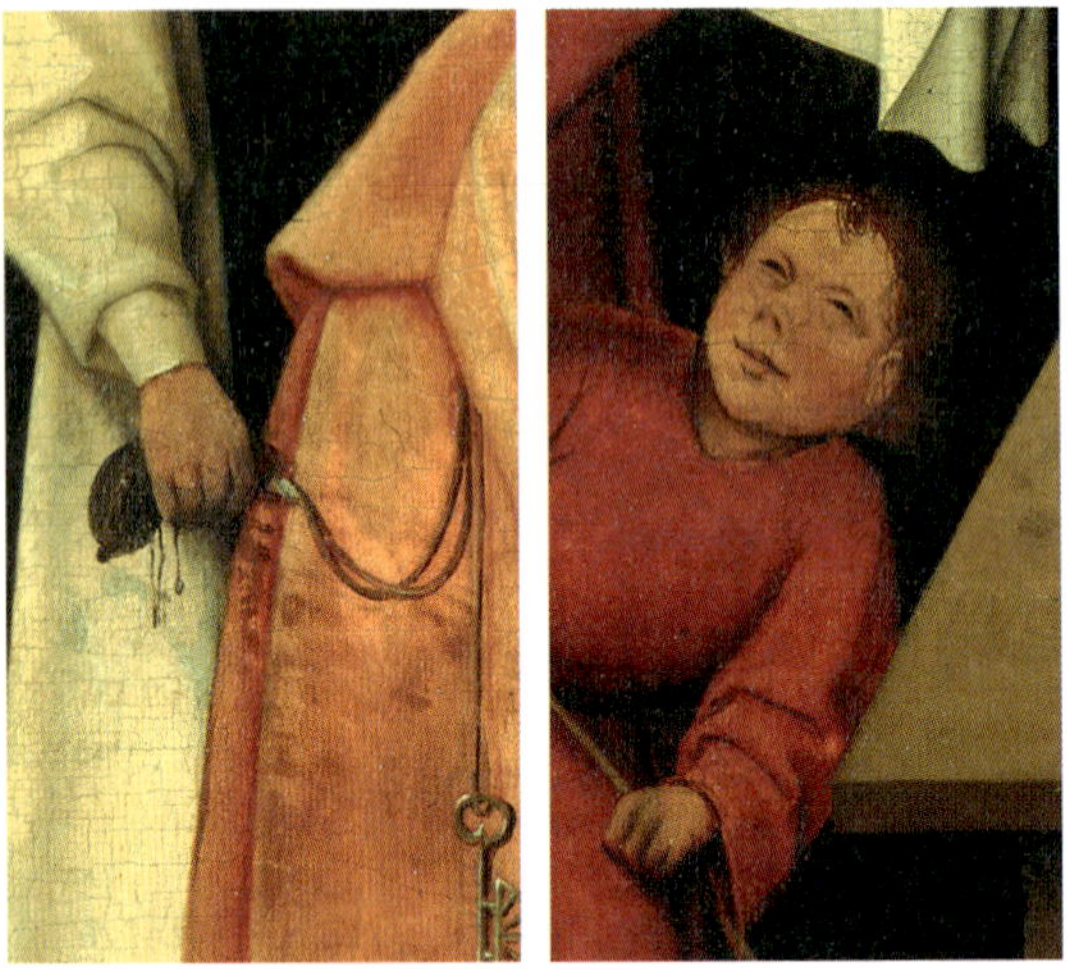

じとる——身体の感覚や音や感情を感じとるという点では、原始的な意識が働いている(これは、マインドフルネスで非常に大切にされている意識である)。次に、自我の意識によって、〈今〉感じているその体験が自分のものであると理解でき、自分と〈今〉を結びつけることができる。さらに、反省的意識によって、ネガティブな思考が連鎖的につくられてしまう状態から距離をとることができ、現実をありのままに見ることができるようになるのである。

このように、マインドフルネスを実践する時、私たちはすべての意識レベルを総動員していて、これが意識を広げることにつながっている。ただし、その前提として「注意力の質を高める」ことも大切である。というのは、意識に直接働きかけるのはなかなか難しいため、意識を広げるには注意力のほうに働きかけるといいからだ。そこで、次に「注意力」についてお話ししたい。

## 注意力の質を高める

まず、「何かに注意を向ける」とは、簡単に言うと「何かに関心を向ける」ということになる。この時、注意を向けたものに焦点が当たるため、それ以外のものはある程度背景に下がることになるだろう。

ただ、問題は「注意を向けすぎる」場合である。というのは、注意を向けすぎてしまうと、その対象以外のものは完全に排除され、視界の外に追いやられてしまうからだ。これは「狭い注意力」とも呼べるもので、たとえば、抑うつ状態の人や心配性の人の問題は、ある意味では「注意を向けすぎること／狭い注意力」にあるとも言えるだろう。悩みの原因だけに注意が向いて、ほかのことは目に入らなくなっているのである。この場合は、意識の範囲も当然狭くなっている。

これを防ぐためにも、注意力を調整できるようにするのがいいだろう。たとえ悲しい時や不安な時でも、注意がその一点だけに向かわないように、できるだけ注意を向ける範囲を広げるのである。そのためにも、マインドフルネスは役に立つと考えられている。呼吸や身体の感覚、音や思考に注意を向けて意識することは、注意力の質を高めるトレーニングとしても高く評価されているからだ。

では、「質の高い注意力」とはどういうものなのだろうか？　これについては、「広がり」と「深さ」というふたつの方向からアプローチしたい。

まずは「広がり」だが、これは「注意の範囲を広げる」ということである。対極にあるのは、前述のように「注意の範囲が狭い」場合で、目の前のものしか見えていない状態だ。ひとつの行為やひとつの光景しか目に入っていない時、ひとつのことしか考えられない時は「注意の範囲が狭い」ということになる。

これに対して、「注意の範囲を広げる」とは、ひとつのことに集中していながらも、まわりが意識できている状態をいう。マインドフルネスを実践している時は、ほぼこの状態になっていると言えるだろう。たとえば、〈今〉の感情を観察しながら、同時に思考や身体の感覚や音についても観察しているような場合がそうだ。この状態になると、知覚した思考や感覚への対し方も変わってくるはずだ。あるがままに思考や感覚を意識できるようになるため、無意識のうちに思考や感覚に意味づけをして評価するという態度や、その意味づけや評価に縛られている状態からゆっくりと解放されていく。周囲のあらゆることに注意の範囲が広がっているため、もはやひとつのことだけにとらわれなくなっているだろう。

次に、注意力の質を測るふたつ目のアプローチは「深さ」である。つまり「どれだけ深くその行為に没頭しているかどうか」ということだ。没頭する前の段階というのは、難しい数学の問題を解決しようとして、頭をフル回転させているような時がこれに当たる。ただし、この段階では頭だけを使っていて、私という存在全体でその行為に関わっているわけではない。

これに対して、さらに注意が深まった状態が「何かに没頭した状態」である。ここまで来ると、私たちはもはや考えたり行動している最中であるということさえ忘れている。たとえば、面白い映画に見入って劇中の人物と一体化するのもそうだし、ジョギング中、走ることと自分とが一体化していると感じる瞬間もそうだろう。また、スキーで滑降したり、楽器を演奏したり、文章を書く時などにも「没頭した状態」になり得る。こういった時、私たちは〈今〉していることに一〇〇パーセントの注意を向けている（そうしないと、転んだり、音を間違えたり、雑念がわいてきてしまう）。それと同時に、注意を向けていることさえも意識しなくなっている。つまり、とても深く〈今〉の行為に関わっていて、完全にそのなかに入りこんでいるため、もはや起こっていることを意識したり分析したりする必要さえないのである。

## 注意力を鍛える

注意力を鍛えることは、洋の東西を問わずかなり前から必要なものだと考えられてきた。現代心理学の先駆者のひとり、ウィリアム・ジェイムズはこう述べている。〈注意はいつでもあちこちに散ってしまうが、それた注意を意識的に戻す能力こそが人格を形成するもとであり、判断や意志の根本になっている。意志の強い人にこの能力のない人はいない。(中略) しかし、理想を言うのはたやすいが、実際に注意を戻せと自分に指示するのは難しいことである〉

たしかに、一定の注意力を保っていることは、心が健やかに働き、満足感を得るための基本だろう。心というのは気晴らしのほうへと向かいやすく、ただでさえ注意力は散りやすい。味覚が甘いものや塩辛いものに引かれやすいように、心は騒がしいことや簡単にできることに注意をそらされやすいのだ。

それに加えて、現代社会では心にとって有害な環境がさらに増していて、注意力が衰えがちなため、注意力を鍛えることはますます必要となっている。なにしろテレビやラジオの番組は何度もコマーシャルで中断されるし、何かをしていても電子メールやSNSで作業が途切れてしまう。あちらで何かチカチカと光るかと思えば、こちらでは何やらにぎやかな音が聞こえてくるといった具合に、注意を引くものだらけだ。

こういった状況では、自分で気をつけていないと、注意力は狭くて浅いものになりがちである。狭くて浅い注意を次から次へと何かに向けるという、せわしない状態を続けることになってしまうのだ。そうなると、もはや目の前に現れたことしか目に入らなくなり、ひとつの心配事から別の心配事へと気ぜわしく案じつづけたり、ひとつの気晴らしから別の気晴らしへと手当たり次第に飛びうつるというようなことになりやすい。それは意識的な行為とはほど遠く、その場その場で心がつくりだした思考に刹那《せつな》的に従っているだけで

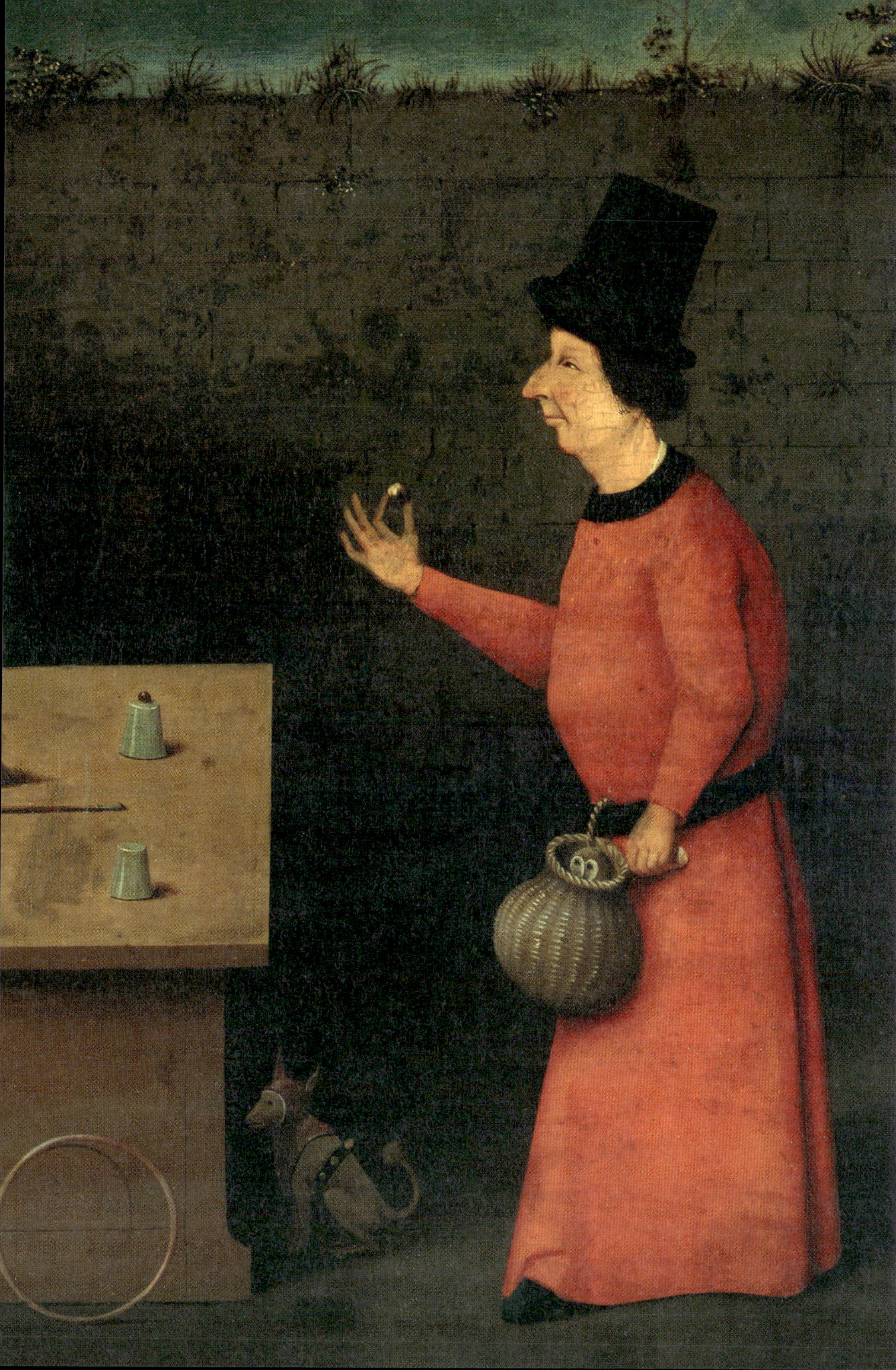

ある。今日では、このように注意力が狭く浅くなりがちなことが、ネガティブな思考から抜けだせないもとになっていて、抑うつ状態や不安な状態を助長しているのではないかとも考えられている。

現代に生きる私たちは、無意識のうちに注意力を奪われやすい環境に暮らしている。そのなかにあって、マインドフルネスを実践することは、気づかないうちに衰えていた注意力を回復することにもつながるだろう。

**レッスン 7**

マインドフルネスとは、注意力を鍛えるトレーニングでもある。まずは静かに座り目を閉じて、呼吸に集中してみよう。そのうちに心が別の何かに気をとられ、呼吸から注意がそれたことに気づくだろう。そんな時はまた呼吸に注意を戻そう。十回でも百回でもそれを繰り返せばいい。幼い頃、歩けるようになるためにどれだけ練習をしたことか。注意力だって同じように練習すれば、高まっていくのである。注意力を高めるには、とにかく練習を重ねるしかない。知らないうちに、注意力が衰えてしまわないように……。

# 第8章 立ち止まって〈今〉を感じる

マグダラのマリアが夜更けに静かに座っている。鏡にはただ、ろうそくの炎だけが映っている。ここには、言葉もなく動きもない。ジョルジュ・ド・ラ・トゥールの絵がどれもそうであるように、静寂に満ちている。圧倒的な静けさ、そして光と影が描かれている。

ろうそくの炎が象徴するのは、命のはかなさだ。炎は指でつまむだけですぐに消すことができるだろう。消せばすべては闇に包まれる。炎の鏡像のほうは、そんな命のはかなさを意識していることを表している。それから、マグダラのマリアが両手をのせている頭蓋骨もまた、命のはかなさを思わせるものだ。頭蓋骨は私たちに

「死を忘れるなかれ《メメント・モリ》」と語りかけてくる。「だが、恐れることはない。命とは短くてはかないものなのだから」と。そこから、私たちはこんなふうに考えることもできるだろう。「短くてはかないからこそ、〈今〉を意識し、〈今〉を大切にして生きよう」と。〈今〉生きていることを意識する――これはまさに、マグダラのマリアが絵のなかで行っていることである。

マグダラのマリアは、私たちのほうを見ていない。鏡もろうそくも見ていない。壁の闇に静かに目を向けて、今ここに自分が存在していること、ただそれだけを感じている。身にまとう白いブラウスは、レースひとつないごく質素なものだ。娼婦だった過去を象徴する首飾りは、首からはずされ、鏡の前に無造作に置かれている。マグダラのマリアは、過去や罪から解放された者だ。装飾品も過去も手放し、安らぎを得て、静かに〈今〉という濃密な時を感じている。私たちも、マグダラのマリアと共に、しばしこの濃密な時に浸っていよう。

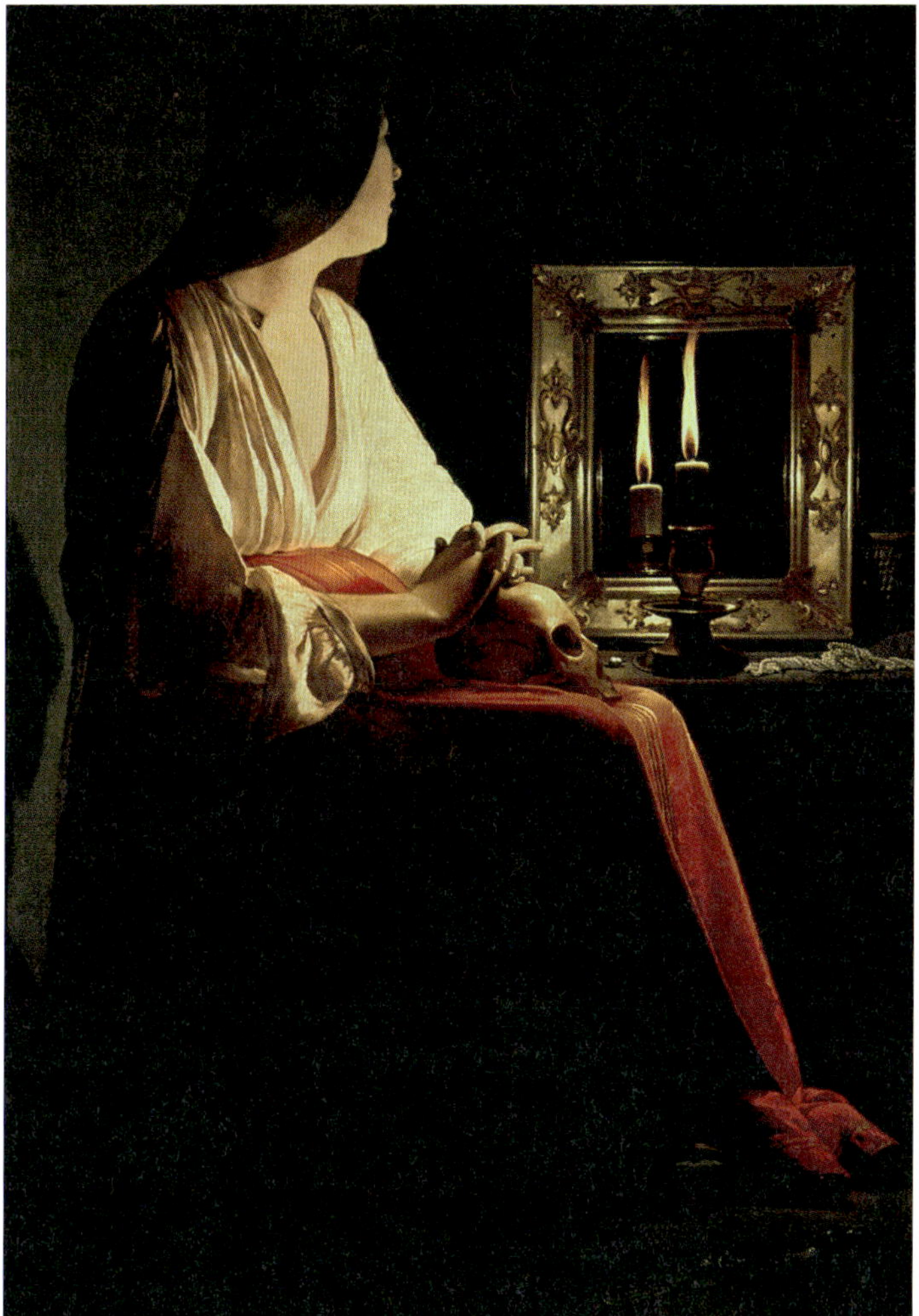

「悔悛するマグダラのマリア（別名 ライツマンのマグダラのマリア）」
ジョルジュ・ド・ラ・トゥール（1593-1652年）
1638-1643年頃、油彩・カンヴァス、133.4×102.2cm、
メトロポリタン美術館、ニューヨーク

あちこちで叫び声がして煙があがるようなものは〈すごいこと〉ではない、と私は思うようになった。親愛なる地獄の喧騒よ、どうか信じてほしい。真にすごいことは、我々が大声でわめく時ではなく、静寂に満ちたひと時のことなのだ。

ニーチェ『ツァラトゥストラはこう語った』

## 立ちどまる時間を持つ

これまでお話ししてきたように、マインドフルネスとは、過去でも未来でもなく〈今〉を意識して感じること、〈今〉ここに存在している自分を大切にすることである。そのためのトレーニングとして、呼吸や身体の感覚、音や思考を意識することをお伝えしてきた。知識として理解するだけでなく実践することが何より大切というのも、何度も述べてきたとおりである。特に、多忙な生活に振りまわされて心に余裕がない時ほど、立ちどまる時間を持つことは必要だ。「何かをしている」のではなく「ただここに存在することを感じる」時間——その時間を持つことで、私たちは見失っていた自分自身とつながり直すことができるし、自分の中心に戻ってもう一度自分を立て直すことができるだろう。

「立ちどまって〈今〉を感じる」ということがやりやすい場所はある。教会のような静か

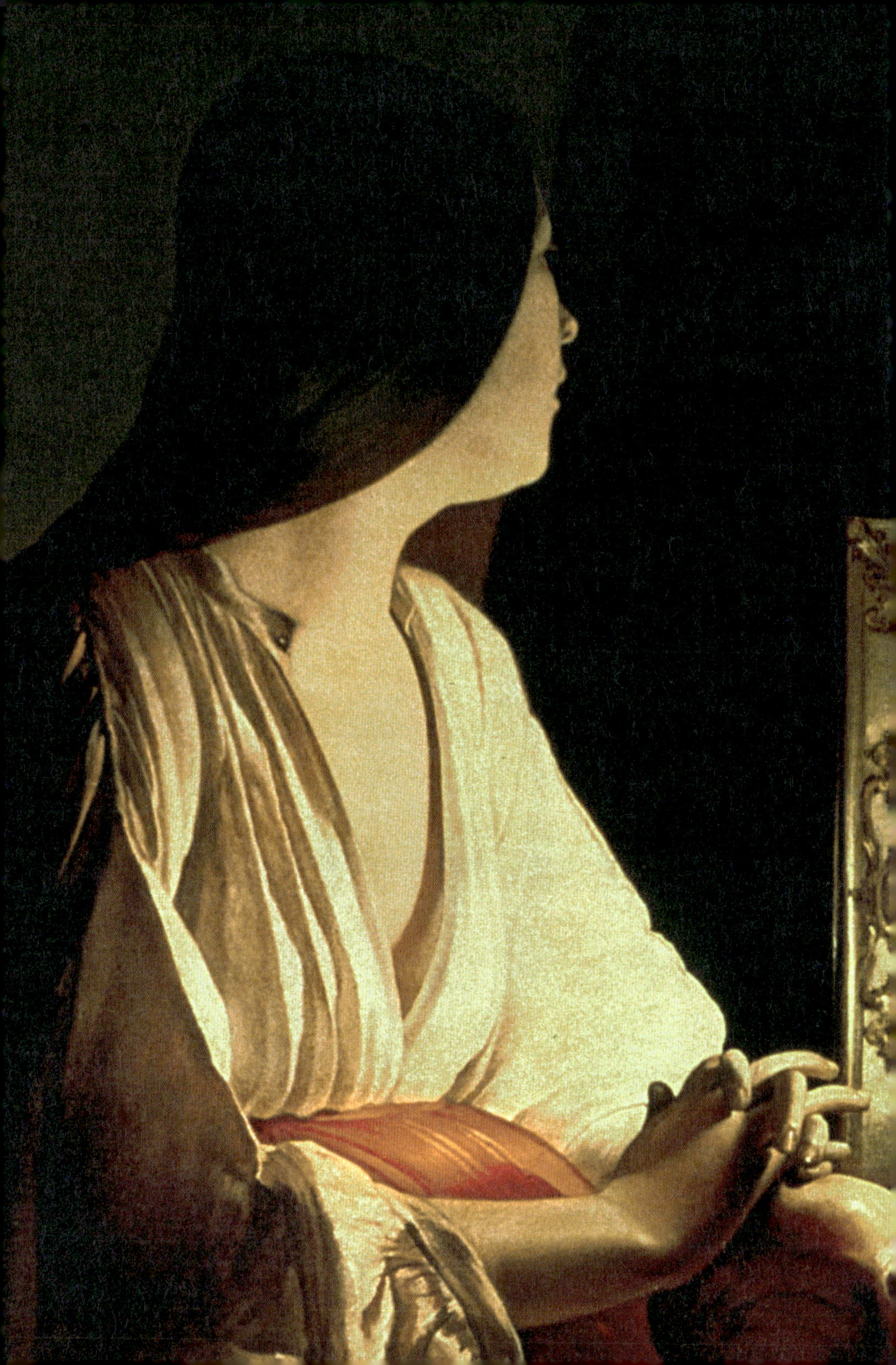

な祈りの場所や、豊かな自然に囲まれた場所にいれば、おのずと穏やかな気持ちになって心地よく〈今〉を感じることができるだろう(私の場合、待ちあわせに早めに着いた時は、近くにある教会に入って立ちどまる時間を持つことにしている)。

しかし、そういった特別な場所でなくても、日々の慌ただしさのなかでだって、〈今〉を感じることはできるものだ。要は、立ちどまる時間を持とうとするかどうかなのである。むしろ、慌ただしいからこそ、立ちどまって〈今〉ここに存在する自分を感じることで、大きな力を得られることもあるだろう。気持ちが落ち着くだけでなく、不意に自分のなかに余裕が生まれるのを感じるかもしれない。時には、行き詰まっていたことに新たな光が見えてくることもあるかもしれない。

日々の慌ただしさのなかで立ちどまる時間を持つというのは、土砂降りの時にちょっと雨宿りをするようなものだ。土砂降りの雨、つまり毎日の大変さに文句を言うかわりに、少し立ちどまって〈今〉に意識を向けてみれば、それだけで何かを感じとることができ、心を健やかに保つための栄養になるだろう。

立ちどまる時間は、ちょっとした時に持つことができる。たとえば仕事の前、少しのあいだ姿勢をよくして呼吸に意識を向けるのもいいだろう。あるいは、外出前や帰宅した時に、呼吸に集中してもいい。意識しないでいると、私たちの生活は、テレビをつけながら食事をしたり、たえずパソコンの画面を見ていたりというふうになりがちで、マインドフルネスの考え方とは対極に位置する生活様式になりやすい。だからこそ、あえて立ちどまる時間をつくることで、心のバランスを保つのである。

## 手放す

ところで、マインドフルネスを実践する時に大切な態度がある。それは「手放す」ということである（もちろん、マグダラのマリアのように過去や装飾品を手放せというのではなく、心がまえのことだ）。手放すためにまず大切になるのは、心が自動的につくりだす思考に惑わされないこと、特に期待や評価に惑わされずに距離をとることである。具体的には、次の四つの態度が大切になる。それは、「評価をしない」「選別をしない」「しがみつかない」「期待をしない」というものだ。順番に説明しよう。

## 評価をしない

これは、たとえばマインドフルネスのトレーニング中に、うまくいっているかどうか、効果が出ているかどうかなどを評価しないということである。しかし、いきなり「評価するな」と言われても難しいだろう。それなら、むしろこう考えてみてほしい。心には必ず何かしら評価が浮かんでくるものだから、それに引きずられないようにするのである。「うまくいっている／いない」「効果がある／ない」などというのも、心のおしゃべりのひとつにすぎない。だから、そこに執着しないようにするのだ。

## 選別をしない

これは、快適なものだけでなく、不快なものも受け入れるということである。これまでに見てきたように、身体の痛みやつらい感情のような不快なものでも「自分のなかに存在してもよい」と認めるのは大切なことである。だから、何も選別することなく、あるがままにすべてを受け入れるのだ。

## しがみつかない

たとえ呼吸を意識したおかげで心地よい状態になったとしても、無理にそれを維持しようとしないということである。私たちは無意識のうちに、心地よさにしがみつきやすいため、その態度を手放すということだ。しかし、どうしてしがみつかないことが必要なのだろうか？　それは「心地よい状態がなくなったらどうしよう」という不安から解放されるためである。つまり、何かを失うことを恐れないようにするため、「ずっと続けばいいのに」という考えを乗りこえるために、しがみつかないようにするのだ。「幸せな時に不安になる」というのは、心配性の人や抑うつ状態の人によく見られる。しかし、〈今〉幸せを感じているのなら、「この幸せがなくなってしまったらどうしよう」と将来を心配するよりも、今の幸せを意識して噛みしめるほうがずっといいのではないだろうか。

## 期待をしない

これはおそらく最も難しく、戸惑いを感じることではないだろうか。「期待をしない」とは、たとえば「マインドフルネスによってイライラを解消して、穏やかな気持ちになろうと期待しない」ということだ。私自身、初めの頃は「期待しなければ、どこへもたどり

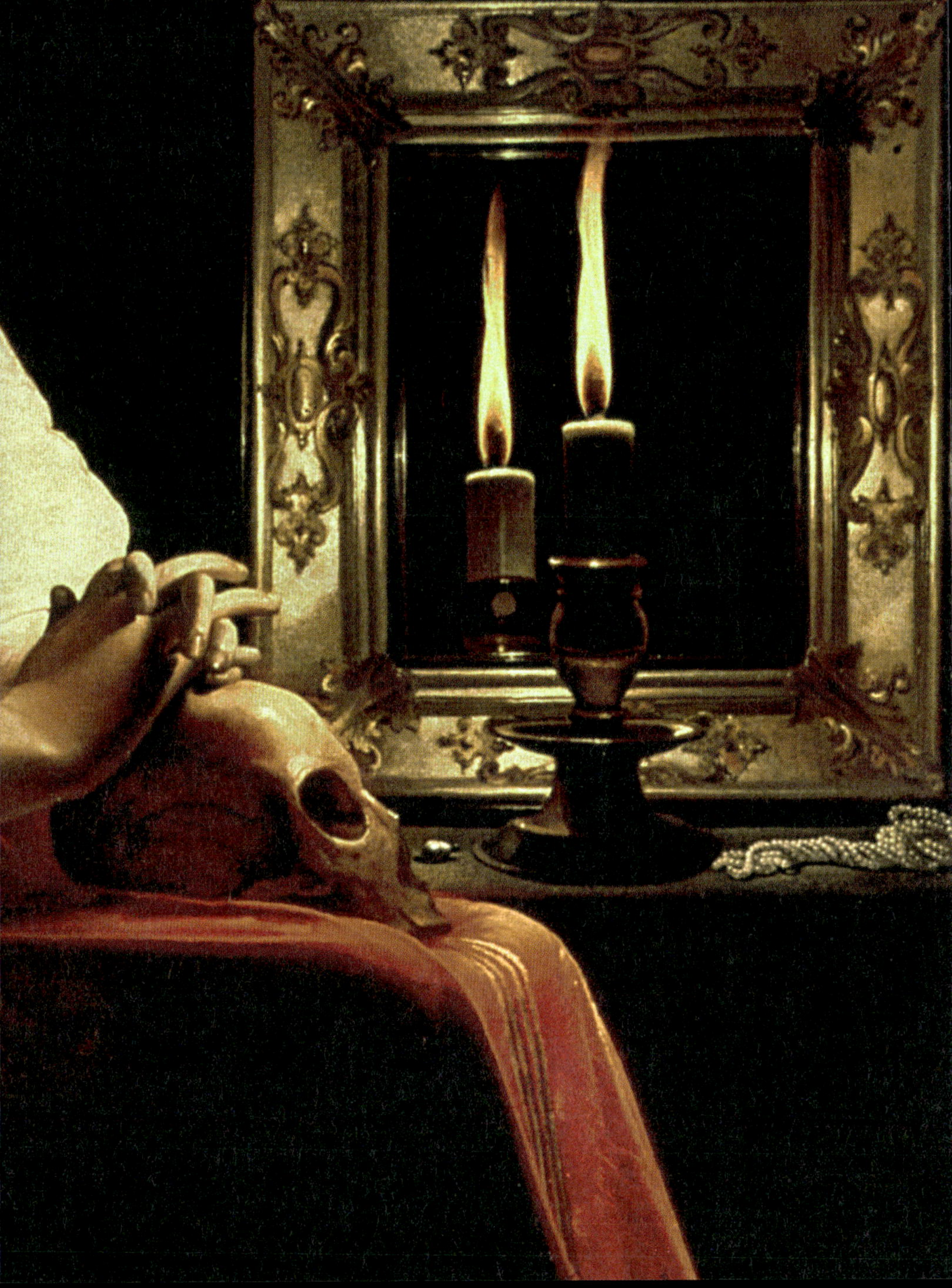

着けないのではないか」とためらった。しかし、もちろんそんなことはない。考えてみれば、努力して思いどおりにできるものなら、とっくにそうしているはずだ。だが、多くのこと――特に感情に関することは、努力や意志だけではどうにもならない。そこで、マインドフルネスでは「何かを解決しようと期待すること」を手放して、そこにあるものをあるがままに受け入れようとするのである。

## 〈今〉とつながる

こうして評価することや選別することを手放し、しがみつく態度や期待する態度を手放していくうちに、私たちの意識は大きく広がっていくだろう。それは、あらゆることを受け入れることができ、究極的には純粋に「ただそこに存在すること」だけを感じる意識である。あるがままの状態を慈しむことができる意識とも言えるだろう。

普段、私たちは何かあれば積極的にそれに関わって、よりよい方向をめざして行動している。これはもちろん大切なことだが、それだけではうまくいかない時だってあるはずだ。そんな時は、何かしようとする手をとめて、ひとまず過去の反省や将来の計画は脇に置いてみてほしい。そうして、静かに〈今〉を意識し、期待や欲求を手放して、過去でも未来でもなく〈今〉とつながってみる。それが意識の広がりを生んで、新たな行動の糧となったりもするだろう。「何かをすること」と「立ちどまること」はいわば車の両輪であり、どちらも必要なものなのである。これについては、次章でも説明したい。

**レッスン8**

日常生活のなかで、立ちどまる時間を持つようにしよう。がむしゃらに目的に向かって行動するだけでなく、時には自分が〈今〉感じていることに目を向けてみよう。周囲の喧噪が気になる時、あるいは自分の内面がざわついている時は、ちょっとそこから距離を置くといいだろう。少しのあいだ、何かをする手をとめて、〈今〉ここだけに存在してみる。何も望まず、何も求めず……。〈今〉ここで生きているということを意識しよう。

第2部

# 日常生活での気づき

## 心の目を開く

私たちはよく口にする。「今日は何もしなかった」と。
なんということ。それでは今日は生きなかったというのか。
生きるとは、やるべきことのなかで、
何より基本的なことであるだけでなく、
いちばん素晴らしいことだというのに……。
――モンテーニュ『エセー』

# 第9章 日常の風景に目を向ける

通りすぎようとして、きみは足をとめた。何かが気を引いたからだ。それは黄昏時《たそがれどき》特有の光——夜が少しずつ忍びより、次第に明かりが灯っていく、その光の加減かもしれない。あるいは、あたりを包む心地よい空気、まわりの鬱蒼《うっそう》とした森かもしれない。

やがて、きみは、右上の電気のついた看板に、赤いペガサスが描かれていることにふと気づく。左下には、もう少し小さなペガサスが三頭。みんなして、夜の空へ飛びたちたくてじりじりしているようだ。このペガサスがきっかけになって、きみはごくありふれたこの風景に、さらに深く注意を向けることになる。ガソリンのにおい、明

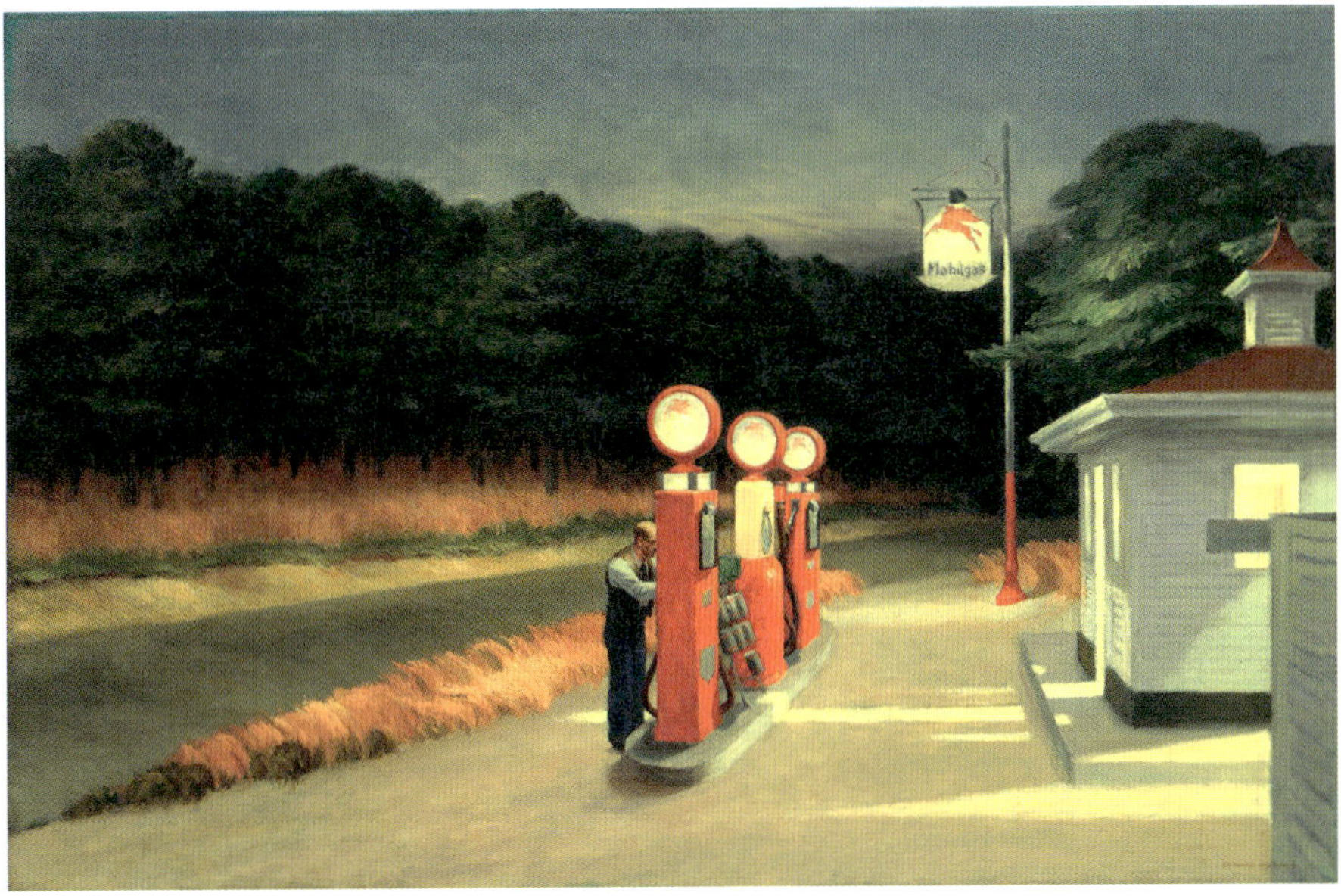


「ガソリンスタンド」

エドワード・ホッパー（1882-1967年）

1940年、油彩・カンヴァス、66.7×102.2cm、

ニューヨーク近代美術館、サイモン・グッゲンハイム夫人基金

かりのついた建物、そこから小さく聞こえるラジオの音。さっきまで気づかなかったものに、気を留めるようになる。それはつまり、〈今〉という時に立ちどまるということ、〈今〉という時に存在するということだ。

ここには、特に美しいものや目新しいものがあるわけではない。けれども、きみはこの景色に心を打たれた。大切なことに気づいたからだ。〈今〉目にしている景色は〈今〉しか見られないものだということに。そして、自分が生きているのはその〈今〉だということに……。

生きているとは、そのひとつひとつの瞬間が奇跡であり、それだけで幸運なことである。だが、当たり前のことすぎて、私たちはそのことを忘れてしまいやすい。だから、ひとたび「自分は生きている」ということに気づいたら、もう二度と忘れないようにしよう。顔をあげて、生まれたばかりの赤ん坊になったつもりで、いつもの景色を眺めてみよう。初めてこの世界を見るつもりで……。

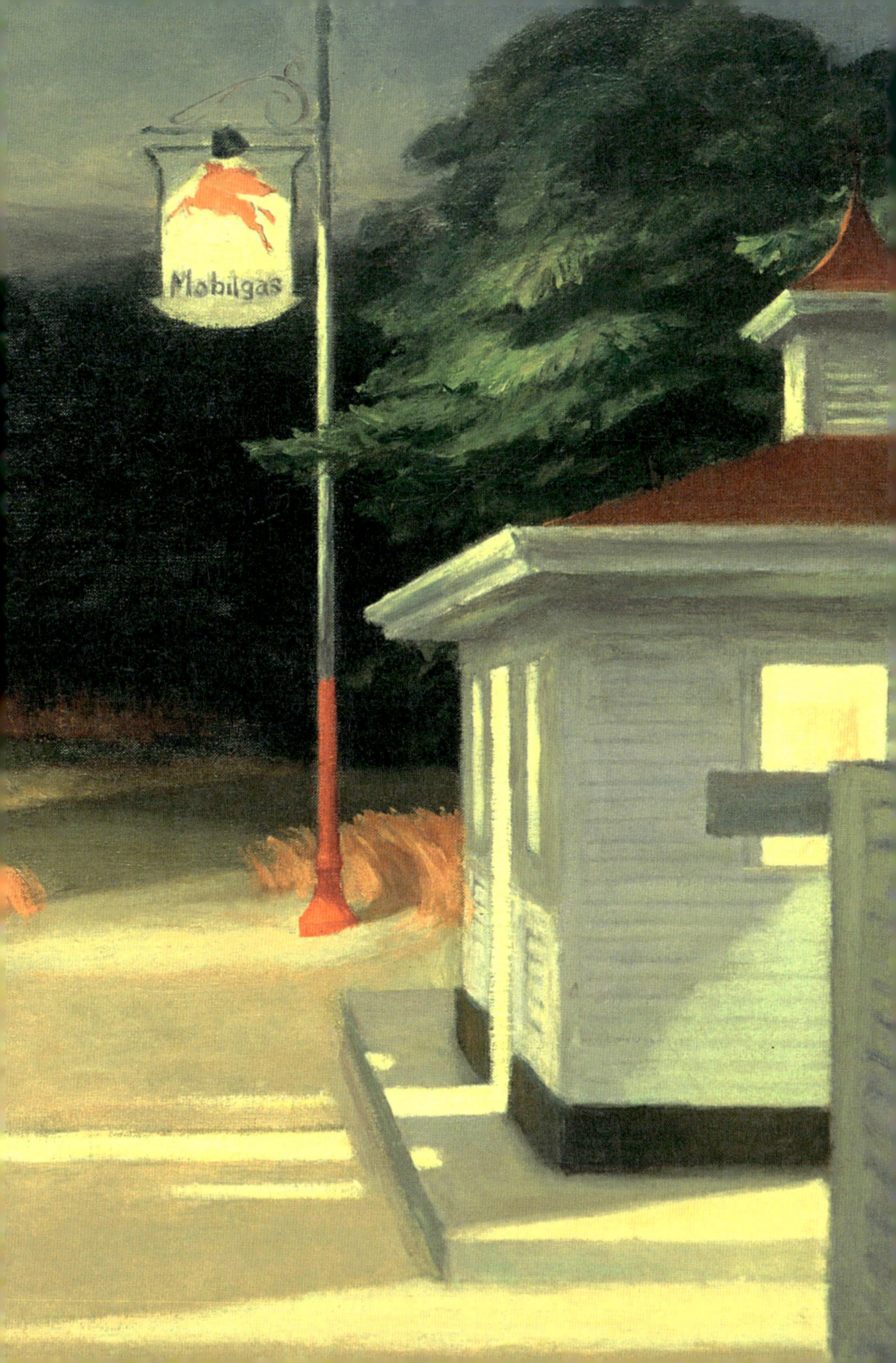
Mobilgas

忘れてはいけない。すべての精神は、非常にありふれた経験からできている。だから、何かについて「ありふれている」と言うなら、それはつまり、自身の思想の根本をつくる上で大いに役立ってきたものの側に、その何かは位置している、ということなのだ。

ポール・ヴァレリー『邪念その他』

## 立ちどまって、ただ存在する

私たちはいつも何かをしている。あれこれとせきたてられるように、常に行動しようとする。それなのに、〈今〉していることに、ほとんど意識を向けていないことが多い。「このあと何をしよう」とか「あの時こうすればよかった」など、頭のなかは未来や過去のことで占められていることがほとんどではないだろうか。だが、それでは〈今〉という時に自分が存在していないことになってしまう。〈今〉を生きていないに等しいだろう。

この絵を例に考えてみよう。ガソリンスタンドに来た客のうち、どれだけの人が〈今〉を生きていただろうか。この場所に何ひとつ注意を向けることなく、通りすぎていった人も多いのではないだろうか。「これからすること」を考えつづけて……。たとえば、こんな具合だ。「ガソリンを満タンに入れてもらおう。代金を払ったら、あまり遅くならないようにモーテルに着くようにして、いつもと同じ部屋を頼むことにしよう。寝る前には明日のスケジュールを考えて、ちゃんと起きられるように目覚まし時計をセットして……」。このあとやるべきことであふれかえっている状態。これでは自分が〈今〉ここに存在していること、〈今〉生きていることを感じることができなくなってしまうだろう。

〈すること〉だけに偏るのはよいことではない。時には、〈立ちどまること〉も必要である。しかし、現代社会は〈することモード〉が基本になっているため、私たちは普段〈す

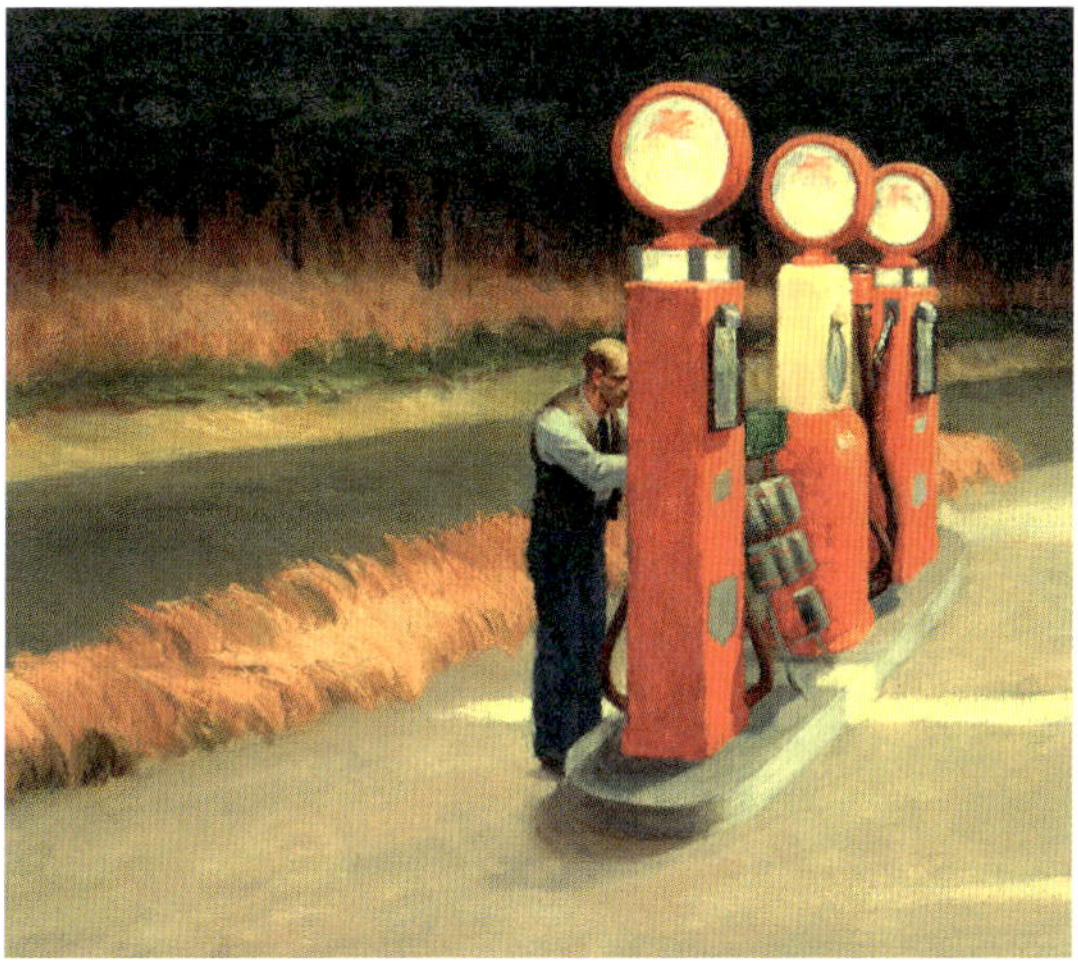

ること〉ばかりに追われやすい。〈立ちどまること〉、言い換えれば〈今〉を感じてそこにただ存在することは、ほとんど無意識のうちに忘れられている。だからこそ、マインドフルネスでは、時には〈すること〉から抜けだして、〈立ちどまって、ただ存在すること〉を勧めるのである。たとえ、ほんの少しのあいだでも……。

## ありふれたことの豊かさを感じる

私たちは、美しいものや思いがけないことを前にすると、はっとしてそれを意識する。しかし、そうでない時には、ほとんど自分の行動を意識していないのではないだろうか。ほぼ自動的にこなしていることは、驚くほど多いものだ。〈立ちどまって、ただ存在する〉ためには、まず普段の生活のなかで、自分が〈今〉何をしているか、意識して観察してみるといいだろう。無意識に何かをしている状態から抜けでて、歯を磨いている、洗い物をしている、シャワーを浴びているなど、ありふれた〈今〉を見つめ、慈しんでみるのだ。感覚を研ぎすまして、ありふれた日常が豊かさにあふれていることを感じてみよう。〈立ちどまって、ただ存在すること〉は、やろうと思えばどこででもできる。少し努力すれば、いつでもどこででもできるものだ。何かの待ち時間だって使えるだろう。その気になれば、ちょっとした時間を使って、〈今〉自分がそこに存在しているのを感じることはできるのだ。〈今〉目の前にあることに対して意識的になる、それだけでいいのである。

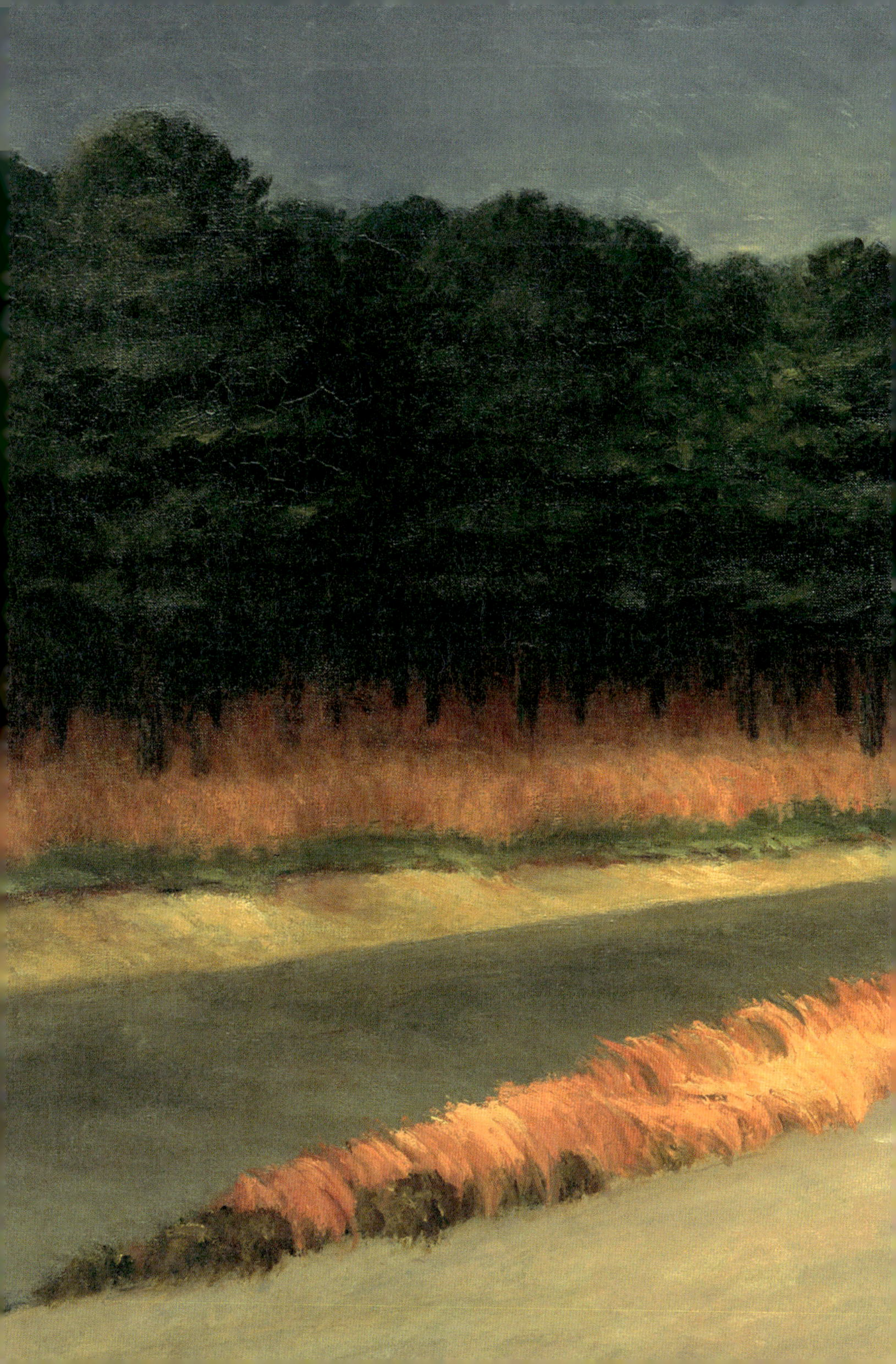

## 見慣れた風景に立ちどまる

ここで、私の体験をお話ししよう。

ある日、私は学会に出席するために、駅のホームで列車を待っていた。初めのうち、私の態度は、まさに列車を待つ人の典型だった。列車が来るのは十分後だとわかっていたのに、まだ来ないかと時計を見たり、列車が来る方向を見たりというのを繰り返していたのだ。「もしこの駅が始発なら、列車は早めに来るだろう。そうなったら、早めに乗れるぞ」などと思いながら……。要するに、私は心が勝手につくりだす思考に流されるままになっていたということだ。だが幸い、途中で気がついて、「いけない、短いあいだだろうと、人生をこんなふうに過ごしてはいけない」と思いなおした。

そしてその後は、普段は病院で相談に来る人たちに助言していることを、自分でも実践することにした。いつ列車が来るのかとじりじりしながら待つのをやめて、〈今〉この場所に存在している自分を意識したのだ。私は腕時計を見るのをやめ、列車が来る方向ばかり見るのをやめた。それから、自分の呼吸に注意を向けた。ゆっくりと姿勢を正し、目を閉じて駅の音に耳を傾けた。周囲のざわめき、レールを滑る車輪の音、鳥のさえずり……。次に、目を開けてまわりを観察した。春のやわらかな光のなか、雲が流れ、向こう側で貨物列車がゆっくりと走っている。駅にはたくさんの設備があり標識があった。遠くには建物も見えた。息を吸いこむと、駅特有の金属がさびたようなにおいも感じられた。そういったことのすべてが素晴らしかった。心が満たされて、じりじりしていた気分もいつしかやわらいでいた。その後、列車に乗ってからも、心は穏やかだった。自分は〈今〉ここに存在している、生きていると感じられたからだ。あの時、数分とはいえ、豊かな時を生きていると感じることができたのだ。

旅先で美しい風景に立ちどまるように、日常の見慣れた風景のなかでも立ちどまってみてほしい。そうして、〈今〉生きていることを感じてみてほしい。何気なく過ごしている日常をあらためて意識すれば、はっとすることもあるだろう。それは、人生の素晴らしさに気づくということにほかならないのである。

**レッスン9**

見慣れてしまったもの、そこにあることが当たり前になっているものに、あらためて注意を向けてみよう。それが、どれほど繊細で多様な世界をつくりだしているか、発見してみよう。不安や心配事で心がいっぱいの時は、意識的に視野を外に広げ、まわりの景色に目を向けてみよう。世界の広がりを感じてみよう。何かにとらわれていた心が、少しだけ楽になるかもしれない。そのために必要なのは、立ちどまる時間をつくること。そして、心の枠をはずして、意識を広げることだ。さあ、顔をあげて、心の目を大きく開けてまわりを見てみよう。

# 第10章　物の奥につながりを見る

静物が何かを語りかけてくる。コップ、水差し、ニンニク。立ちどまって、そのひとつひとつのささやきに耳を傾けてみよう。

静物——静かな物とは言い得て妙だ。ここには、まさに静かで穏やかな世界が広がっている。見つめているうちに、私たちもいつしかその世界に招き入れられるようである。いつもの慌ただしい世界、何か実のあることをしなければならないという世界から離れて……。静物はじっと動かない。その静かな世界に入っていくと、心も落ち着いてくる気がする。

ここに描かれているのは、日常のありふれた物ばかりだが、それもまたこの絵の素

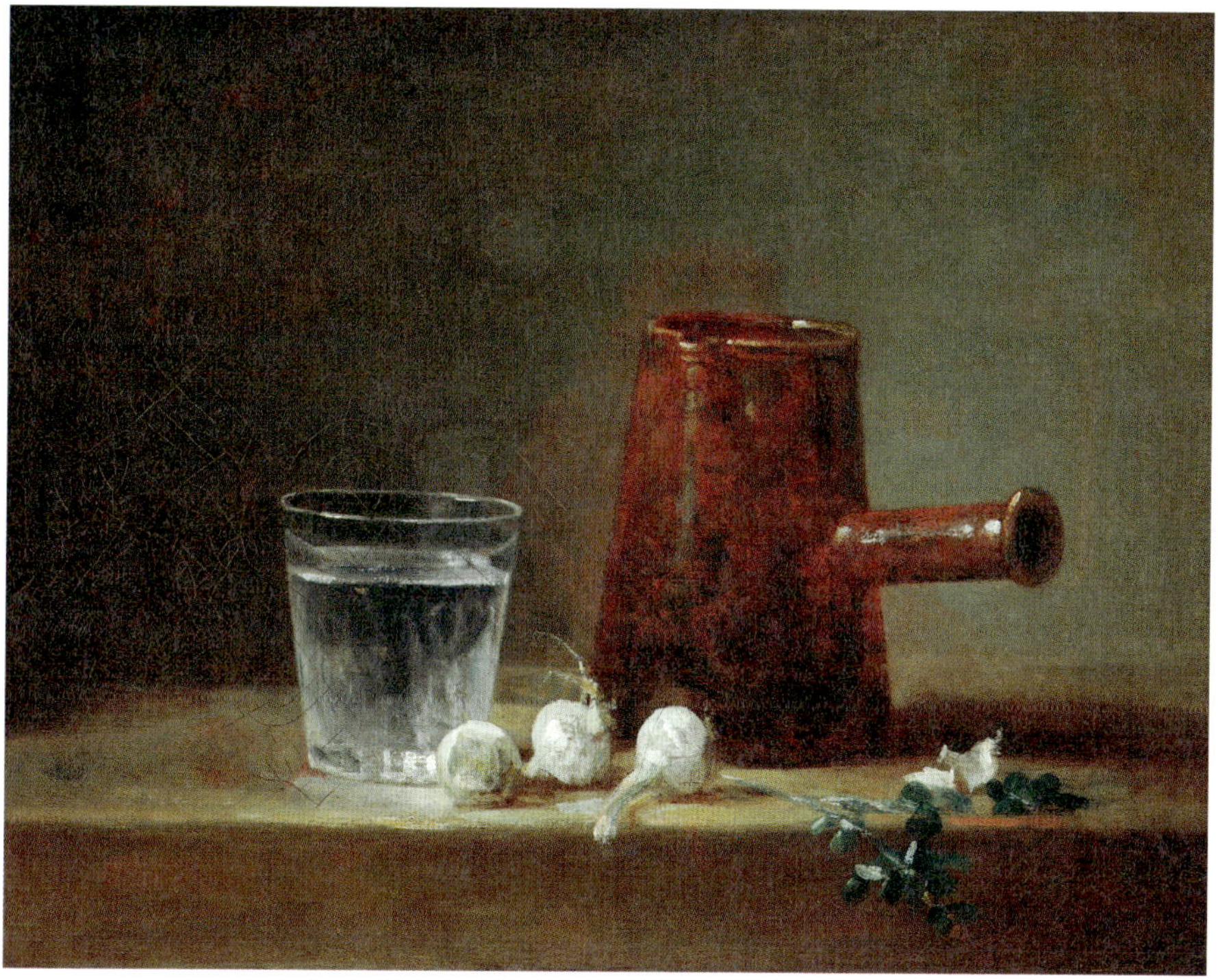

「水の入ったコップと水差し」
**ジャン・シメオン・シャルダン**（1699-1779年）
1761年頃、油彩・カンヴァス、32.5×41.3cm、
カーネギー美術館、ピッツバーグ

晴らしいところである。この絵によって、私たちは見慣れたせいで気に留めなくなっている物を見つめなおし、ありふれた物の奥深さを知ることができるからだ。

あらためて目を向けてみれば、ありふれた物にそなわっている趣《おもむき》に気づくだろう。たとえ派手に光らなくとも、にぎやかな音を立てなくとも、そこには確かな存在感がある。意識してみれば、そのひとつひとつがどれほど美しくて優美であるか、そして大切であるかを感じることもできるだろう。

以前、ある禅僧が私に言った。「どんな時でも、静かにたたずむものを敬うことです」と。「静かにたたずむものとは、何ですか?」私がそう尋ねると、禅僧は答えた。

「たたいても叫ばないものです」

私たちの身近にあるたくさんの物たち。物たちは、たたいても決して叫ばない。しかし、耳を澄ませば、時には小さな声で何かを語りかけてくるのである……。

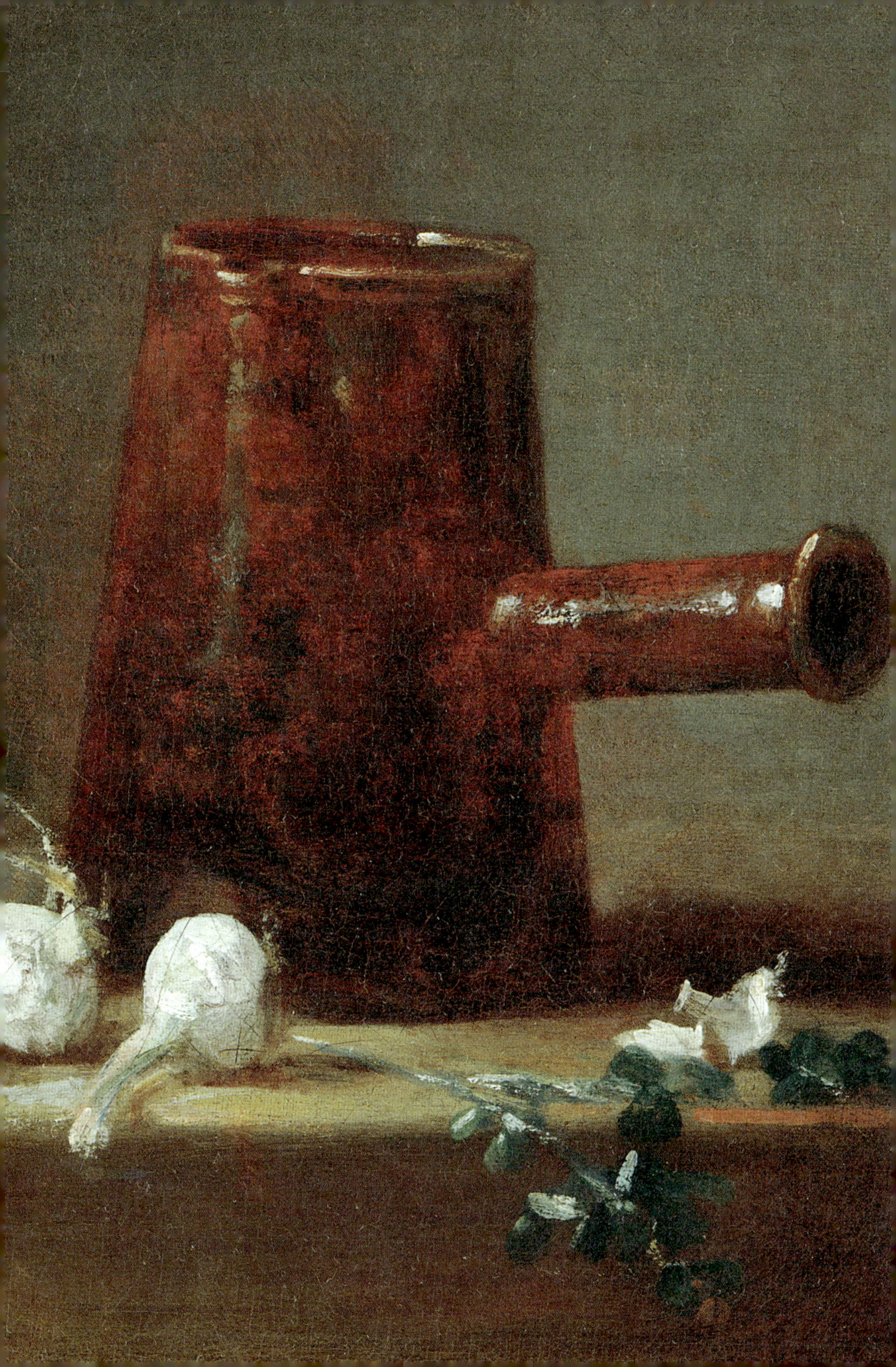

質素でわびしげな農村の事物のなかに、あの素晴らしい気持ち——静かで無限で謎めいた喜びを呼びさますもの——を探すのです。それは、何気なく置かれたり、立てかけられたりした物のなかにあります。形は平凡で性質は寡黙、人目を引くことはありません。

フーゴ・フォン・ホフマンスタール
『チャンドス卿の手紙』

## 物の静けさに寄りそう

これまでお話ししてきたように、マインドフルネスとは〈今〉を意識して生きるということだ。別の角度から見れば、それは「〈今〉目の前にある物をじっくりと見つめる時間をとる」ということでもある。身近な物というのは、日々目にしているせいで、そこに存在していることさえ忘れてしまいやすい。しかし、そういった物から得られることは、実はたくさんあるものだ。

というのは、私たちは普段、「何かしなければ」「早くしなければ」という思いに駆り立てられがちだが、物の静けさは、これとは対照的な位置にあるからだ。身近な物は、家の片隅でひっそりと静かに存在している。その様子は、あたかも「じっとしていても大丈夫」とささやきかけてくれるようである。かつて詩人のポール＝ジャン・トゥーレは、「物の優しさに気をつけなさい」と言ったが、この場合、「気をつける」というよりはむしろ「物の優しさに気を留める」と言うべきだろう。まずは、物の優しさに気を留めて、慈しんでみよう。そうして、物の静けさに寄りそってみよう。

## 物のささやきに耳を傾ける

そもそも、身近な物だからといって平凡な物というわけではない。シャルダンの静物画が教えてくれるように、注目に値するものなのである。コップもコップのなかの水も、水差しもニンニクのかけらもテーブルも、見事な存在感を放っているではないか。

少し想像力を働かせてみれば、こういった物の向こうにある「見えないつながり」も見えてくる。いわば、物の奥にあるつながりを想像することによって、動かずして時間と空間を越えた旅に出るようなものだ。

たとえば、コップや水差し。その向こうには、それをつくった人がいる。ニンニクは土で育てられ収穫されたからこそ、こうしてテーブルの上に置かれている。コップの水は水源からはるばる水路を通って、こうして飲み水として手元に届いた。あるいは、ガラスのコップを見つめているうちに、その昔、砂からガラスの材料を取りだした人たちがいたことも思い起こせるかもしれない。さらに、今、私たちが水を飲んでいるように、昔の人も水を飲み、今、私たちがニンニクを味わっているように、昔の人もニンニクを食べていたことにまで想像は広がる。過去だけではない。未来だって同様だ。未来の人もまた水を飲み、ニンニクを食べるのだろう……。もうひとつ言えば、約二五〇〇年前に、シャルダンという画家がこの絵を描いてくれたおかげで、現在、私たちはこういった奇跡を感じとることができている。この絵を見て、私たちが感じているのと同じことを、過去にも多くの人が感じたであろうし、これからも多くの人が感じるであろう。これもまた、絵を通して時を越えたつながりを感じる、ということではないだろうか。

こんなふうに、身近な物は、目に見えないさまざまなつながりを教えてくれる。つまり、自分は決してひとりではないということ、たくさんのつながりのなかにいるということを教えてくれるのだ。物に向きあうことで、人とのつながりや自然とのつながり、さらには歴史とのつながりを感じることができるのである。

それはまた、「自分は、過去から未来へと続く歴史の大きな流れのなかに存在している」と意識することでもある。物とは、過去の人々から受け継いできたものであり、感謝の対象でもあるのだ。ひとたびそういった視点を持てば、「自分はひとりだけで生きている」とは思えなくなるのではないだろうか。

物の奥には、たくさんの宝物が隠れている。どんな物にも固有のストーリーがある。友人からもらった物、思い出のある場所で買った物、遠い外国でつくられた物、はるか昔につくられた物。ここにやってくるまでにどんな道をたどり、ここに来てからどんなことがあったのか。それぞれの物のストーリーに思いを馳せ、物のささやきに耳を傾けてみよう。

## 物の静けさを味わう

物を通して多くのつながりを見る。それだけでも素晴らしいことだが、私たちはそこからさらにもう一歩進むこともできる。それは、目の前の物をありのままに受け入れるということだ。つまり、これまで音や思考や感情を受け入れてきたのと同じように、「これは役に立ちそうだ」と用途を考えたり、「美しい」とか「変な物だ」といった評価をしないで、ただ見るのである。その時にはもう、「誰それからもらった」「雨が降っていて、悲しかった日に買った」というような物にまつわる思い出も忘れてみよう。「心を落ち着かせたい」という期待もできるだけ忘れよう。

そういった心の声からゆっくりと離れていくと、やがて物そのものが放つ静けさを感じはじめるだろう。言葉を介すことなく、物の静けさを味わえるだろう。それは、普段は意識の陰になっている部分、自分の内面の奥深い部分とつながるということでもある。哲学者のアンドレ・コント＝スポンヴィルの言葉を借りれば、〈こういった意識の持ち方は、ある物について、ただありのままを知るだけでいいと思い、それを所有したり使ったり判断したりしようとしない時に起こる〉ものだという。

静寂によって大切なことが見えてくるのと同じように、静かにたたずむ物たちは、目に見えないことを教えてくれる。まずは身近な物にあらためて注意を向けてみよう。評価することなく受け入れてみれば、世界もまた少し違って見えてくるだろう。

**レッスン10**

リンゴ、鍋、スポンジ、靴、電話機。身近にあるものを手にとり、そっと触れて観察してみよう。そしてまずは、それが手元に届くまでに、どんな道をたどってきたのか、どれだけの人の手がかかっているのか、物の奥にある見えないつながりを想像してみよう。つながりを意識することができたら、今度は、評価することなく、物をありのままに見ることにも挑戦してみよう。

物の静かなたたずまいを見ていると、気持ちが落ち着いてくるだろう。身近な物を意識することは、感謝の気持ちにもつながる。多くの人とのつながりを感じることで、陰で支えてくれるさまざまな存在を意識できるだろう。

# 第11章　大切なことを守る

色と形が渦巻いている。まず目に飛びこんでくるのは、色とりどりのきらびやかな模様だ。この背景は、美しいことは美しい。だが、少々けばけばしい。まるで脳に直接流れこんでくるようで、しま模様や波の模様、星などでできた大きな螺旋《らせん》が、頭のなかで今にも回転しそうだ。

この背景は、ほとんど無作法と言っていいほどに、ずかずかと私たちの意識に侵入してくる。遠慮も何もあったものではない。しかし、それでも私たちは見ないではいられない。これはまるで現代社会の象徴のようだ。華やかで騒々しいものに、私たちは目をくらまされ、やがて呑みこまれそうになる……。

しかし幸いにも、前景に人物が立っている。この人物は、きらびやかな背景にはまったく興味を示していない。横顔に真剣な表情を浮かべ、手の先の一点だけを見つめている。そこにあるのは、白い花だ。美しく繊細な白い花……。これが意味しているのは、つまり、私たちが守るべきなのはこの花だということ、この花こそが大切であるということだ。

背景のきらびやかで騒々しい模様が現代社会だとしたら、この花は私たちの「意識」であろう。現代社会には魅力的なノイズが多い。だからこそ、そこから「意識」を守ってやることも時には必要なのである。きらびやかな背景のなかで、一輪のひっそりとした花に目を向けるように……。

ああ、私にはどれほど孤独が必要なことか。日没時、私は丘にのぼった。はるか地平線の山並みを眺めるために。

ヘンリー・ソロー『日記』
（一八五四年八月）

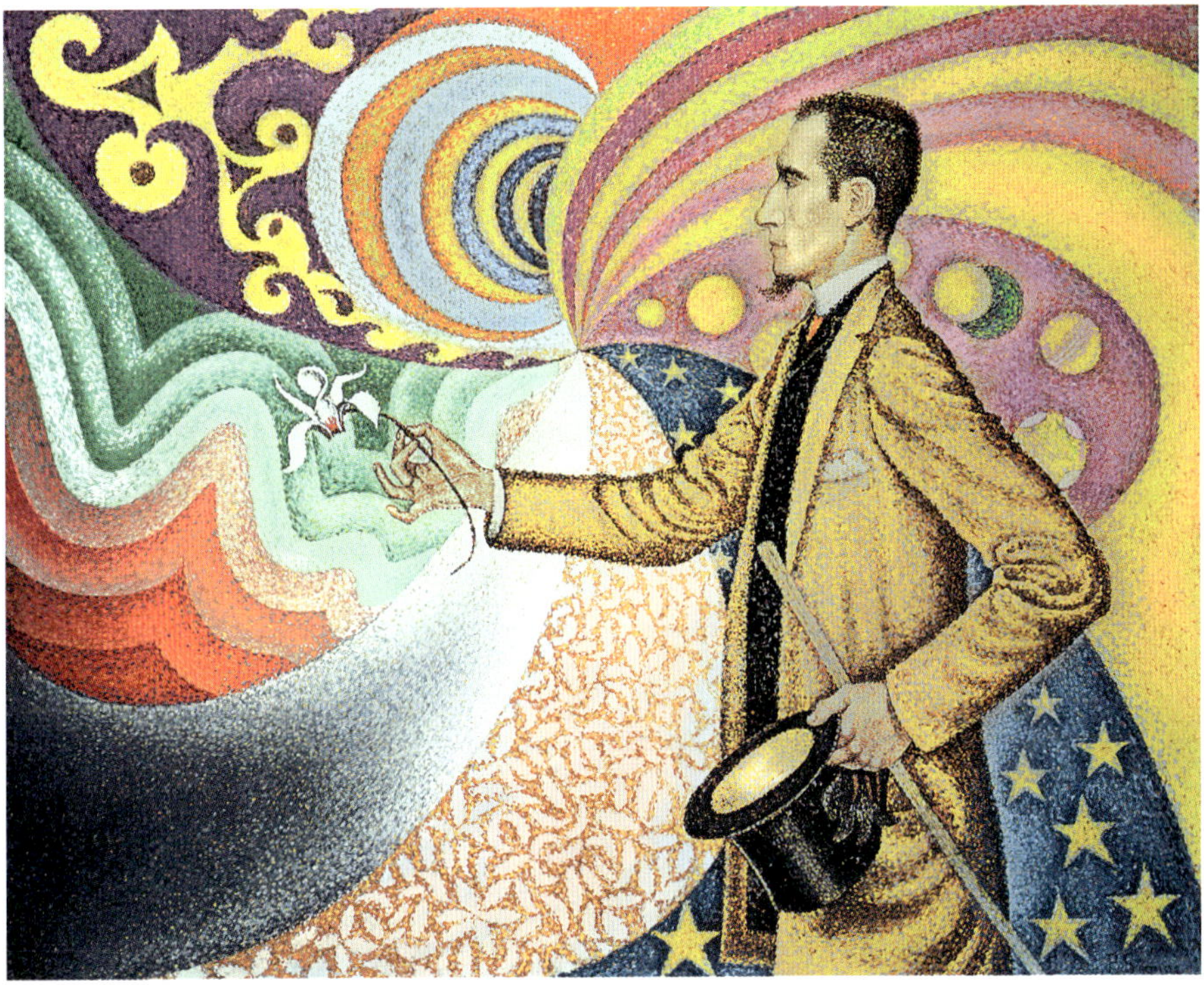

「作品番号217、尺度と角度、色調と色相のある、
つややかでリズミカルな背景のフェリックス・フェネオンの肖像」
ポール・シニャック（1863-1935年）
1890年、油彩・カンヴァス、73.5×92.5cm、
ニューヨーク近代美術館

## 変化とスピードに満ちた現代社会

現代社会は変化とスピードに満ちている。たくさんの娯楽が提供されていて、物質的には非常に豊かである。だが反面、その変化やスピードが心によくない影響も与えている。そのひとつが、注意があちこちに散るせいで、無意識の動作が増えていることだろう。

第5章でも述べたように、心というのは、その場で気になったものに自動的に反応しておしゃべりを始める。そのため、目の前ににぎやかなものやきらびやかなもの、気になる情報や広告がたえまなく現れると、それに反応しておしゃべりはますます忙しくなってしまう。考えを深める前に、注意が次の対象に移ってしまうのだ。こうして、心が次々と注意の対象を変えて、自動的な思考をつくりだすと、その思考に引きずられて、行動も慌ただしくなりやすい。心にせかされるまま、無意識の動作を繰り返してしまうのである。

しかし、無意識の動作を繰り返していると、自分の内面との関わりが希薄になってくる。自分の内面と向きあう時間が足りない状態になって、いつの間にか疲弊《ひへい》してしまう。それはストレスや情緒不安定として徐々に表れてくるだろう。たとえば、ビタミンCやDが不足しても身体はすぐには苦しくならないが、症状が少しずつ確実に出てくるのと同じことだ。

また、心配や不安に襲われた時も、自分の内面との向きあい方が足りないと、自分のなかの奥深いところに力を求めることができず、すぐに外の気晴らしに頼ろうとしがちになる。にぎやかで楽しいものを求め、一時的に安心しようとするのだ。しかし、そうやって、

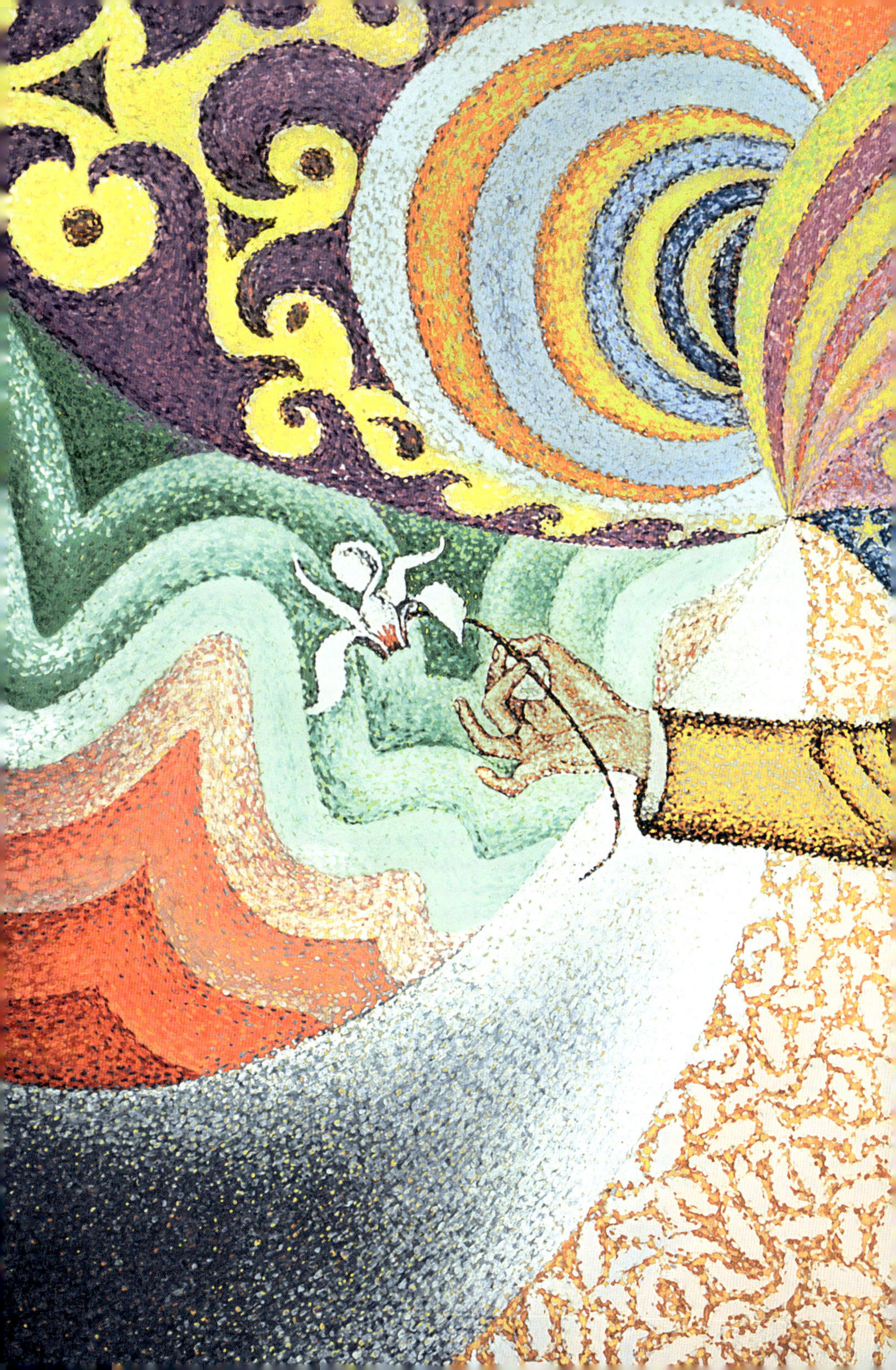

不安になるたびに刹那《せつな》的な気晴らしに逃避していると、そのうちに自分の内側から力を引きだす方法が本当にわからなくなってしまう。そうなると、ますます外の気晴らしに逃避するようになるという悪循環に陥る。そういった悪循環から抜けだすためにも、マインドフルネスは、まず無意識に何かしている状態から抜けだして「意識する」ことを非常に大切にするのである。

たしかに、現代の生活は豊かで快適だ。しかし、そのせいで身体が運動不足になっているように、心にも足りないものが生じている。だからこそ、マインドフルネスを実践することが大切になっているのだろう。このあとは、現代社会に欠けているものを補うという意味で、「ゆっくりと行うこと」「静けさを求めること」「中断しないで続けること」を意識することについて説明したい。

## ひとつひとつのことを丁寧に行う

まず、「ゆっくりと行うこと」だが、これは言い換えれば「ひとつひとつのことを丁寧に行う」ということである。たとえば、コーヒーを飲むならコーヒーを飲むことだけに集中する。コーヒーの味わいだけを楽しんで、ほかに考えごとをしないようにする。複数のことをいっぺんにやろうとしないで、何かをする時は、そのことだけに集中するのだ（これについては、次章で詳しく説明したい）。また、追い立てられるように次々と行動しないことも心がけよう。そのためには、予定をぎっしり詰めこまないこと。せっかくの休日までもが「すること」に追われないように……。

「静けさを求めること」については、もうそれほど説明はいらないだろう。部屋のなかで、いつでも音楽が流しっぱなしだったり、テレビやパソコンの画面がつけっぱなしだったり、ということはないだろうか。私たちのまわりには、音や映像があふれている。だから、意識して、ちょっとした静けさを自分でつくりだすように心がけてみよう。たとえわずかな時間でも、テレビやラジオを消す、目を閉じて画面を見ないようにする、それだけでも効

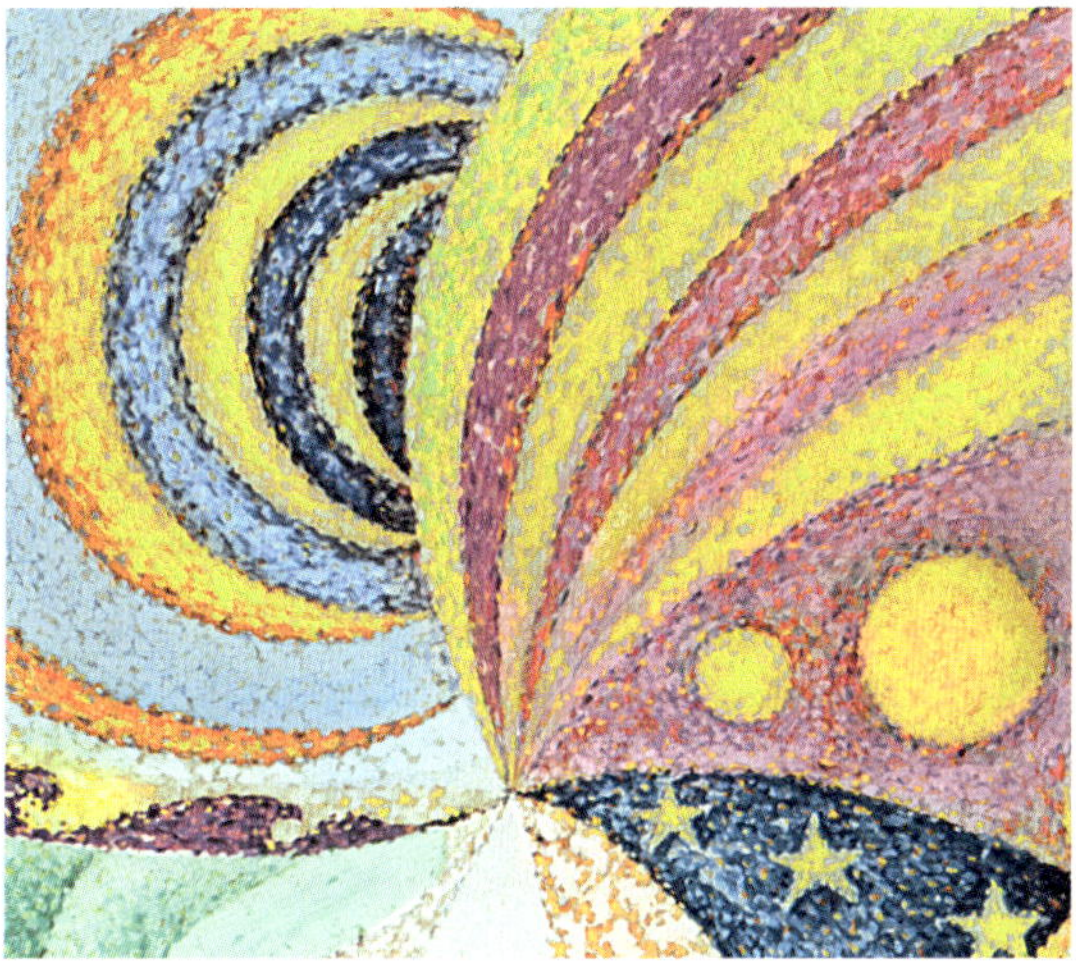

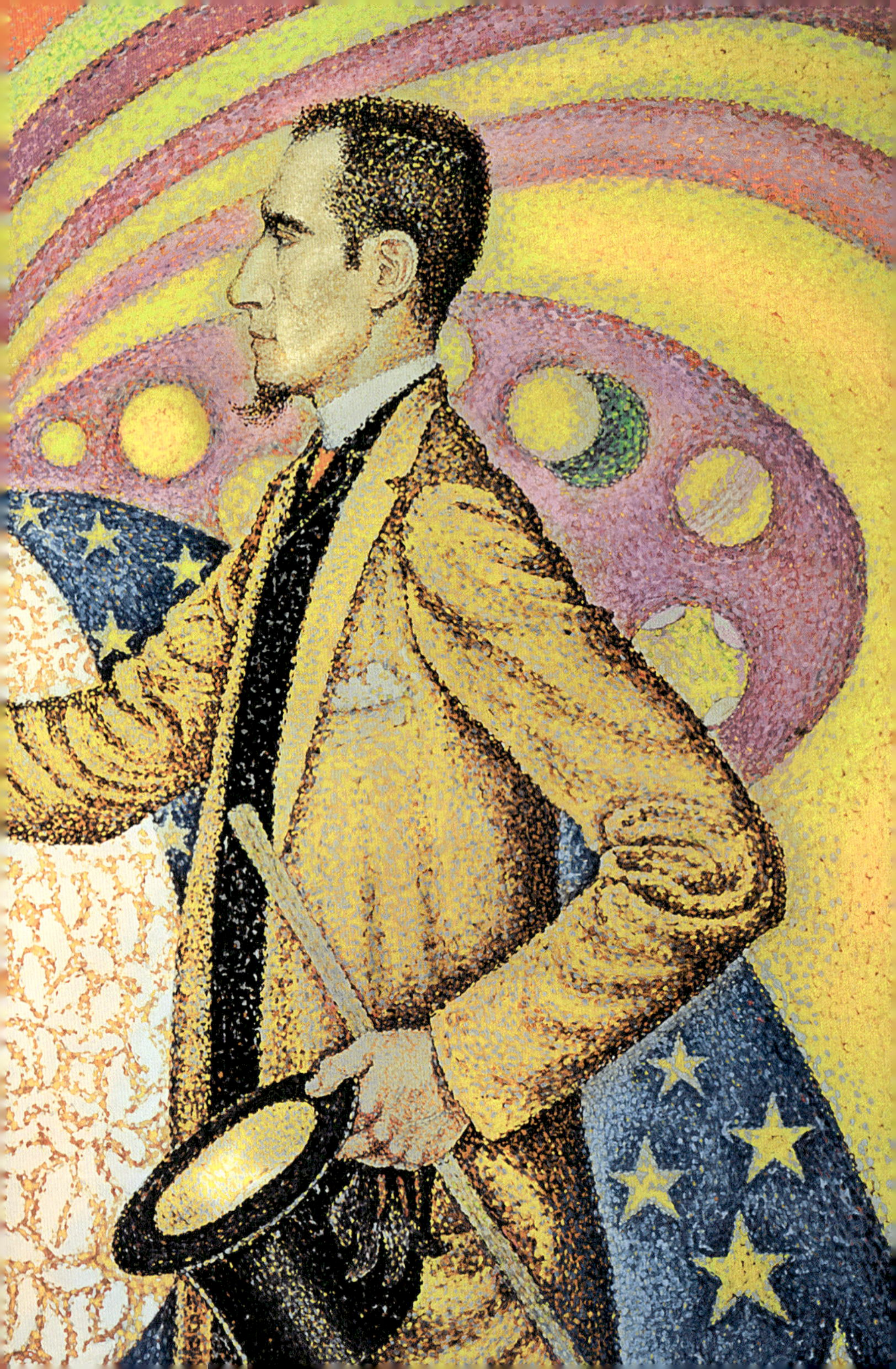

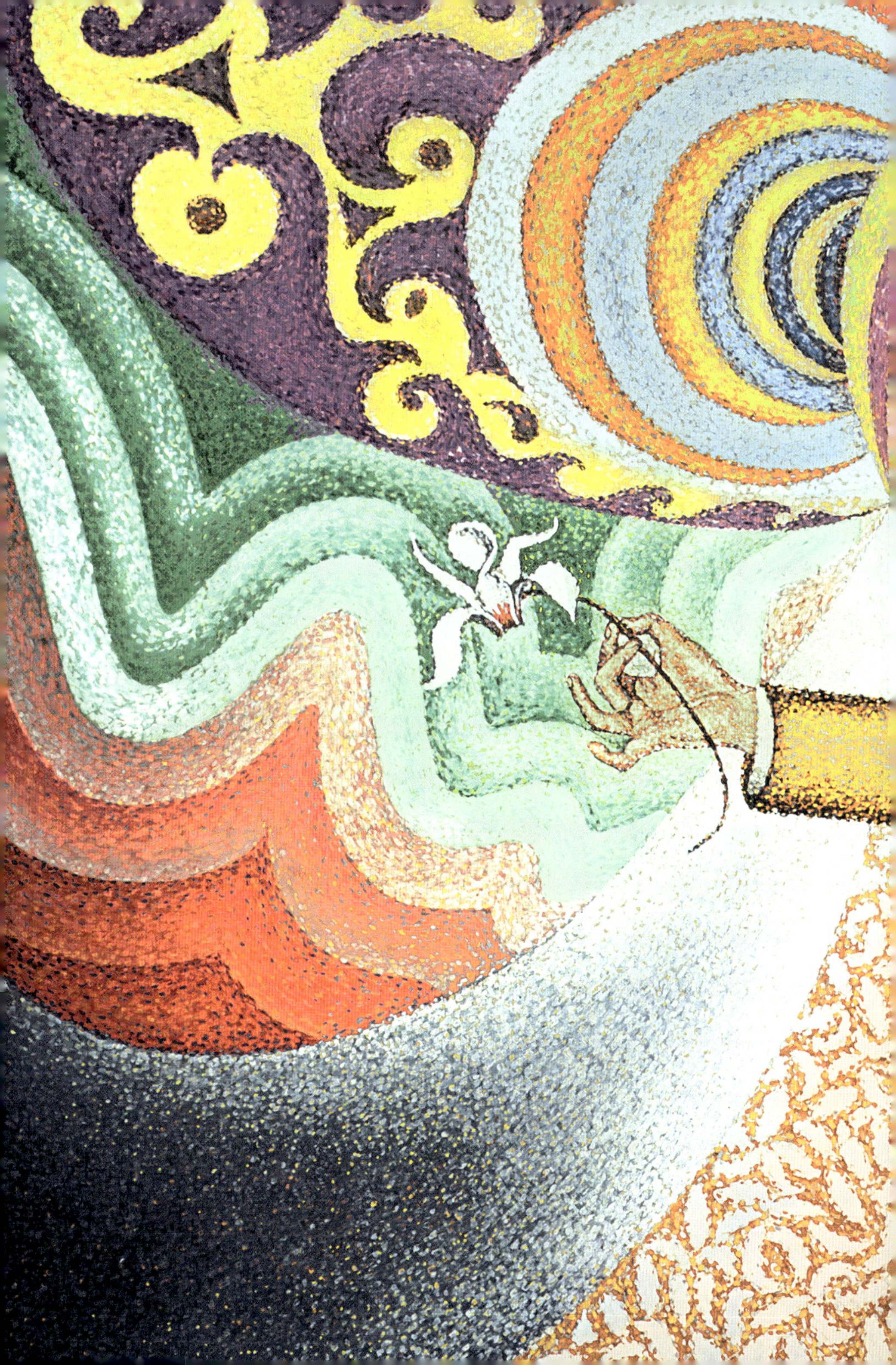

果はある。

それから、「中断しないで続けること」も意識したい。少し注意してみればわかるだろうが、私たちは普段、意外なほどひとつの行為に集中できていないものである。何かをしながらも、その行為を中断する回数のなんと多いことか。つい電子メールやSNSを見たり、電話をかけたり、ネットサーフィンをしたり……。一度何かを始めたら、たとえ心が「別のことをしよう」とささやきかけてきても、できるだけ中断しないで続けてみよう。

この三つを意識するだけでも、私たちは現代社会から受けるストレスを小さくすることができるだろう。意識的になることで、自分にとって大切なものを確認することができ、また自分自身の内面とつながる力も回復できるからだ。逆に言えば、ストレスに強い心がつくられるということでもある。たとえわずかな時間しかとれなくても、無意識の状態から「意識する状態」になるだけで、心のありようは変わるのである。

## 〈急ぎのこと〉と〈大切なこと〉

ところで、初めに現代社会はスピードに満ちていると述べたが、もうひとつ、その影響を述べておこう。それは〈急ぎのこと〉が幅をきかせていることである。

〈急ぎのこと〉とは何か？　例を挙げると、メールに返事をする、仕事の締め切りを守る、買い物をする、水漏れする蛇口を修理する、といったことになる。要するに、すぐにやらなければ困ったことになる種類のことをいう。

しかし、私たちの生活には〈急ぎのこと〉だけあればいいというものではない。〈大切なこと〉も必要である。こちらは、自然のなかを歩く、流れる雲を眺める、友だちと話す、深呼吸をする、何もしない時間をとる、といったことだ。やらなくても、さしあたって困ったことが起きるわけではない。だが、〈大切なこと〉が欠けていると、少しずつ人生が色あせていくように感じられてくる。生きている実感が薄れて、悲しみや空虚感に襲われることになる。だからこそ、〈大切なこと〉なのだ……。

しかし実際の生活では、私たちは〈大切なこと〉を後回しにして、〈急ぎのこと〉ばかりを優先していることが多いものだ。〈急ぎのこと〉は、いつでも「急いで！」とせかしてくる。そのせいで、よく考えればそう急がなくてもよかったことでも、私たちはつい急いでやってしまうのである。

## 大切なことのための時間をつくる

この事情は、マインドフルネスを実践している時も同じである。マインドフルネスの練習中でさえ、〈急ぎのこと〉は容赦したりしないのだ。目を閉じてしばらくすると、たとえば、こんなふうにささやきかけてくる。「あのメールに返信しなくては。それから、あの人に電話をかけないと。目を閉じて座っているよりも、さっさと立ちあがって、やるべきことをやったほうがいいんじゃないのか？　それに、今日はあまり集中できていないようだ。さあ、もう目を開けて立ちあがろう。こんなことは急ぎでも何でもないんだから。

何も今、目を閉じて座っていなくてもいいじゃないか……」

こんなふうに、私たちが〈大切なこと〉のためにとっておいたわずかな時間さえも、〈急ぎのこと〉はすぐに自分のものにしようとする。だが、〈急ぎのこと〉とはそういう性質なのだ。そんな時、私たちがやるべきことは〈急ぎのこと〉のささやきに対して「いいえ」と言うことなのである。もしその努力をしなければ、〈大切なこと〉のための時間は本当になくなってしまうからだ。それでは日々が無味乾燥なものになってしまう。

実は、マインドフルネスとは〈大切なこと〉を守る練習でもある。〈急ぎのこと〉がささやきかけてきた時には、穏やかにこう答えればいいだろう。「いいえ、私はまだ目を開けないし、立ちあがらない。このまま目を閉じて座りつづける。呼吸に意識を向けて、〈今〉という時に意識を向けていく。なぜなら、〈今〉ここで目を閉じて座っていることは、何よりも大切なことだから」

マインドフルネスを邪魔するものに対して「いいえ」と穏やかに言えるようになれば、〈大切なこと〉を守る第一歩になる。そうなれば、普段の生活も少しずつ変わってくるだろう。たとえ「早くやらないと。今すぐに!」という〈急ぎのこと〉の声が聞こえても、それが本当に急ぎなのかどうかを見分けられるようになるからだ。そして、〈大切なこと〉を守るために「いいえ」と言うことができるようになるのである。

私たちは、ともすると〈急ぎのこと〉に追い立てられがちだ。しかし、〈急ぎのこと〉に穏やかな心で「いいえ」と言い、〈大切なこと〉を守るたびに、少しずつ〈大切なこと〉のための場所を広げることができるようになる。それは、より幸せを感じるための場

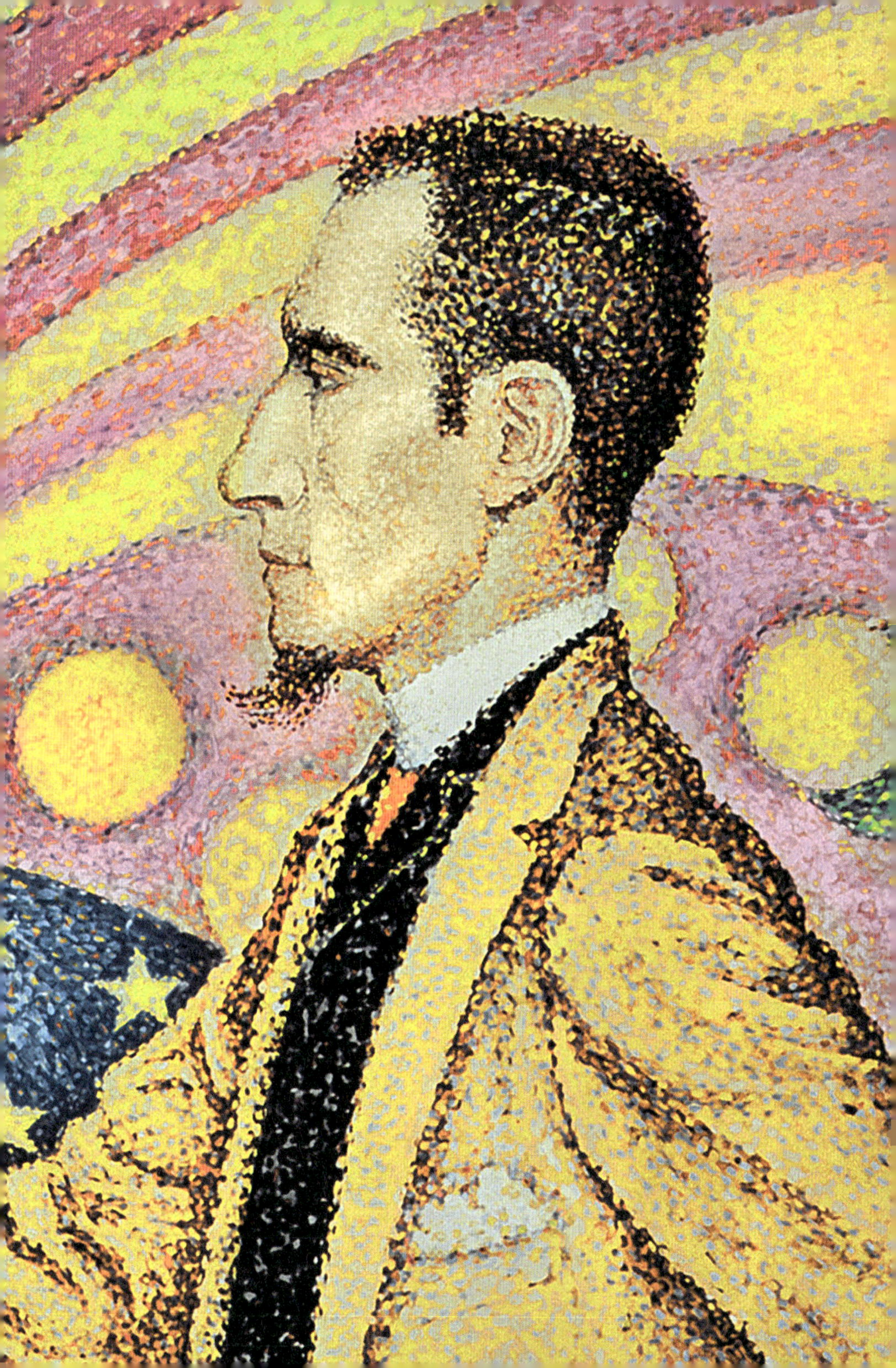

所にもなるはずだ。十九世紀のアメリカの作家ヘンリー・ソローは、かつてウォールデンの森のなかで自給自足の生活をしていたが、最後に、そのソローの言葉でこの章を締めくくりたい。〈生きるのに必要な物を得たあとは、さらに物を得ようとする道のほかに、もうひとつ道が開ける。それは、まさに今ここにある人生に飛びこんでいくことだ〉

**レッスン11**

無意識の行為を減らしてみよう。たとえば、習慣的にラジオやテレビをつけたり、パソコンの電源を入れたりするのをやめてみる。それから、ひとつひとつの動作をゆっくり行うことを意識しよう。注意がそれて途中で中断しないように気をつけよう（電話やメールの誘惑に負けないこと）。ずっと騒がしい場所にいたり、次々と何かをしてばかりだと、私たちは少しずつ蝕《むしば》まれてしまう。行動する意欲を持つためには、時には静かな環境に身を置くことも必要なのである。

# 第12章 集中する

三人の男たちが、仕事に励んでいる。壁はもう仕上がった。金の装飾が施され、見事なできばえである。床のほうも、じきに美しく仕上がることだろう。

三人のうち、左側のひとりは黙々とノミを使って、仕事に集中している。一方、ほかの二人は鉋《かんな》をかけているが、その作業だけに集中しているわけではないようだ。手を動かしながらも、何か話している。仕事の話だろうか？　それとも、給料のこと、あるいは恋愛や日曜日のボート遊びのことだろうか？

この絵は「行為」にもさまざまな形があるということを教えてくれる。行為には「集中して注意深く行うもの」もあれば「何かをしながら自動的に行うもの」もあり、

「ひとりで行うもの」もあれば「共同で行うもの」もあるのだ。
絵の右端にはさりげなくワインのボトルが描かれている。これは、まもなく休憩することを示しているのだろう。そう、作業に打ちこんだあとは、手をとめてひと休みする時間をとるのがいい。おがくずと汗のにおいのなかで、ちょっとワインを楽しむ時間をとるのだ……。

私は踊る時には踊り、眠る時には眠る。ひとりで美しい果樹園を散歩する時にも――関係のないことが頭に浮かんで思考がそれることもあるが――ほとんどの時間、私は散歩や果樹園に集中し、孤独でいることの心地よさ、そして私自身へと思考を引きもどしている。

モンテーニュ『エセー』より

## ひとつの行為に集中する

前にも述べたが、マインドフルネスというのは、ただ頭で理解すればよいというもので

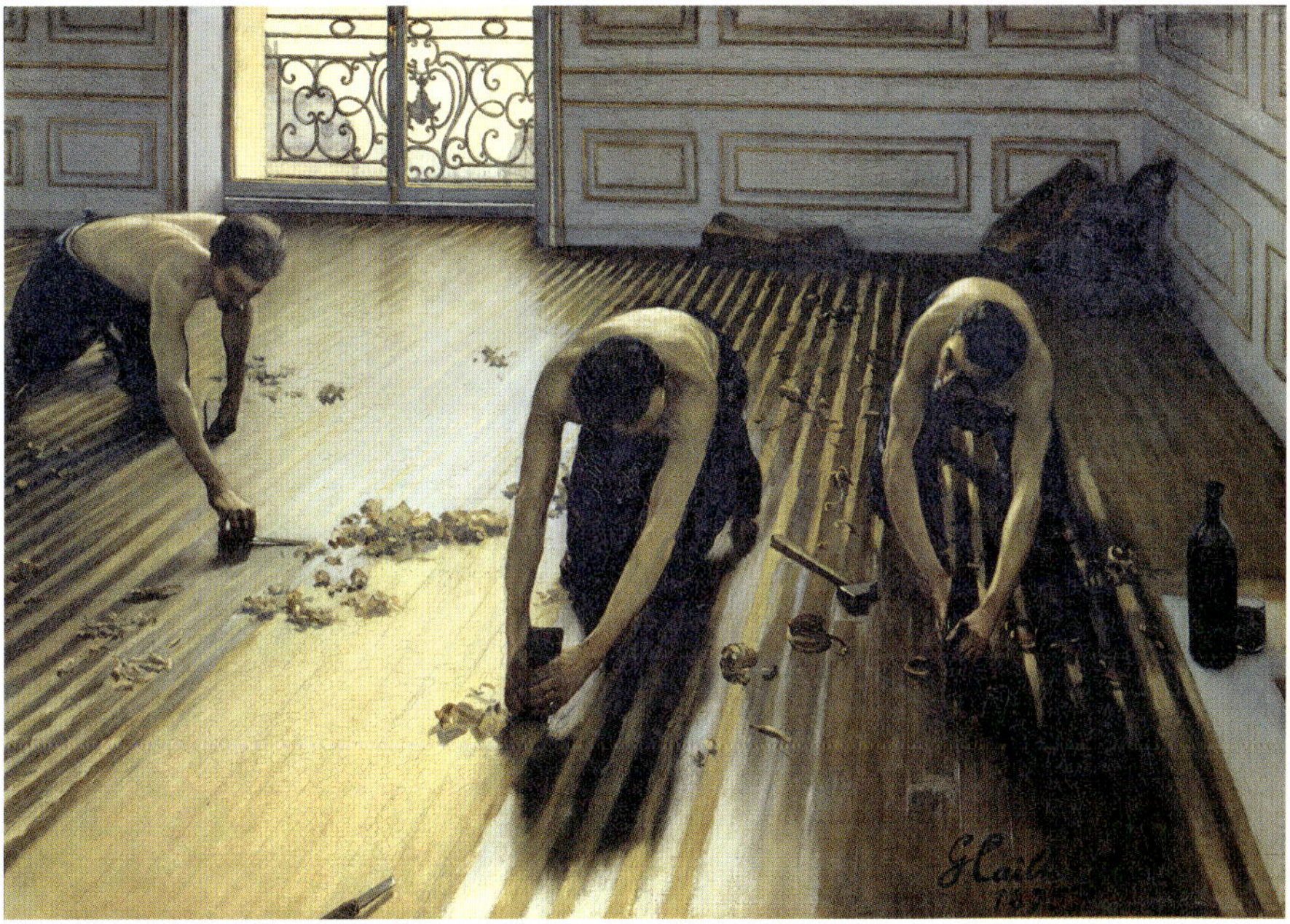

「床に鉋をかける人々」
**ギュスターヴ・カイユボット**（1848-1894年）
1875年、油彩・カンヴァス、102×147㎝、
オルセー美術館、パリ

はない。体験することが何よりも大切である。とはいえ、静かに座ってひたすらマインドフルネスの練習をしていると、世の中から取り残されたような気がして、「もっと何か実のあることをしたほうがいいのではないか」と心配になることもあるかもしれない。しかし、その心配は無用だ。そもそもマインドフルネスというのは、実のあることをするための原動力であり、新たな行動を起こす力となるものである。マインドフルネスで静かに座っていることと、よりよく生きることは、地続きなのだ。

それよりも、私たちが気をつけなくてはいけないのは、実際に行動している時に余計な思考に惑わされてしまうことだろう。何かをしながら「まだ続くのか」とか「いったいいつ終わるのだろう」というふうに、ただ終わらせることだけが目的になったり、「これはやりやすい」「これは骨が折れる」と評価して気がそれてしまうようなことは、わりとよくあるのではないだろうか。しかし、それでは目の前の行為に集中できていない、すなわち〈今〉に意識を向けていないということになる。

そういうわけで、前章でも少々述べたが、意識してひとつの行為に集中することを心がけてみよう。ただし、やってみるとこれも意外と難しい。というのも、普段、私たちは複数のことを同時に行うことが当たり前になっているからだ。本を読みながら食べる、歩きながら電話をかける、一日のスケジュールを考えながらシャワーを浴びる、というように、何かをしながら頭のなかでは別のことを考えるというのが、ほとんど習慣になっている。

そこで、たとえば食事をするなら、週に一度でも、食べることだけに集中してみよう。新聞を読んだり、ラジオを聞いたり、テレビを見たりしながら食べないようにするのだ。

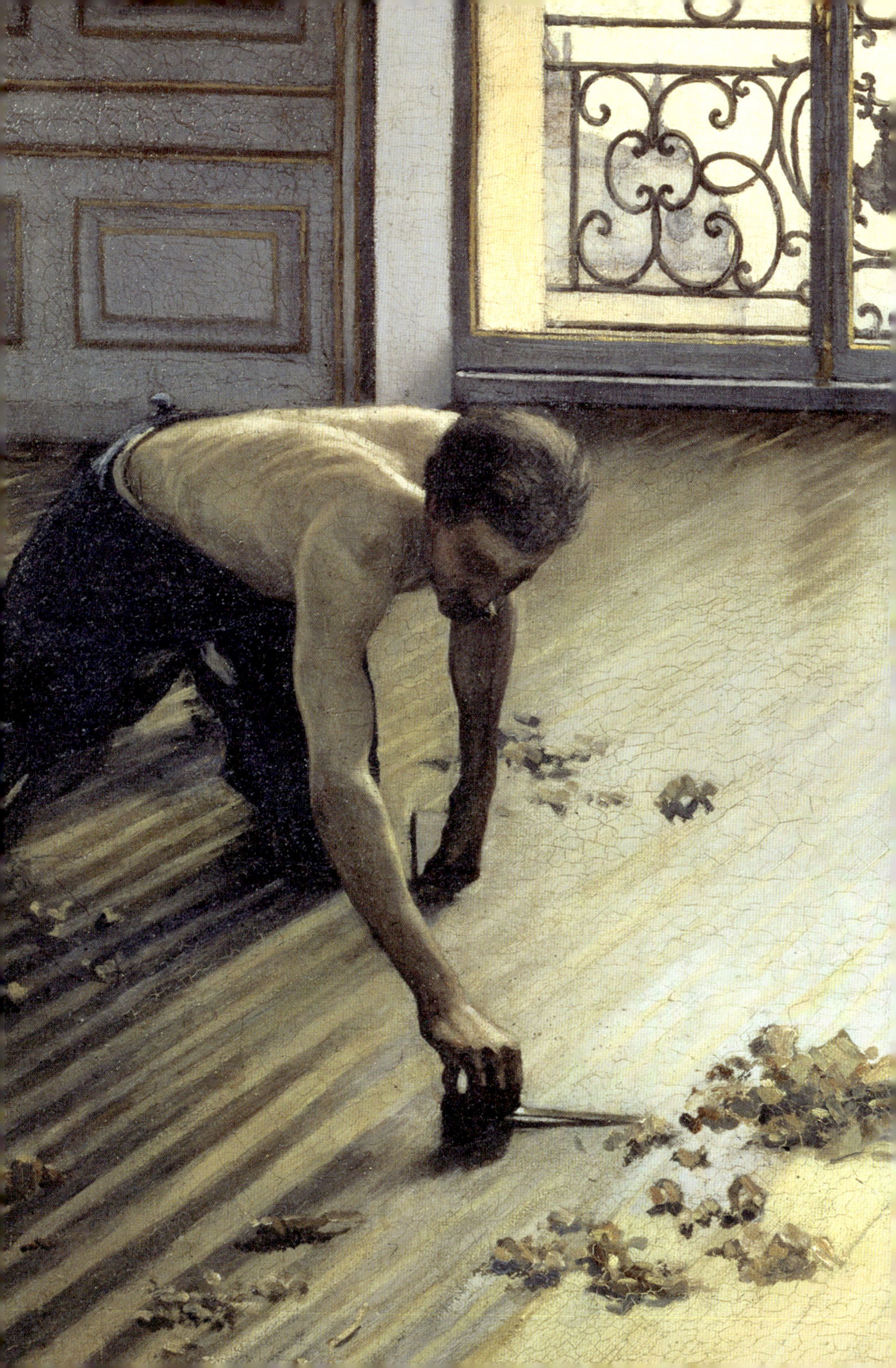

練習中にはほかに何もせず、視覚、味覚、嗅覚、触覚を総動員して、食べるという行為だけに集中しよう。

また、歩く時なら、電話をしたり考えごとをしたりしないで、時には歩くことだけに集中する。歩くというその行為だけに意識を向けるのだ。そうして「歩いている」という感覚を味わってみよう。足の裏に地面が触れる感覚や足が動いている感覚、背中が伸びている感覚、さまざまな感覚に注意してみよう。

あるいは、人の話を聞く時なら、話を聞くことだけに集中する。頭のなかで答えを用意したり、あれこれ評価をしながら聞くのではなく、ひたすら話に耳を傾けるのだ。ほかにも、やろうと思えば、食器洗いでもゴミ出しでも、集中して行う練習になるだろう。

## 早く終わらせることを目的にしない

しかし、なぜひとつの行為に集中する必要があるのだろうか？　一度にふたつのことをしたほうが、人生を二倍楽しめるのではないだろうか？　あるいはそう思われるかもしれない。しかし、同時にふたつのことをした場合、1＋1は2にならず、充実感は半分の0・5になったりするのである。そうなると、同じ時間で二倍生きているつもりが、半分しか生きていないことになり、生きている実感まで減ってしまう。

そうならないためにも、ひとつの行為に集中することを勧めるのである。大切なのは、ちょっと考え方を変えることだ。早く終わらせることばかりを目的にしないようにしてみよう。それから、〈今〉行っている行為そのものに集中する。そうすれば、無意識に行う動作——何かしたはずなのに、数分後には本当にしたのかどうか、うろ覚えになるような動作は少なくなるだろう。

そしてまた、ひとつの行為に集中するとは、行為自体を噛みしめることでもある。たとえば、食事に集中して、「今、私はパンを食べている」「今、私はワインを飲んでいる」と意識すれば、味わいはより深くなるだろう。また、相手の話にきちんと耳を傾ければ、本当の意味で話を聞くことができるため、聞くふりをして答えを考えたりしなくても、おのずと返す言葉が出てくるだろう。ちなみに、集中していれば、その行為をやめるタイミングにも気づきやすくなる。食事中なら、もう十分だという頃合いが感じとれるだろうし、人と話している時なら、話の切りあげ時がわかるようになるだろう。

## 衝動に従わない

ただし、ひとつの行為に集中しようとしても、前章の〈急ぎのこと〉の時と同じで、「それよりも、これを先にしたい」という心の声が聞こえてくることも多いだろう。メールやSNSを見たい、ネットサーフィンをしたい、コーヒーを飲みたい、お菓子を食べたいというように……。特に、あまり気の進まない仕事や、面倒なことに集中しようとする時ほど、その声は大きくなるのではないだろうか。

しかし、第5章でも説明したように、それは単に心が次々とつくりだす思考のひとつでしかない。単なる衝動なのだ。だから、すぐに従うのではなく、まずは衝動そのものに意識を向けるようにしてみよう。もしネットを見たくなったなら「おや、私はネットを見たいと思っている」というふうに、距離をとってその衝動を眺めて受け入れてみるのだ。それから、「そう思っているのは、この仕事を中断したい、と思っているからだ」と観察し、その上で自分に問いかけてみよう。「今、仕事を中断してまでネットを見る必要はあるだろうか？　それは重要なことだろうか？」。そうすると、たいていの場合は、必要でも重

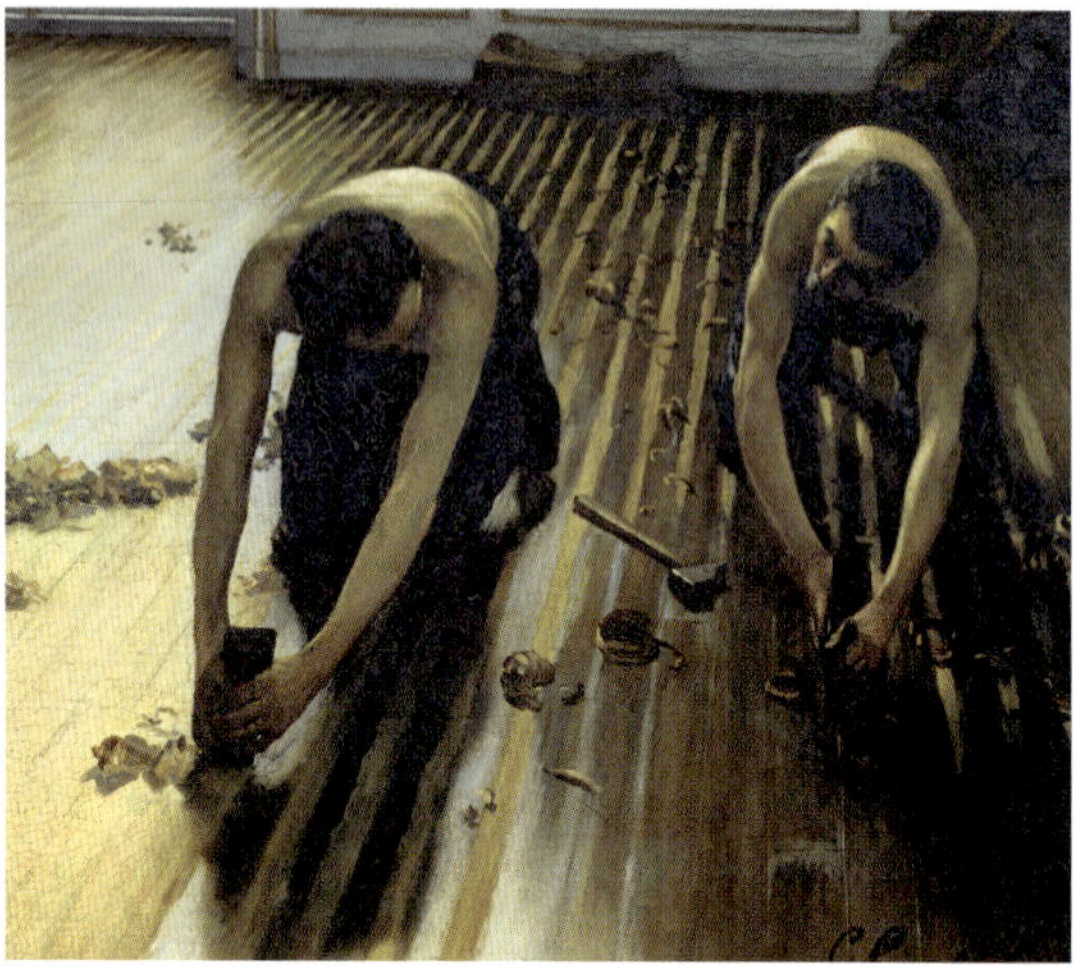

要でもないということになるだろう。単に、心がいつもの習慣で「ネットを見よ」とせきたてているだけなのだから……。

こんなふうに衝動を客観的に眺める習慣がつけば、無意識に反応することが少なくなるだけでなく、より複雑な事態にも向きあえるようになる。たとえば、批判されて攻撃的になったり、悲しくて同じことを何度も考えたり、不確かなことがあって不安になったり――そういった時でも「これは心がつくりだす思考のひとつなのだ」と距離をとって眺められるようになるだろう。

## 何もしないことに集中する

さて、ここまでは、〈ひとつの行為に集中する〉大切さについてお話ししてきた。ここからは、〈何もしないことに集中する〉ことについて述べたいと思う。

〈何もしないことに集中する〉ことは、〈ひとつの行為に集中する〉ことと、突き詰めれば同じことになるのだが、こちらもやはり大切だ。〈何もしないことに集中する〉とは、行為と行為のあいだに休息をとることであり、これまでもお話ししてきたように、立ちどまる時間をとるということでもある。

ただし、〈何もしないことに集中する〉というのも、簡単そうに見えてやはり難しい。というのも、私たちのまわりには、いつでもやるべきことがあふれていて、意識しないでいると、次々と何かをしつづけてしまうからだ。しかし、やるべきことを片づけるばかりでは、人生に息切れしてしまいかねない。そこで、時には意識的に立ちどまる時間をつくり、〈何もしないこと〉も必要になるのである。無意識のうちに、行為から行為へと移るのではなく、あえて何もしない時間をつくり、それに集中する。そして、〈今〉という時をただ感じてみるのだ。

たとえば、仕事がひとつ片づいたあとは、すぐに次の仕事に入らずに、少しのあいだ目を閉じて、自分のなかにある達成感を感じてみよう。家に友人を招いた日は、客人が帰ったあと、大急ぎで片づけにかからずに、ちょっと手をとめて、楽しかった余韻を味わってみよう。あるいは、近しい人と喧嘩してしまったなら、何かすることでそのつらさを紛らわせるのではなく、静かに呼吸をしながら、つらい感情を心に浮かべるままにして、それを受けとめてみよう。

こんなふうに〈何もしないこと〉に集中している時にも、おそらく心は「じっとしていないで、何かしたほうがいい」とささやいてくるはずだ。しかし、これまでも述べてきたように、それは思考のひとつでしかない。だから、すぐには従わないでそのままじっとしていればいいのである。

目を閉じてじっとしていると、〈何もしない〉とはどういう状態なのか、だんだんわかってくるだろう。それは何かを求める行為ではなく、ただすべてをあるがままに受け入れている状態なのだ。がむしゃらにコントロールするのではなく、ゆだねることによって成り立っているのである。ある禅僧も言う。「じっと座っているというのは、身体だけに課す行為ではありません。それは、私という存在すべてが何もしていない状態なのです」。

ああしたい、こうしたいという欲求を離れて、自分という存在すべてをあるがままの状態にゆだねる――だからこそ、〈何もしないこと〉を実践している時、私たちの意識も自由になるのである。

**レッスン12**

ひとつの行為に集中する練習をしよう。たとえば、週に一回でも、食事中はテレビを見たり考えごとをしたりしないで、ただ食べることに集中する。歩く時なら、自分の身体が移動しているという感覚に集中し、歯を磨く時なら、将来のことも過去のことも考えずに、ただ歯を磨くことに集中する。そしてまた、〈何もしないこと〉も意識的に生活に取り入れてみよう。仕事を始める前や、食事の前、電話をする前などに、目を閉じて、呼吸を意識する時間をとってみよう。

# 第13章 知を磨く

トマス・モアはイギリスの政治家であり思想家でもあった。友人のハンス・ホルバインがこの肖像画を描いてもう五百年近くになるが、その姿は今なお色あせることなく、生き生きと私たちの眼前に迫ってくる。穏やかに、かつ注意深く見つめるまなざし。静かな知をたたえた表情。そこには、公正にあるがままに、曇りのない目で物事を理解したいという意志が見てとれる。この絵には、トマス・モアのたぐいまれな知力、社会性、さらには一歩引いて物事を眺める力が表現されている。

その豪華な装いからもわかるように、トマス・モアは名士であり、地位のある政治家だった。紋章のついた金の飾りは王に仕えていることを示すものだ（ただし、イギ

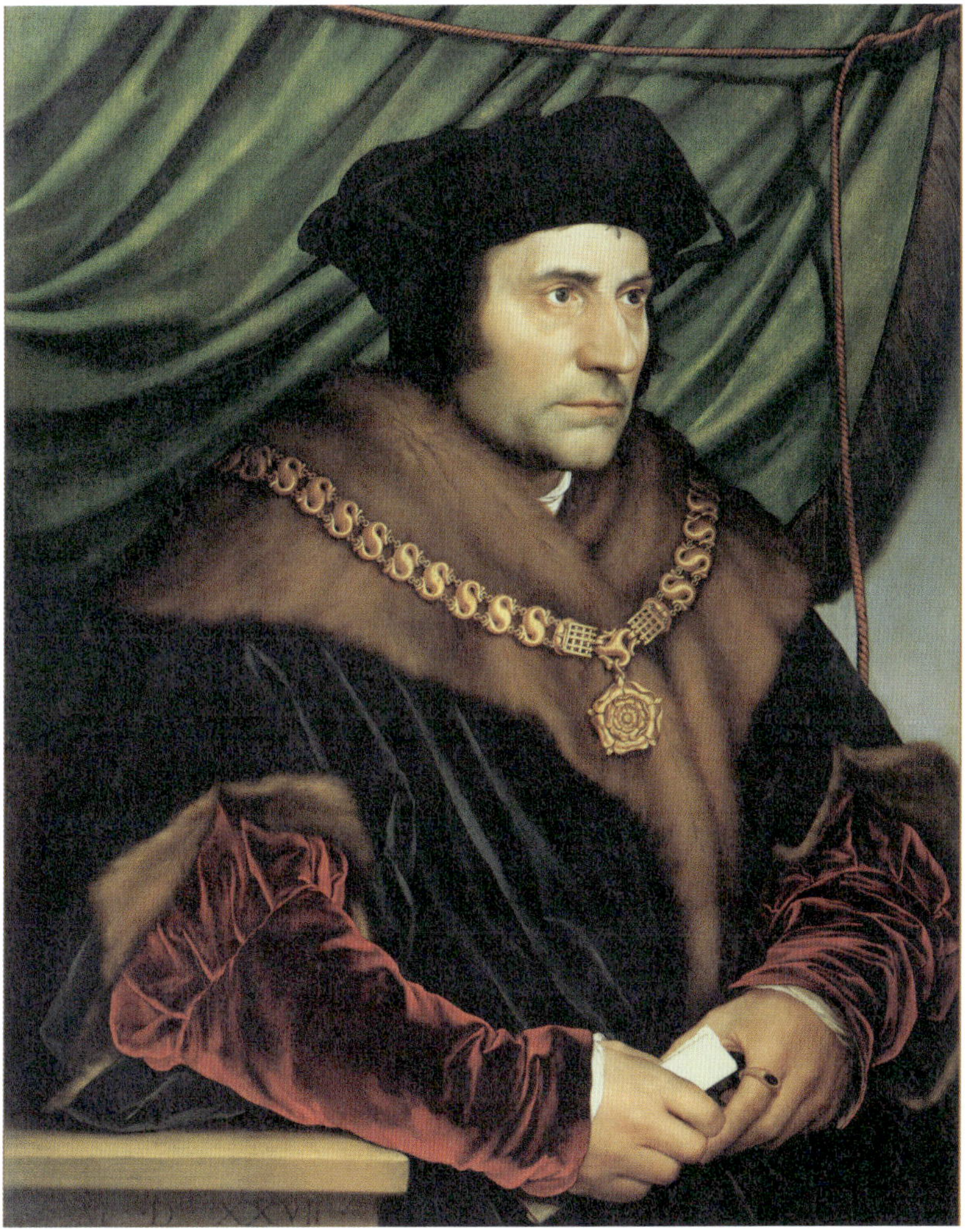

「トマス・モアの肖像」
**ハンス・ホルバイン（子）**（1497/98-1543年）
1527年頃、油彩・板、74.9×60.3cm、
フリック・コレクション、ニューヨーク、ヘンリー・クレイ・フリック遺贈品

リス国王ヘンリー八世の離婚問題に関してカトリックの立場から反対するなどしたことにより、この絵が描かれて八年後、一五三五年に処刑された）。

また、トマス・モアは人文主義者でもあり、理想の国を描いた『ユートピア』の著者でもあった。持てる知力を存分にふるって、知的な活動も旺盛に行っていたのだ。手にしている紙片は、おそらく、そういった知的な側面を示すものだろう。さらに、トマス・モアは、この時代には珍しく、愛情深い父親でもあった。長女マーガレットに宛てた手紙にはこう書かれている。〈おまえたち子どもが無知なまま、ぼんやりと育っていくのを見るくらいなら、私はむしろすべてを投げだし、仕事にきっぱりと別れを告げて、自分でおまえたちの面倒を見るだろう〉

この肖像画には、〈理性と情を兼ね備えた知〉というものがよく現れている。トマス・モアの顔をもう一度見てみよう。右目はあわれみをたたえた温厚なものであり、左目は現実を注意深くとらえる鋭いものだ。願わくば、こんなふうに、私たちも〈理性と情を兼ね備えた知〉を磨いていきたいものである。

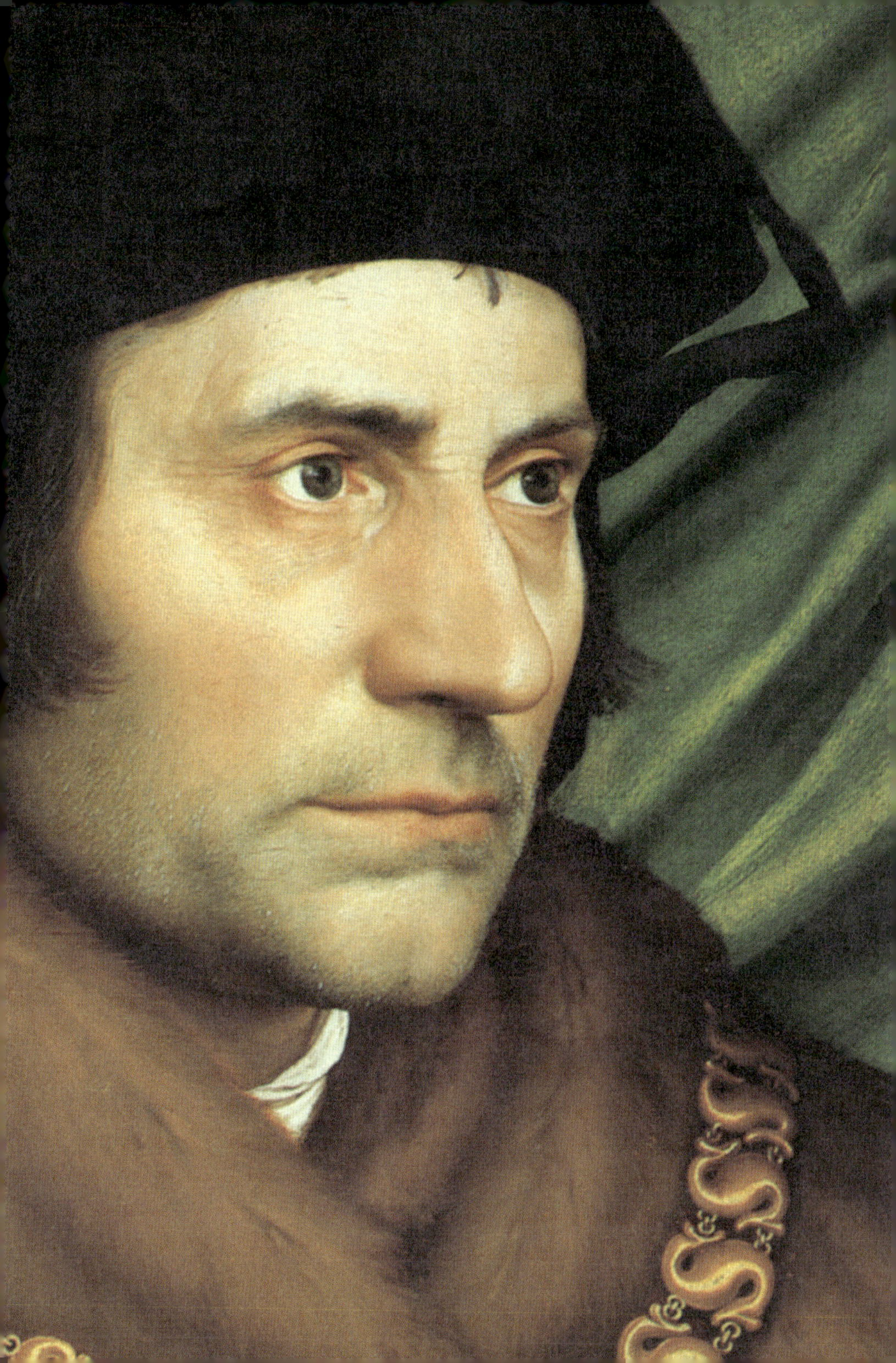

あなたが詩人なら、この紙の上に雲が浮かんでいることに、きっと気づくはずです。雲のないところに雨は降らず、雨のないところに木は生えません。そして、木が生えなければ、紙をつくることはできません。雲は、紙にとって必要なものなのです。もし雲がなかったら、この紙もなかったのです。

ティク・ナット・ハン

## 世界を曇りのない目で観察する

これまで何度もお話ししてきたように、マインドフルネスの考え方の中心にあるのは、すべてをあるがままに受け入れて観察することである。もちろん、それは受け身になるということではない。マインドフルネスを実践することは、むしろ心を鍛えることであり、〈知〉を育むことにつながるのだ。

そもそも〈知〉とは、まず何より、世界を曇りのない目で観察する力であろう。すぐにこうだと決めつけて結果に飛びつくのではなく、あらゆるものをあるがままにとらえる力。〈知〉の根幹には、その力がなくてはならない。それがあってこそ、さまざまな要素を結びつけ、結論を出したり法則を導いたりすることもできるのだ。マインドフルネスで養うことができる「ありのままを見る力」は、〈知〉の根幹を培《つちか》うものでもあるのである。

マインドフルネスを実践する時、私たちは心がどんなふうに動いているか、距離をとって観察するが、それは同時に、集中力や考える力、創造力、心の柔軟性といったものを鍛えることにもなる。そうやってマインドフルネスで鍛えられるものはすべて、〈知〉の糧となるだろう。このあと詳しく述べるが、一例として、心の柔軟性を高めると、思いこみを修正する力が高くなる。より公正な目で世の中を見ることができるようになるからだ。これも〈知〉の根幹へと一歩近づいたということであろう。

## 思いこみを修正する

〈現実〉と〈現実だと思いこんでいるもの〉とが食いちがった場合、矛盾を解消する方法はふたつある。ひとつは、〈思いこみ〉を変えずに、〈現実〉を歪めるやり方。もうひとつはその逆で、認識した〈現実〉に合わせて、〈思いこみ〉を修正していくやり方である。

ひとつ例を挙げよう。たとえば、ある人のことを意地悪だと思っていたとする（思いこみ）。ところが、ある日、その人が優しくしてくれた（現実）。この場合、その人への評価（思いこみ）を変えない時は、「意地悪だ」という部分はそのままにして、「優しくしたのは、何か下心があったにちがいない」と考える。しかし、評価（思いこみ）のほうを変える場合は、「あの人には優しいところもあるのだ」と考える。そうして、「意地悪だ」という評価（思いこみ）を「そう意地悪でもない」または「実は優しい」というふうに修正する。あるいは、すぐには結論を出さずに、しばらく様子を見てから判断することにする。

ふたつのうち簡単なのは、〈現実〉のほうをねじまげて〈思いこみ〉と一致させる最初のやり方のほうだろう。内省的な努力も自分自身について問いなおす必要もないからだ。しかし、〈思いこみ〉にとらわれていると視野が狭くなり、考え方や判断にもよくない影響を与えてしまう。何より、それでは心のおしゃべりに引きずられているだけで、意識が働いていない。もちろん、〈知〉も働いていない。

マインドフルネスは後者のやり方、すなわち思いこみを修正する力を高めてくれる。これは、ありのままを受け入れる力、判断しない力が培われる結果だろう。マインドフルネスによって、私たちは、たったひとつの考え方や世界の見方にしがみつくのではなく、あらゆる考え方や世界の見方を、自分のなかに取り入れられるようになるのだ。ちなみに、ここでも大切なのは、体感するということだ。単に頭で理解するのではなく、日々実践を重ねることで、思いこみを修正する力も育っていくのである。

## 物事をありのままに見る

もうひとつ、〈知〉の糧となるものを紹介しておこう。マインドフルネスを実践していると、心が落ち着いてくるのが感じられるだろうが、この「心が落ち着いた状態」もまた、〈知〉を働かせる上で役立つものである。

というのも、心が落ち着いていないと、澄んだ目で物事を見ることができないからだ。苛立っていたり、いきり立っている時は、どうしても視野が狭くなりやすい。たしかに、怒りなど強い感情に突き動かされた時、私たちは大胆な行動をとることができる。だが、その感情にいつまでも影響されたままでいると、心の目が曇ってしまい、あるがままに物事を見ることができなくなる。結局、無意識のうちにその場の感情に流されやすくなって、自分が〈現実だと思いこんでいるもの〉を本当に〈現実〉だと信じてしまう。そうなると、適切な行動をとることができなくなって、思うような結果を出せず、身動きがとれなくなることにもなりかねない。

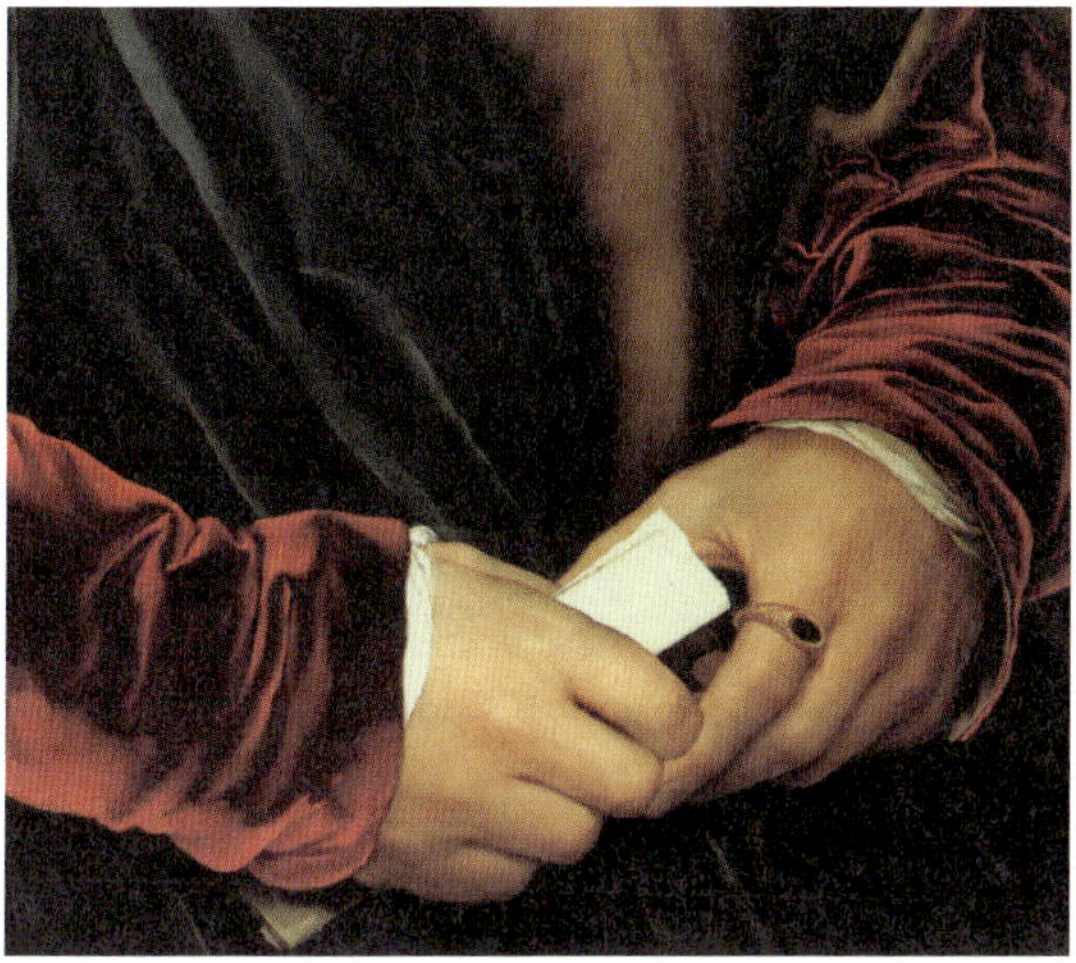

しかし、心が落ち着いていれば、自身の感情や物事の見かけに惑わされることなく、物事をありのままに見ることができる。結果的に、〈現実だと思いこんでいるもの〉にとらわれずにすむだろう。哲学者のシモーヌ・ヴェイユは言う。〈知性がなすべきことは、何かを見つけることではない。いらないものを除くことだけなのだ〉。まさにそのとおりである。私たちはまず、内なる〈知〉を働かせて、心にあるいらないものを見きわめ、取り除いていかねばならない。心には、〈現実だと思いこんでいるもの〉が「これは紛れもない現実だ」という顔をして潜んでいるものである。それを取り除くことで、自分の内面だけでなく、外の世界をも公正に見ることができるだろう。

## 東洋的な〈知〉とは

ここまででおわかりのように、心を落ち着かせ、思いこみや邪念を取り除いた時、私たちは、マインドフルネス的な〈知〉に近づくことができる。それは、論理を積み重ねる西洋的な〈知〉ではなく、東洋的な〈知〉だ。深い洞察に基づいた〈知〉、論理を越えて世界の本質に迫る〈知〉なのである。前にも述べたが、マインドフルネスは仏教がもとになっている。ここでは、マインドフルネス的な〈知〉を理解するために、特に大切な仏教の考え方を三つ、簡単に紹介したい。それは、「縁起《えんぎ》」「空《くう》」「無常」である。

まず、「縁起」とは、万物は互いに関係し影響しあっていることをいう。この世ではいかなるものも単独で存在してはいないということだ。つまり、私たちは周囲の無数の人たちのおかげで存在しているのであり、自分ひとりで決めたつもりの行動や判断も、実は周囲のさまざまな事情によって決定されているということである。そして、まわりから影響を受けるだけでなく、私たちの行動や感情もまた、まわりに影響を与えている。

もし、「自分はまわりのおかげで存在している」という考え方を受け入れられないでいると、私たちは自分の殻に閉じこもって苦しんだり、傲慢《ごうまん》になったりしやすくなる。「まわりのおかげ」という考え方を受け入れることは、決してあきらめではない。むしろ、おごることも卑下することもなく、真に謙虚な気持ちで、自分にとって大切なことに向かって行動できるようにしてくれるものなのだ。

次に「空《くう》」だが、まず誤解のないように言っておくと、これは空っぽで何も存在していないという意味ではない。そうではなく、「目に見えているものに、確かなものは何もない」ということである。この世には、絶対的な存在などなく、互いに関わりあう相対的な存在だけがあるということだ。虹が、角度によって見えたり見えなかったりすることに少し似ているかもしれない。空《くう》という考え方に触れることで、私たちは〈現実だと思いこんでいるもの〉に対してより慎重になり、それにとらわれないこともできるだろう。

三つ目の「無常」とは、永遠に続くものなど何もないということである。この世に生じるものはすべて、現れては消え、つくられては壊れ、ということを繰り返しているにすぎない。すべては移ろいゆくもの、一時的なものなのである。といっても、前のふたつと同様に、この考え方も人生を悲観的にとらえているわけではない。むしろ生きる道を照らし、生き方を解放してくれるものとなるだろう。

もしあなたが何かにとらわれていると感じたら、仏教のこういった考え方も思いだしてほしい。物事を別の尺度で相対化できれば、苦しみもまた小さくなるからだ。ちなみに、フランスの詩人ポール・ヴァレリーは、心についてこんなことを書いている。〈鳥が枝から枝へと飛びうつるように、心はばかなことを考えては、また次のばかなことへと移っていく。心にはそれしかできないのだ。だから、大切なのは、どんなことであれそれが絶対だとは思わないことである……〉

## 静かな心で現実と出会う

〈瞑想とは、逃避ではありません。静かな心で現実と出会うことなのです〉。これは、禅僧ティク・ナット・ハンの言葉である。静かな心で現実と出会えるようになるためには、地道にマインドフルネスの練習を積み重ねていかねばならない。呼吸に集中し、心を落ち着けて、〈今〉体験していることを根気よく観察するのだ。たとえ、つらいことだろうと、理解しがたい出来事だろうと、呼吸しながら目をそらさずにその体験を見つめつづける。言葉で理解しようとするのでもコントロールしようとするのでもなく、起こったことを受け入れて、ただ感じ、観察しつづける。こうしたことを続けているうちに、私たちは自分の内面だけでなく、外の世界に対しても目を大きく開けるようになるだろう。どんな体験でも受け入れてやりさえすれば、澄んだ心でより公正に物事を考えられるようになり、つらさにも向きあえるようになるのである。

## レッスン13

〈知〉を縛るものから自由になろう。そのためには、まず心を落ち着かせよう。なぜなら、〈知〉も心の状態に影響を受けるからだ。心のおしゃべりに引きずられたり、思いこみにとらわれて心が柔軟性を失っていると、〈知〉もまた自由に羽ばたけなくなる。だから、まずは呼吸に集中し、心を落ち着かせて、心を世界に対して開くようにしよう。さらに、心の動きを常に意識することも大切だ。「私が正しい」ではなく「私が正しいと思われる」、「絶対にこうだ」ではなく「私はこう考える。ただし、これはひとつの見方にすぎない」と、真に謙虚に思えるようになるたびに、私たちは〈知〉を磨いているのである。

# 第14章 ありのままを受け入れる

マリアは、神の子イエスを身ごもったことを、たった今、神の使者から告げられた。ここに描かれているのは、それを受け入れた瞬間のマリアである。西洋絵画には、受胎告知を主題にした絵画が多数あるが、ほとんどのものは処女懐胎《かいたい》を告げる大天使ガブリエルとマリアが横に並んで描かれている。しかし、この絵にはこちらを向いたマリアしかいない。描かれているのは、自身の心を見つめるマリアだけだ。

マリアは瞬時にすべてを理解し、受け入れた。半開きになった本は、思いもよらない運命の訪れに、思わずマリアが読んでいた本から手を離したことを物語っている。それから、マリアはマントの前をきつく合わせた。ここにいるのは、聖母マリアとい

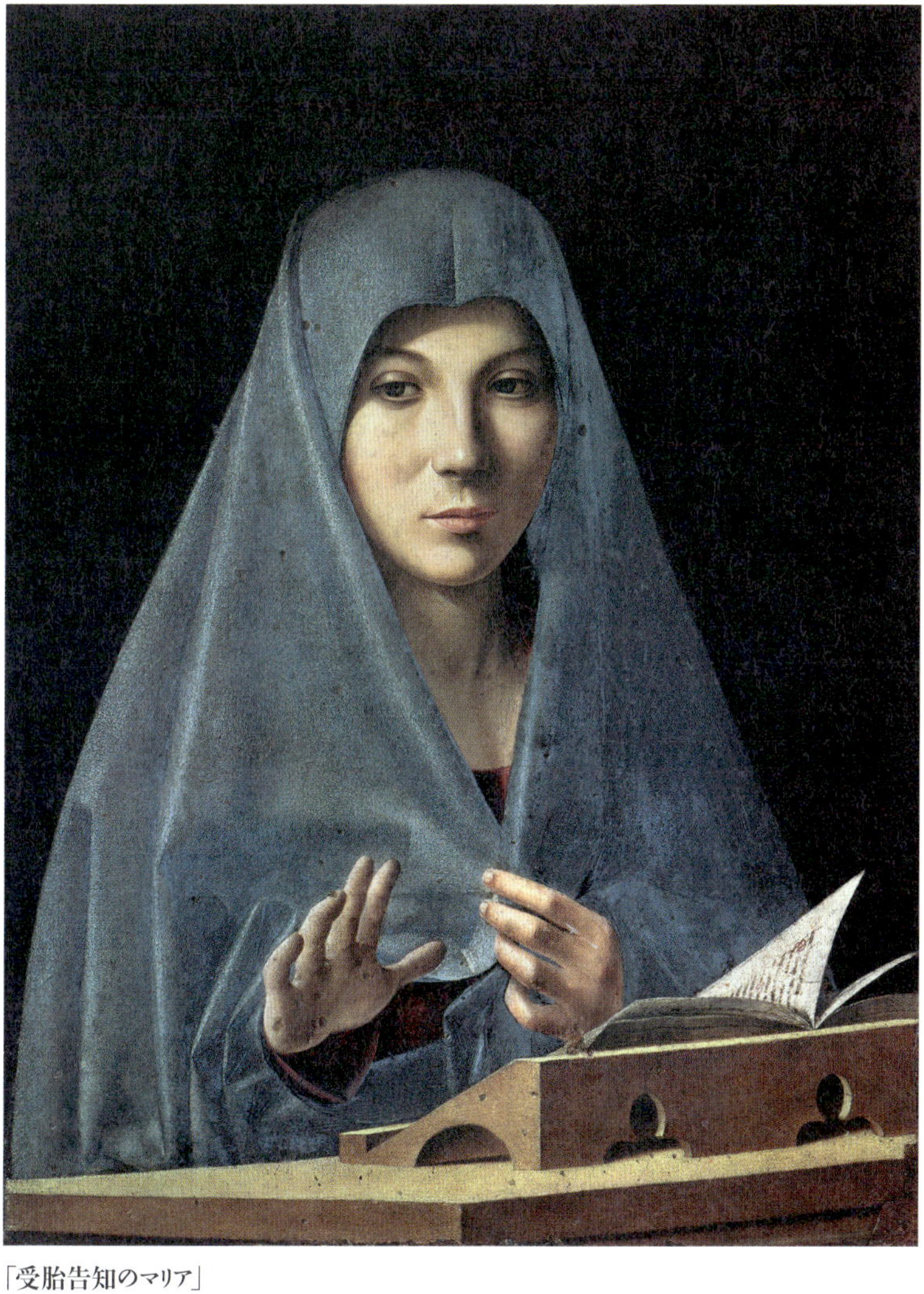

「受胎告知のマリア」

**アントネッロ・ダ・メッシーナ（1430年頃-1479年頃）**

1474-75年、油彩・板、45×35cm、

シチリア州立美術館、パレルモ

うよりも、人間マリアである。マリアは考え、感じ、呼吸している。その視線は、心のうちを見つめている……。

わずかに持ちあげられた右手も印象的だ。まるで「わかりました。神がお与えになることは、すべて受け入れます」と答えているようである。開いた手からは、受け入れること、心静かであること（あるいは、心静かであろうとしていること）が感じられる。

神の意志なのだから、マリアは受け入れる以外に何もできなかったのではないか？あるいは、そんな疑問が浮かぶかもしれない。たしかに、マリアは神の意志を拒むことなどできなかっただろう。しかし、これとは違ったふるまい――たとえば、神が言うなら仕方ないとあきらめて、ただ従うことだってできたはずだ。これほどの気品と知をもって受け入れるのではなく……。

驚き、怖れ、疑い。マリアは、心にわいたであろうすべてのものを、そして、神の意志を受け入れたのである。

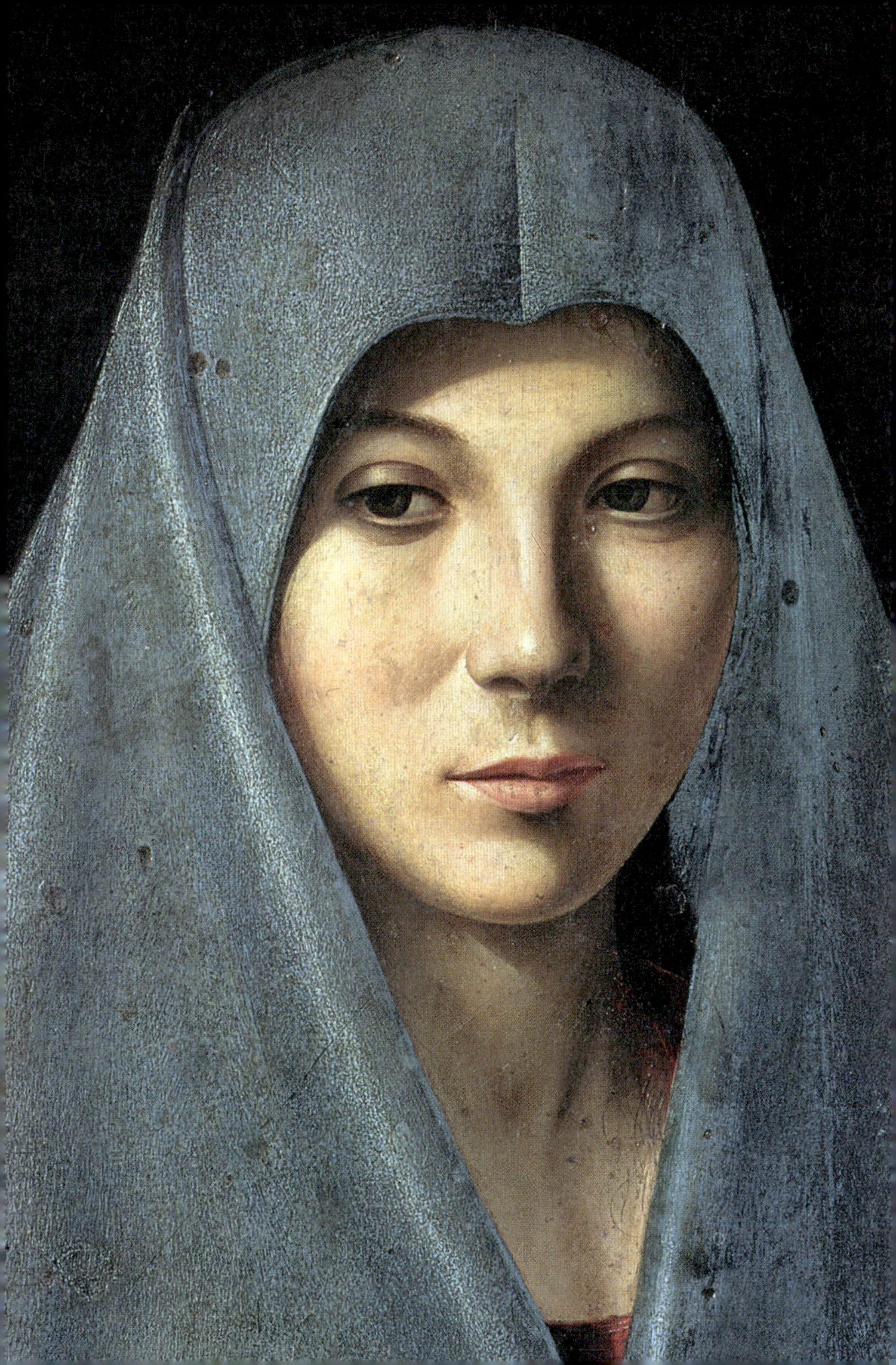

受け入れるのです。ほかに方法はないのですから……。
スワミ・プラニャンパッド『一体化する体験』

## 現実を受け入れる

受け入れることとは、マインドフルネスの中心をなす。ただし、それは「すべてそれでよい」と同意することではない。受け入れるとは「それは、すでにここにある」と単に認めてやることなのだ。

つまり、何かを受け入れる時、私たちはそれを好きになる必要はないのである。感情でも体験でも、あるいは人でも、べつに好ましいと思わなくてもいい。それがすでに存在していることをただ認めればいいのである。たとえ好ましくなくても、その感情や体験はもう自分の人生に存在している。なかったことにはできない。私たちはその感情や体験と一緒にこれからの自分をつくり、共に前進しなければならない。だからこそ、つらいことが起こっても、まずは「そう、それはすでにここにある」と認めることから始めるのである。

現実をありのままに受け入れて……。

「それはここにある」と認めて受け入れることとは、あきらめることともちがう。むしろ行動するためにこそ必要なことなのだ。まずありのままの現実を受け入れ、どうするべきかを考え、そして行動する。そのあとは、行動から生じた結果を受け入れ、再びどうするべきかを考え、行動する。曇りのない目で現実を受け入れることができれば、より明晰《めいせき》に考えることができる。それは、よりよい行動へとつながっていくだろう。受け入れては行動し、また受け入れては行動する。これを繰り返すことが大切なのである。

受け入れることを意識しつづけていれば、やがて努力しなくても受け入れることができるようになるかもしれない。そうなれば、私たちは自分が前よりも強くなったと感じるだろう。

## 失敗することだってある

受け入れることとは、行きたいところにたどり着くための最良の方法である。もしかしたら、回り道に見えてもどかしく思えるかもしれないが、それでも最良なのである。たとえば、山をのぼる時のことを想像してみてほしい。最短の道だと信じて、頂上までひたすら直線コースでのぼるのは、あまりいい考えではない。途中で大きな岩に出くわした時も、負けるものかとがむしゃらによじのぼって越えようとすると、時間もかかるし、かえって大変なことになる。それよりも、岩がそこにあることを受け入れて、回りこんだほうが結局は早道になるだろう。これと同じで、普段の生活で困難にぶつかった時も、その困難を否定して打ち負かそうとするよりも、まずは受け入れてみるのだ。そうすれば、次への行動も開けてくる。頂上にたどり着くのをあきらめるわけではない。受け入れることによって、頂上へと着実に歩みを進めていくのである。

もし失敗が怖くなって「私にはできない」と思ったら、どうするか。「いや、私にはできるはずだ」とすぐさま意志の力で押さえつけようとしたり、「できない理由などない」と理屈をつけて押さえつけたりするのは、必ずしもよいことではない。そうしているかぎり、「自分のなかに失敗への恐怖がある」と認めることができないからだ。そうやって押さえつけていると、逆にその気持ちは反発して力を増し、結局、失敗への恐怖に脅《おびや》かされつづけることになる。それは、行動にも悪い影響を与えるものだ。

反対に、一見回り道に思えても、受け入れることで私たちは心が穏やかになるだろう。失敗への恐怖を受け入れてしまえば、「失敗することだってある」という考えを受け入れることにつながっていく。そうなれば、「うまくいくかわからない。でも、私はそうしたい。だから、ベストを尽くそう。そして、様子をみよう……」と行動に移ることもできるようになるのである。

失敗への恐怖を感じたら、まずはそれを受け入れ、その気持ちが自分にどんな影響を与えているかを観察してみよう。打ち負かしたり押さえつけたりしようとすることは、恐怖に力を与えることになり、失敗への恐怖を逆に大きくしてしまう。だからこそ、私たちは受け入れるのだ。呼吸を意識しながら、注意力を研ぎすまして〈今〉の自分を見つめ、失敗を怖れている自分をそのまま受け入れるのである。それから、実際に行動する。行動することで、失敗への恐怖が取り越し苦労だったとわかることも多いだろう。

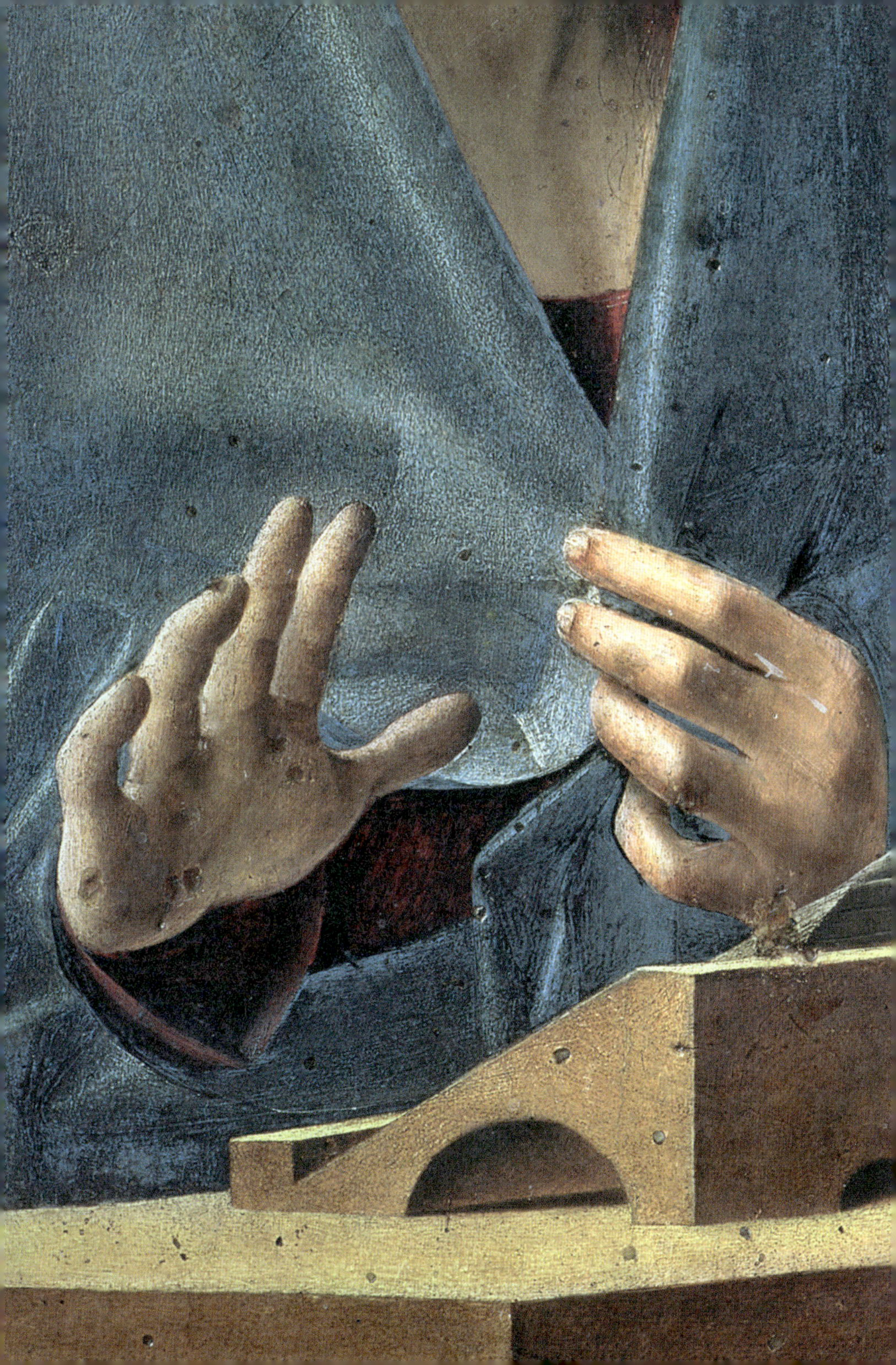

## 選別も評価もしない

〈知恵を求めるなら、いちばんありそうにない場所にあたるといい。つまり、意見の違う人の心のなかである〉。アメリカの社会心理学者ジョナサン・ハイトはこう述べているが、まさしくそのとおりではないだろうか。これができるようになるためにも、受け入れようとする態度は役に立つ。私たちはつい「同意してくれる人」のほうだけを向いてしまいやすい。だが、たとえ賛同できなくても、「意見の違う人」の言葉も頭ごなしに否定せず、存在を認めてやることが必要だ。そうやって受け入れれば、「意見の違う人」の言うことも自分を豊かにするための財産となり、私たちの〈知〉はいっそう磨かれることだろう。

また、受け入れることによって、私たちは、起こってしまったつらいことを自分のなかに取りこめるようにもなる。受け入れるとは、つらいことを否定するのではなく、つらいことにも居場所を与えてやるということだ。これはとても大切なことである。というのも、恐怖と同じで、「そんなものは認めない」と否定してばかりだと、それにからめとられてがんじがらめになってしまうからだ。否定しているつもりが、逆に、つらさに執着することになって、心がもろくなってしまう。反対に、居場所をつくってやれば、つらいこともおのずと薄らいでいくだろう。だから、心にこわばりを感じ、否定したくなった時ほど、すべてを受け入れるように心がけるのである。もちろん、つらいことで心を占めてしまうということではない。楽しかったことや嬉しかったことにも、ちゃんと場所を確保しておこう。

結局、受け入れるとは、否定も排除もしないという態度を自ら選びとることである。たとえ、嫌なことやつらいことであっても、選別も評価もせず、ありのままを受け入れるのだ。そうやってすべてを受け入れることで、心のスペースは無限に広がるだろう。受け入れるとは、自分を豊かにすることであり、ありのままの世界を自分のなかに迎え入れることなのだ。自分に都合よく歪めて世界を見たり、自分にとって好ましいものだけを世界から得ようとすることとは対極にあるのである。リジューの聖テレーズ［訳註：十九世紀フランスのカルメル会修道女で聖人に列せられる］は、「受け入れる」ということについて、独特の言い方でこう述べている。〈私は分けへだてをせず、すべてを選びとります〉

## レッスン 14

苛立ったり、落ちこんだり。ネガティブな気持ちになった時こそ、受け入れることを練習する絶好の機会になる。そんな時は、まず呼吸に集中し、心がどんな状態にあるかを意識しよう。ネガティブな気持ちが自分にどんな影響を与えているかを意識しよう。それから、ネガティブな気持ちは、すでにここにあると認めよう。あるものをなかったことにはできないのだ。だから、ネガティブな気持ちも、無理に消そうとしないで受け入れよう。受け入れることができれば、その後、何をすればいいか、どう考えればいいかが見えてくるだろう。

　この仕組みを頭で理解するのは簡単だ。しかし、それだけでは効果はない。日々、実践することを心がけてほしい。

第3部

# 嵐をくぐり抜ける

## 苦しみとマインドフルネス

今という時を見る者はすべてを見る。
はるか昔から起こってきたことも、
この先の果てしない時のなかで起こるであろうことも、
そのすべてを……。

——マルクス・アウレリウス『自省録』第六章三十七節

# 第15章 苦しみから解放される

なんと悲しげで憂いに満ちた顔なのだろう。疲れはてて、もう何もかもをあきらめてしまったかのようだ。おそらく、この老人は外でも眺めて気分を変えようとしたのだろう。外の世界で起こっていることを見れば、いつまでもつらいことばかり考えずにすむかもしれないと思って……。だが、窓から顔を出したものの、結局、老人は外にあるものを何ひとつ見ていない。虚ろな目が見ているのは、自分の心だけ。心を占めるつらさや悲しみだけである。

この老人のように、つらいことや悲しいことを繰り返し考えていると、いつしか心は苦しみにからめとられてしまう。窮屈そうな窓は、あたかも老人の心が苦しみで動

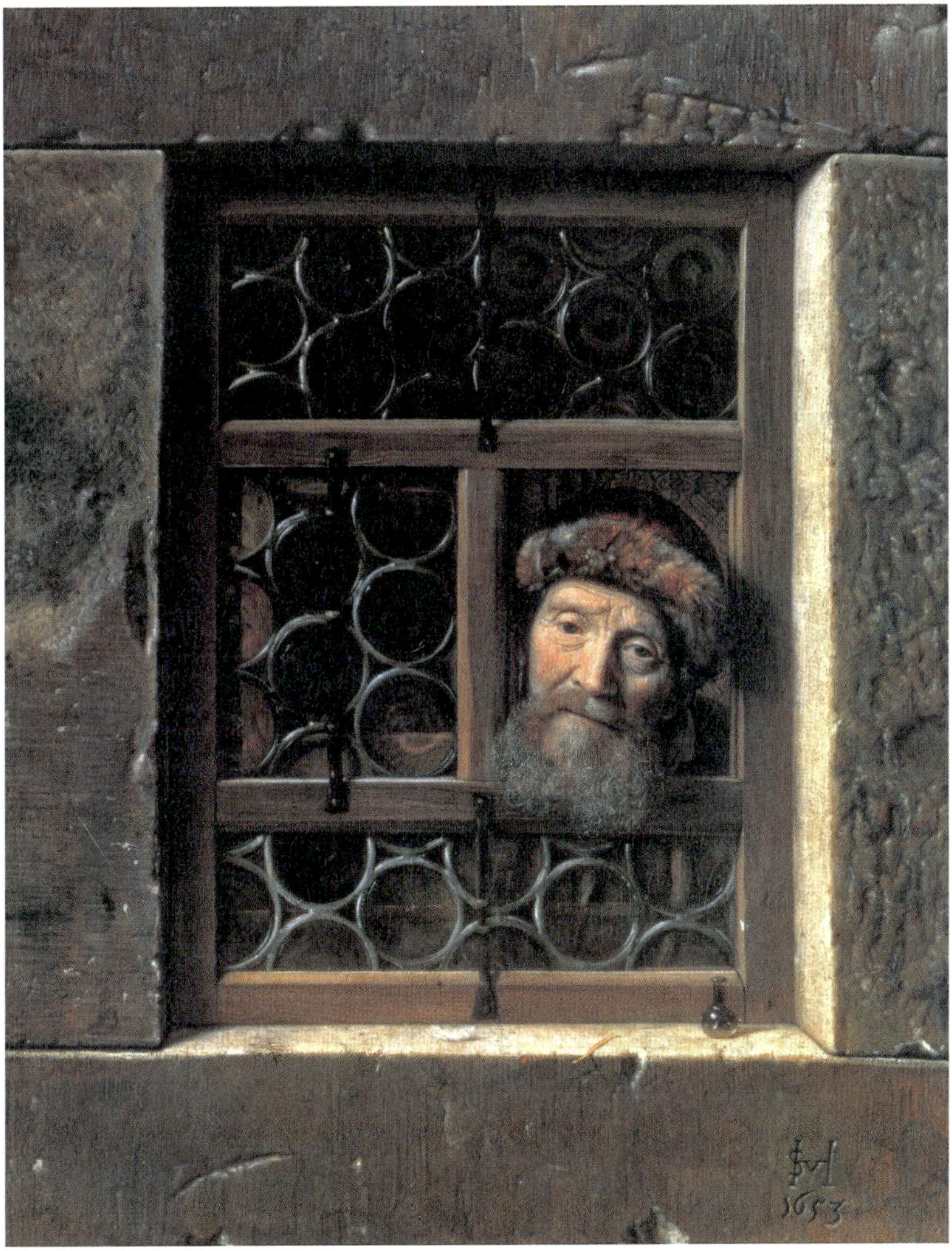


「窓から外を眺める老人」
サミュエル・ファン・ホーホストラーテン（1627-1678年）
1653年、油彩・カンヴァス、111×86.5cm、
ウィーン美術史美術館

けなくなっているこ とを象徴しているかのようだ。顔をぴったりと囲む木の窓枠、金属とガラスで固く閉ざされた窓。さらに、窓のまわりは堅牢な石の壁で固められている。ここでは、老人を囲むあらゆるものが固まっている……。

絵は語りかけてくる。「つらいことを何度も考えていると、ほかに何も見えなくなって、心はつらいことだけで占められてしまうだろう。こんなふうに……。気をつけなければ、私たちは苦しみのなかに閉じこめられてしまうのだ」

では、苦しみにとらわれないためには、いったいどうすればいいのだろうか？　もしかしたら、その答えは、窓の下に置かれたガラスの小瓶のなかにあるのかもしれない。しかし、小瓶を手にするには、まず小瓶に目を向けられるようになることが必要だ……。

小さな苦痛が無数にあるというのは、激しい苦痛がひとつだけあるよりも嫌なものである。たとえそのひとつだけの苦痛がどれほど大きくても……。

モンテーニュ『エセー』

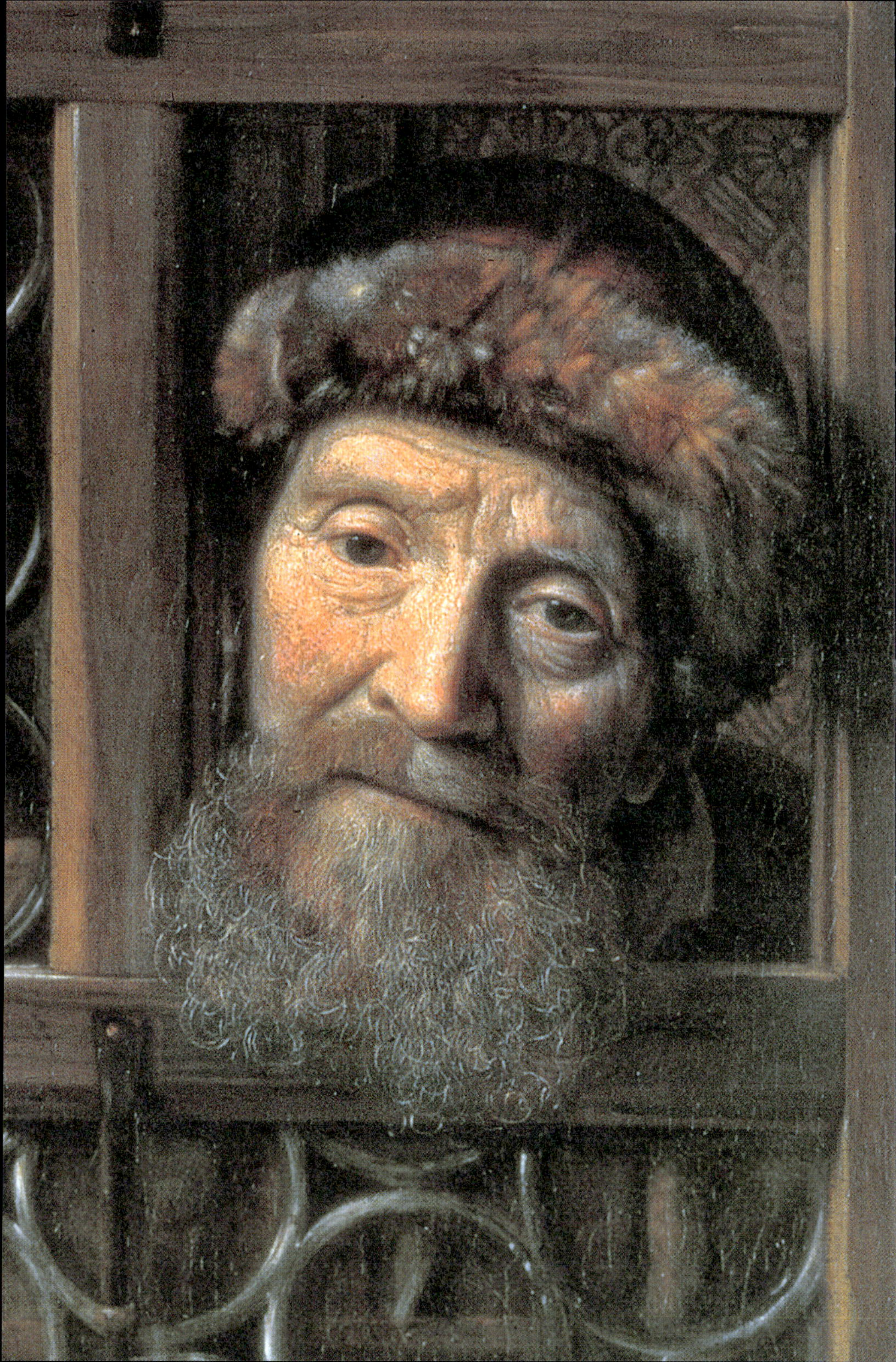

## 痛みが苦しみに変わる時

第2部では「日常生活のなかにマインドフルネスを取り入れて、意識を広げよう」ということお話をした。この第3部では「苦しい時、マインドフルネスは助けになる」ということについて述べていきたい。初めに、身体の痛みや精神的な痛みが「苦しみ」に変わることについて説明しよう。

たとえば、悲しんだり、腹を立てたり、恥ずかしかったりというのは、誰にでもあることだ。そういった精神的な痛みが一時的に現れるだけなら、特に問題はない。身体の痛みのほうは、身体が発している合図であり、まずはその声を聞きとって治療したり静養したりする必要があるが、その後もとの生活に戻ることができたなら、こちらも問題はない。問題は、精神的な痛みにせよ身体の痛みにせよ、そのことしか考えることができなくなった時である。痛みにとらわれてしまうと、それは「苦しみ」に変わり、生きているという実感を失ってしまうからだ。

精神的な痛みや身体の痛みにしか意識を向けられなくなっている時、私たちの心は痛みでいっぱいになってしまっている。「痛み」が心の真ん中を占めて、思考はすべて「痛み」に関するものばかりになる。「痛み」に関する思考だけで心が固まってしまったこの状態が「苦しみ」である。「痛み」というのは、気にしすぎなければ、自分のなかにあるさまざまな感覚のひとつでしかないが、心が「痛み」のほうしか向けなくなると、「苦しみ」に変わってしまうのだ。たとえば、身体の痛みなら、治療したあとも慢性的な痛みが気になって何も手につかなかったり、あるいは、少しでもどこかが痛むと不安になるというようなことはないだろうか。それは身体の感覚である痛みに、心がとらわれてしまったため、苦しみに変わっているということなのだ。「苦しみ」の状態に陥ってしまうと、痛み以外のものは心に存在することができなくなる。痛みによって視野が狭くなり、痛みで心が占められてしまう。

いったんこうなると、心はますますつらい思考しか生みだせなくなって、自ら怪物をつくりあげてしまうことになる。つまり、物事を悪いほうに考えやすくなり、思いこみによるネガティブな〈現実〉をつくりだしてしまうのだ。しかし、苦しみにとらわれている時、私たちは苦しみ以外のものが見えなくなっているため、心がつくりだしたその〈現実〉のほうを本当の現実だと信じてしまいやすくなる。たとえば、抑うつ状態だったり不安だったりする時は、実際に起こったことではなく、「きっと嫌われた」とか「悪い病気にちがいない」など、心がつくりだした思考のほうに苦しめられることが多いものだ。さらに、あまりに長いあいだ苦しんでいる場合、何かあるとすぐ「苦しみ」に直結する思考回路ができやすくなる。その結果、心身に不調をきたして、生きる意欲をそがれることにもなりかねない。

## 苦しみと向きあう

では、いったいどうすれば、私たちは苦しみから解放されるのだろうか？　その鍵は、意識を広げることにある。意識が広がれば心のスペースも広がる。こり固まってしまった苦しみも、広い場所ができれば自由に動けるようになるだろう。

そのための第一歩は、これまでもお伝えしてきたように、受け入れることだ。苦しんでいるという現実を受け入れるのである。「どうして自分だけ」とか「こんなことは耐えきれない」といった評価を交えることなく、ただ苦しみの存在を認め、「苦しみがあってもいい」と認めてやるのだ。そして、その苦しみがどんな思考をつくりだしているのかを観察してみる。とはいえ、言うのは簡単だが、実際に苦しみと向きあうのはとてもつらいことである。考えただけで、不安や恐怖を感じてしまうこともあるだろう。そんな時は、やはりまず呼吸に集中するようにしてほしい。第2章でも述べたように、呼吸はいつでも私たちの支えになってくれるものだからだ。そして、呼吸に支えてもらいながら、抗うのでも巻きこまれるのでもなく、苦しみに向かって「そこにいてもいい」と穏やかに言ってみよう。

苦しみを受け入れることができたら、今度は心に苦しみ以外のものを招き入れてみよう。目の前の風景、まわりの音、身体の感覚を意識してみよう。それから、心には苦しみ以外の思考があることも意識する。注意してみると、心のなかでは、苦しみだけでなくさまざまな思考が現れては消え、また現れては消え、ということを繰り返しているものだ。そこに気づけば、心はもう苦しみ一色ではなくなるだろう。そうやって苦しみ以外のものも入ってくることで、心のスペースは広がって苦しみは相対的に小さくなる。それはまた、心が苦しみから解放され、自由な動きを取りもどすことにもつながるだろう。

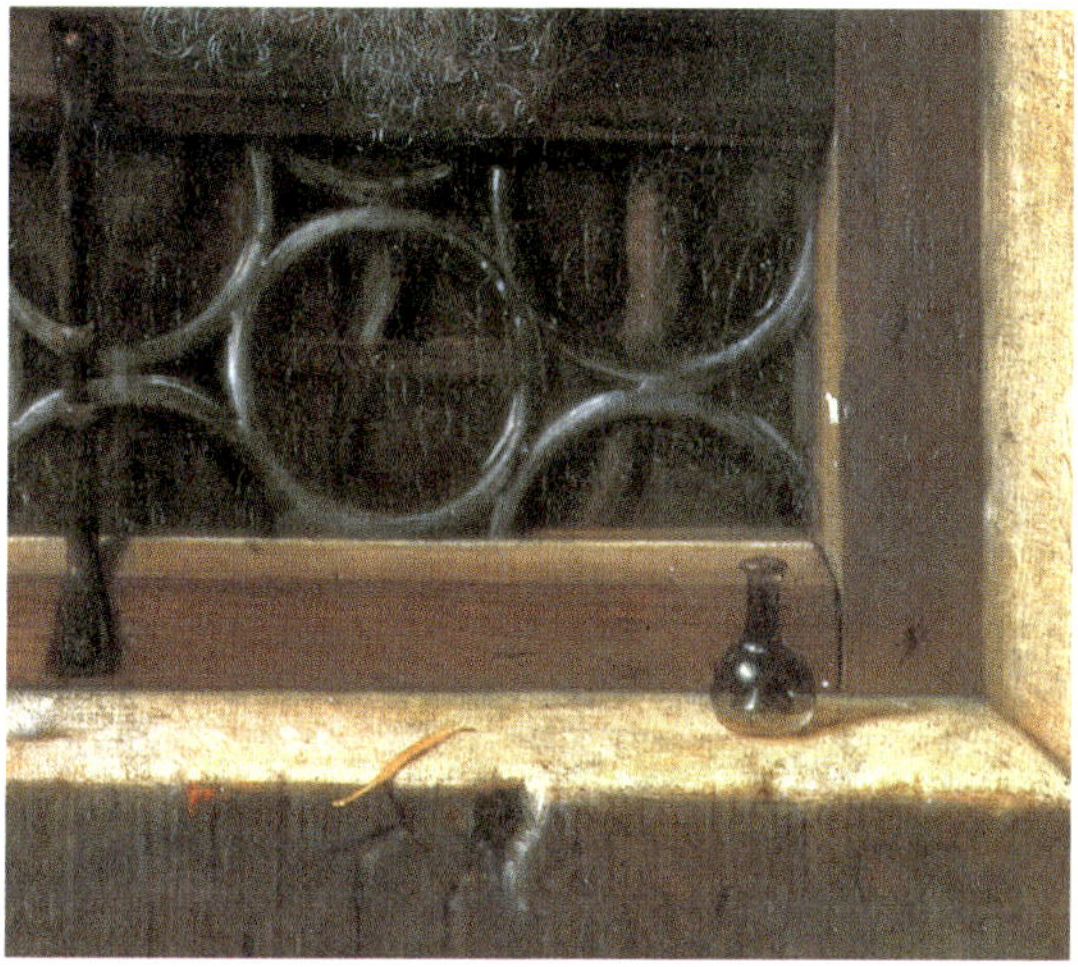

そして、呼吸しながら再び苦しみを観察してみよう。時には、苦しみのなかを通りぬけていくイメージで呼吸して、呼吸が苦しみにどんな影響を与えるのかを観察してみる。その途中で苦しみが意識の中心に戻ってくるかもしれない。だが、それは当然のことだ。苦しみに意識を占められてしまっても、またゆっくりと呼吸へと意識を戻すようにすればいい。根気よく続けることが大切なのである。

こういったことを心がけていれば、たとえ不安を感じても、その不安が心のなかで「絶対にそうだ」という〈現実〉に変化しないようにできるだろう〈ほとんどの場合、不安とは、まだ起こってもいないことを心配しているだけなのだ〉。また、ネガティブな感情にばかりとらわれて、始終ピリピリしていることもなくなるだろう〈感情とは、常に動いているものなのだ〉。中国のことわざもこう言っている。〈悲しみという鳥が頭上を飛ぶのは仕方ない。だが、頭に巣をつくらせるがままにしてはいけない〉。マインドフルネスは、私たちがつらいことにとらわれたままにならないよう、手助けしてくれるのである。

## 苦しみは永遠には続かない

苦しみというのは、執着すればするほど、永遠に続くのだと信じてしまいやすいものだ。だが、苦しみは永遠に続くものではない。そもそも永遠に続くものなど何もないのだから……。喜びも悲しみも、楽しいことも苦しいことも、すべては通りすぎていくだけなのだ。マインドフルネスを実践していると、その意味が実感できるだろう。そして、苦しみや喜びと、これまでとは違った関係を築くことができるだろう。ゼロか百かではなく、移りゆくものとしてとらえることができるからだ。もちろん、それは「どうせ一時的なものなのだから」と投げやりな態度で関わるということではない。さまざまな思考や感情が心を通りすぎるさまを観察することで、どんなことであれ、できるだけ執着せずに受け入れることができるということだ。その時、人生はより味わい深くなり、私たちはよりよく生きることができるだろう。

## 身体の痛みとマインドフルネス

さて、最後にマインドフルネスが身体の痛みに及ぼす効果について少々述べておきたい。もともとマインドフルネスは、慢性的な痛みに苦しんでいる人々を手助けするためのストレス低減法として、アメリカのジョン・カバットジンが始めたものだが、最近では、脳科学の分野でもその効果が裏づけられている。

まず、マインドフルネスの実践によって心が落ち着くことは、痛みにもよい影響を及ぼすらしい。つまり、同じ刺激を受けても、心が落ち着いている時は、動揺している時に比べて、痛みを感じにくくなるのだ。脳にはあちこちの神経から痛みのメッセージが送られてくるが、脳はそのすべてを痛みとして私たちに感じさせるわけではない。常に痛みのメッセージを選別しているのだ。痛みを選別するこの機能は、心が落ち着いている時にはよく働き、逆に、落ちこんだりストレスを感じたりしているとあまり働かなくなるという。そのため、マインドフルネスのトレーニングを通して心の落ち着きを得られれば、痛みに振りまわされなくなることにつながるのである。

もうひとつ、昔から、禅の瞑想では、修行を積んだ人ほど痛みへの耐性が上がる、つまり痛みを感じにくくなることがわかっていた（前にも述べたが、マインドフルネスは禅の瞑想がもとになっている）。最近の研究によると、これは脳が変化するためだという。つまり、瞑想によって痛みの知覚に関わる前帯状皮質が強化されるため、痛みに対して強くなれるのだ。

マインドフルネスで意識のあり方を変えることによって、痛みに強くなるのなら、それも励みになるのではないだろうか。

**レッスン15**

痛みのことしか考えられなくなると、それは苦しみに変わる。心が苦しみにとらわれると、私たちは現実を歪め、さらに、その歪めた現実を本当の〈現実〉だと信じてますます苦しみにからめとられることになる。そんな苦しみから解放されるには「意識を広げる」ことが大切だ。それは、とてもシンプルなことだ。まず、苦しみの存在を認め、受け入れる。それから、無理に苦しみを追いだそうとせずに、呼吸や耳に入ってくる音や身体の状態など、今この時に体験しているすべてのことを意識する。心のスペースを苦しみだけで埋めつくすのではなく、ほかの感情や思考も招き入れるのだ。そうすれば、苦しみも相対的に軽くなるだろう。

# 第16章 手放す

初めに、真っ白な布の上でポーズをとる裸婦が、私たちの目をとらえる。だが、それ以上に引きつけられるのは、その表情だ。なんと静かな誇りと自信にあふれているることか。毅然とした表情で、裸婦は左手にオリーヴの枝を掲げている。〈平和〉と〈希望〉の象徴であるオリーヴの枝を……。背景に注意を向けると、絵の右上には崩れた建物が描かれている。その下に広がる野原には、簡素な十字架を立てた墓がいくつかあるのが、うっすらと見える。

実は、この絵はフランスが普仏戦争に敗北して間もない頃に描かれた。一八七〇年、フランスはプロイセンに宣戦布告したものの、一年もしないうちに降伏したのだ。それは、フランスにとって屈辱的なことだった。

しかし、画家ピュヴィス・ド・シャヴァンヌは、敗戦を象徴したこの絵に「希望」というタイトルをつけた。これについては、当時は批判も多かったという。だが、ほかにどうすればよかったのだろう。裸婦の手に、平和と希望を象徴するオリーヴの枝ではなく、銃を持たせればよかったのだろうか。憎悪と復讐心に駆られて再び戦争へと向かうために……。

裸婦は、憎悪や復讐心を手放し、早く何かしなければという焦りも手放している。もがくことをやめ、過去のつらいこともこれからの新しい時代のことも、穏やかな気持ちで受け入れている。そして、私たちにとらわれないことを伝えている。

そんな裸婦のまわりではもう、小さな花が咲きはじめている。白い布に置かれた右手の手前では、ナラの木が芽を出して、空に向かって伸びはじめている……。

私のつらさは、いったいどこに行ったのだろう？　私はもうつらくない。つらいことは、もはや太陽の端のほうでささやいているだけだ。

ポール・フォール『夜明けの歌』

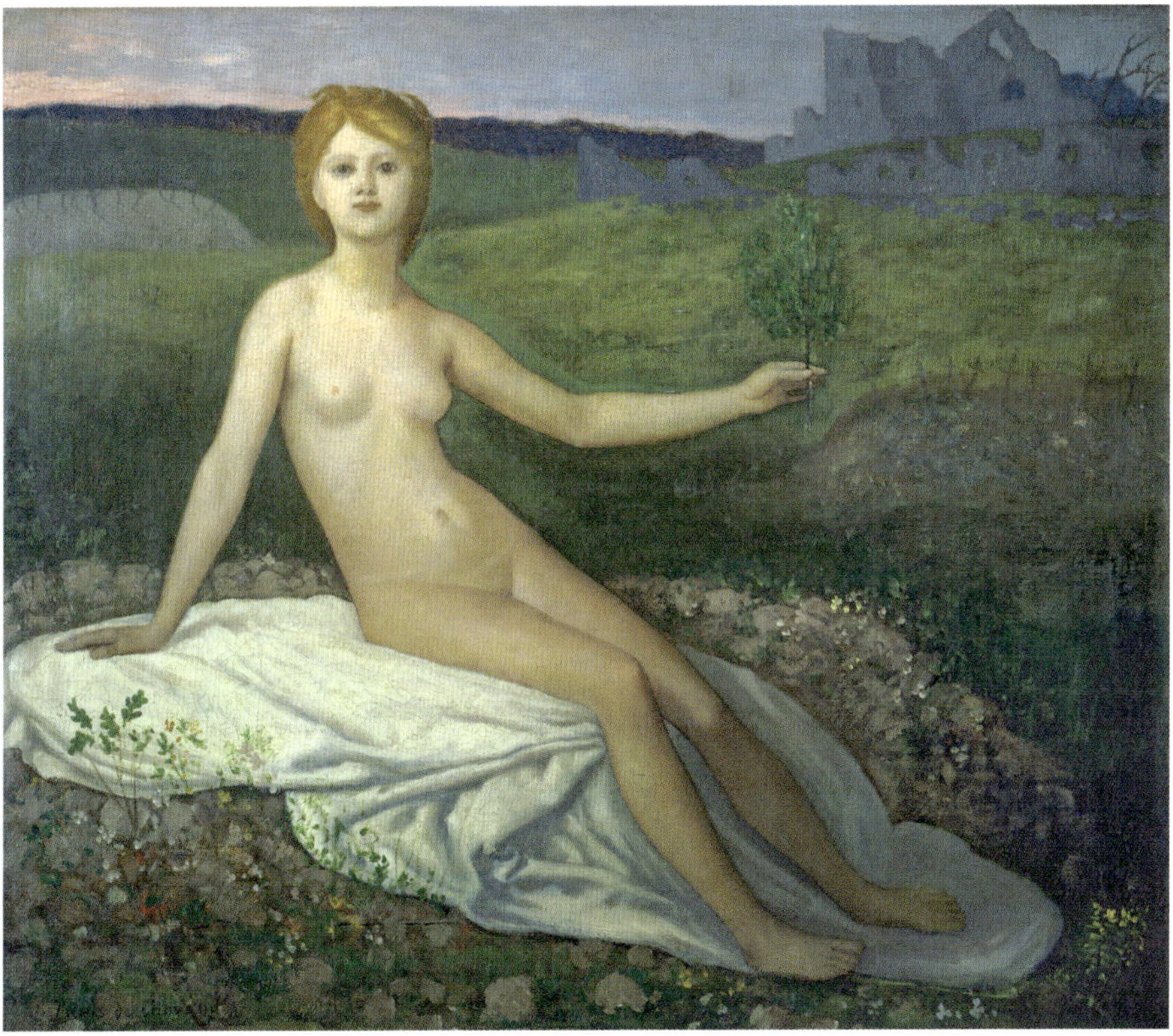

「希望」
**ピエール・ピュヴィス・ド・シャヴァンヌ**（1824-1898年）
1871-1872年、油彩・カンヴァス、70.5×82cm、
オルセー美術館、パリ

## 苦しみと戦うのをやめる

生きていれば、日々さまざまな問題が起きてくる。仕事でミスをしたり、歯が痛くなったり……。小さなことから大きなものまで、問題が起きた時、私たちはまず解決しようと動くだろう。もちろん、それは必要かつ大切なことであり、解決策を求めてうまくいくこともたくさんある。ただ、時には、解決策を求めてもどうしようもないことだってあるものだ。特に、つらい体験を何度も心で反芻《はんすう》しているとか、不安でたまらないとか、自分のなかにあるネガティブな感情や思考に苦しんでいる時は、一度立ちどまってみたほうがいいだろう。苦しみに巻きこまれている状態でがむしゃらに突き進んでも、さらに悪いほうへと向かって、苦しみが増してしまうこともあるからだ。

そんな時は、むしろ苦しみと戦うことをやめ、もがくのもやめたほうがいいのである。それはたとえば、何かの拍子に水槽の底の砂が舞いあがって水が濁った時のようなものだ。早くもとの状態にしたくて水のなかに手を入れて砂を沈めようとしても、砂は沈まないし、水は決して透明にならない。そういう時に私たちができるのは、砂煙がそこにあることを認めて、砂が再び底に沈むのを待つことだけだ。

しかし、じっと待っていれば、やがて砂は沈み、水は再び透明になる。苦しみもこの砂のようなものなのである。コントロールしようとするのをやめて、もがくのをやめれば、ひとりでに底に沈むのだ。そして、心は透明になるだろう。

だから、苦しくてどうしようもない時は、苦しみを握りしめている自分にまず気づいて

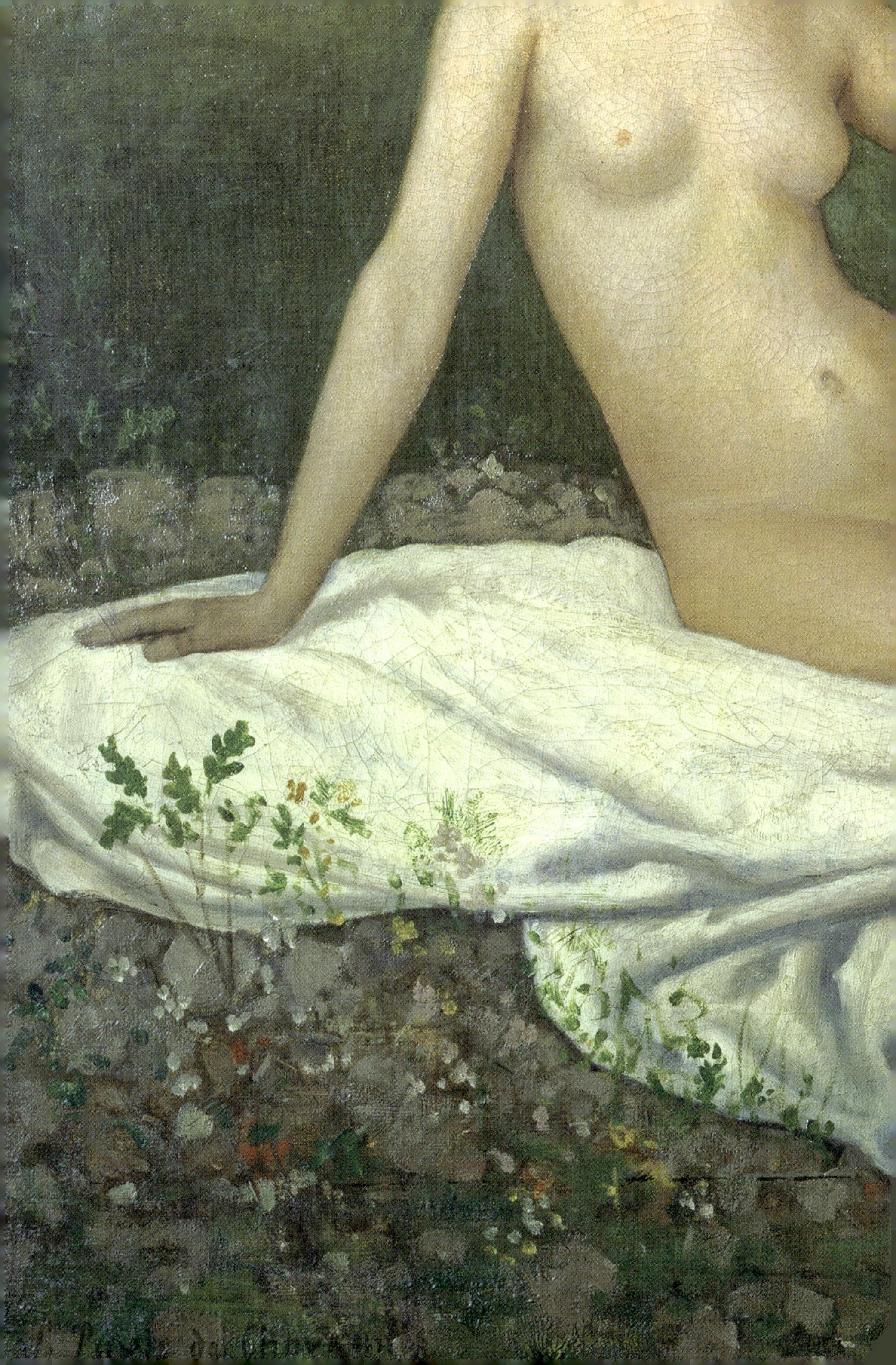

みよう。私たちは、すべてを自分でコントロールすることなどできない。だから、苦しみと戦って、無理に解決しようとするのではなく、苦しみを握りしめている手を放し、もがくのをやめることから始めてみよう。哲学者のシモーヌ・ヴェイユもこんなことを述べている。〈過ちは、意志の力ではなく、注意を向けることで正すように心がけたい。（中略）徳を積もう、詩をつくろう、問題を解決しようとして、こわばらせなくてもいい筋肉をこわばらせ、歯を食いしばるのは本末転倒であろう〉

## 苦しい時は呼吸に意識を向ける

だが、もがくことをやめたら、不安と共に自分も沈んでしまうのではないか？　今度はそんな不安が生まれてくるかもしれない。しかし、それも心の生みだす思考のひとつなのだ。前章でもお伝えしたが、不安を感じたら、まず呼吸に意識を向けるようにしてほしい。

概して、悩みごとがあると、私たちは無意識のうちにそのことばかり考えがちになる。たいていのことは、しばらくすればそれほど苦しまなくてもよかったとわかるのだが、その時にはもうべつのことを考えはじめているものだ。そうして、再び悩みごとがやってくると、また同じように苦しむということを繰り返す……。

その繰り返しに陥らないためにも、マインドフルネスでは、苦しみの存在を意識して、その苦しみと距離をとろうとするのである。それを呼吸の支えを通して行なうのだ。ただし、マインドフルネスを実践する時には、苦しみを手放そうと必死になるのではなく、ただ呼吸だけを意識するようにしよう。苦しみが消えてほしいとか、悩みを解決したい、さらには落ち着きたいという期待さえも手放して……。呼吸と共に〈今〉だけを感じるのである。呼吸は、旧知の友のようにずっとそばにいてくれるだろう。助言などなくてもいい。大切なのは、その確かな存在を感じることなのだ。そうしていることで、呼吸はつらい思考や感情で固まってしまった心と身体を少しずつときほぐし、苦しみを手放す助けになってくれるだろう。

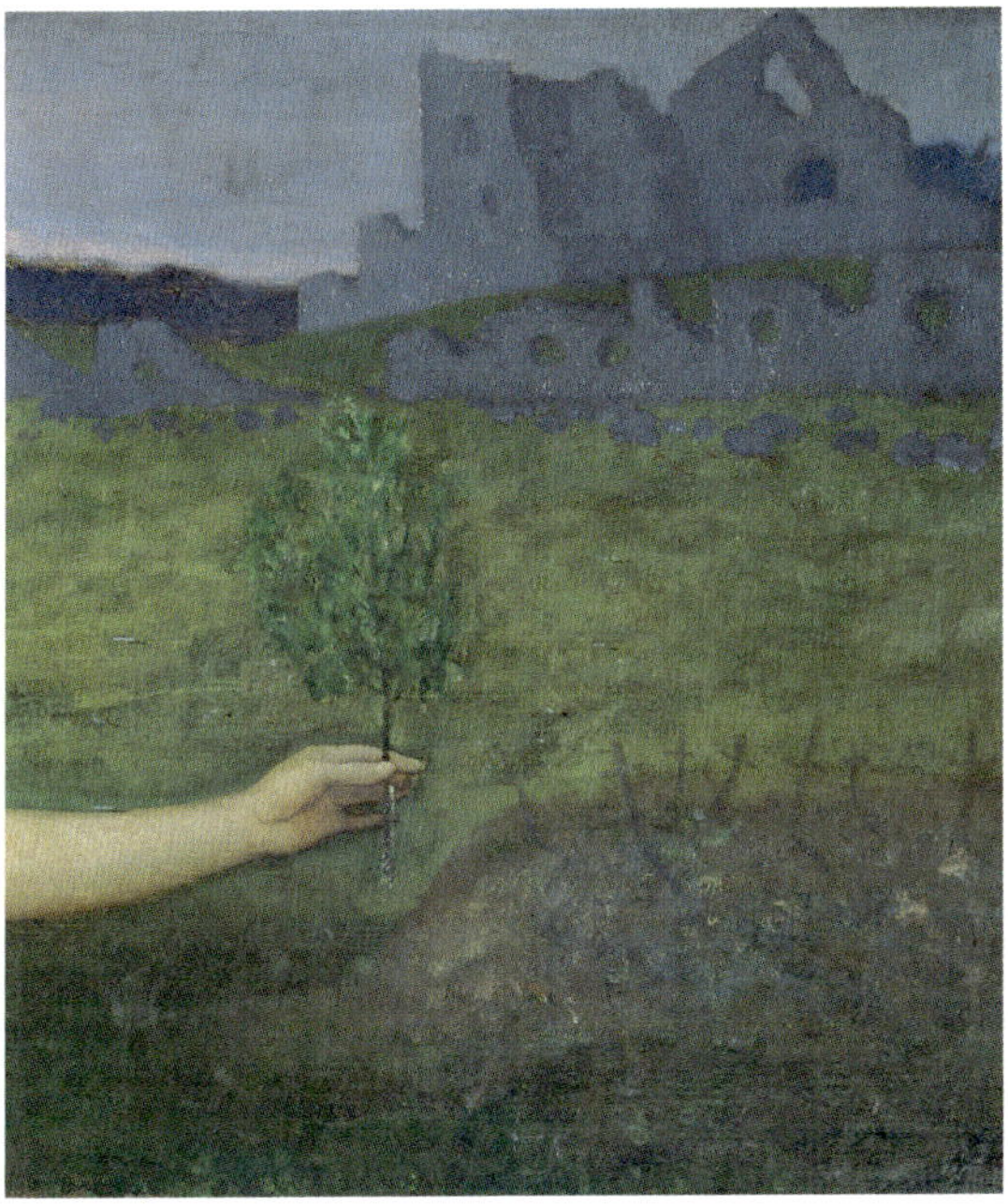

## 〈今〉という避難場所

呼吸を意識しているうちに、私たちは何かに守られているような感じがしてくるだろう。それは、呼吸によって〈今〉を意識できるようになり、〈今〉という避難場所を確保できるようになったからだ。船が港で嵐から守られるように、〈今〉という時にいれば、私たちは苦しみから守られるのである。たしかに、それは一時的な避難場所かもしれないし、つらいことがなくなってくれるわけでもない。だが、吸う息、吐く息のひとつひとつを意識しながら〈今〉にとどまっている時、私たちは「生きていること」を実感できるはずだ。「私は生きている。何よりも大切なのはそのことだ。それ以外のことは、少しくらい待ってもらえばいい」と……。

たとえ問題が続いていようと、〈今〉という避難場所があるというのは心強いことである。安心できる場所ができたということなのだから……。そこにいれば、ひとまず私たちは苦しみで溺れてしまうという恐怖を感じずにすむ。必死にもがくことからも解放される。そうして、自分を苦しめていた問題を客観的に観察することができるようになる。それは苦しみを手放すための第一歩だ。

〈今〉という時に避難するのは、現実から逃げることではない。問題をよりよく見るための行動であり、穏やかなものや静かなもので心を満たそうという選択なのだ。何をしようと何を考えようと、問題はすでにそこにあって変わらない。それならたまには問題へのアプローチを変えてみてもいいだろう。普段、私たちは何か問題が起きると、解決しようと

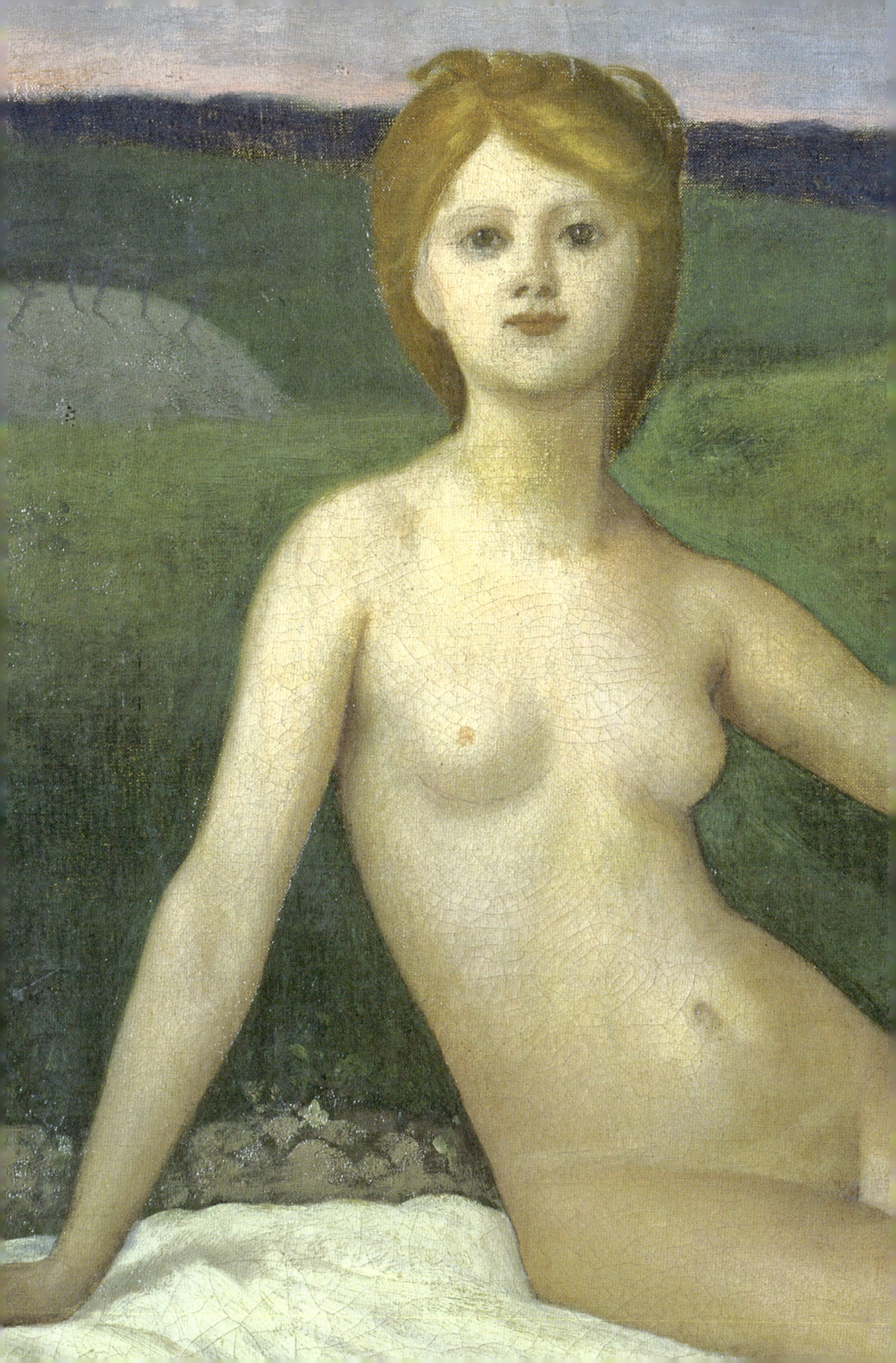

がむしゃらに動いてしまいやすい。しかし、時には、問題に対する自分の反応を変えることから始めてみてはどうだろうか？

**レッスン16**

困難に直面した時、私たちはどんな態度をとるだろうか？「気分を変えよう」ととりあえず問題から逃げたり、「きっとうまくいくから大丈夫」と自分に言い聞かせたりするかもしれない。それでうまくいくこともあるが、うまくいかないこともある。でも、そんな時も、がむしゃらに解決しようとしないようにしてみよう。すべてを思い通りにコントロールすることなどできないのだ。だから、問題を一度手放してみよう。そして、呼吸に意識を集中させて、過去でも未来でもなく、〈今〉という時に自分が存在していることをただ感じてみよう。溺れかかった時に、もがくのではなく、力を抜いて水に浮いてみるように……。

# 第17章 喪失感と向きあう

一見すると、穏やかな風景だ。海には船が航行し、遠くには湾が見えて、港があり、島がある。農夫は畑を耕し、釣り人は魚がかかるのを待っている。ただし、羊飼いは羊の番をしながらぼんやりと空を見ている。翼をつけた人間——ダイダロスが飛んでいるからだ。

ダイダロスはギリシャ神話に出てくる人物で、こうして空を飛んでいるのは、幽閉された塔から脱出するためだ。自分で翼をつくって身体に取りつけ、空へと逃げたのだ。息子のイカロスも一緒に……。だが、今、空にはダイダロスひとりしかいない。一緒にいたはずの息子はどこに行ってしまったのだろう？　ダイダロスは頭を左に向けて探している。だが、空には太陽がまぶしく光っているだけだ。イカロスは見つからない……。

そして、不意に私たちは絵の右下に、海から突きでた足を見つける。イカロスは海にいた。溺れて死にかけて……。かわいそうに、太陽に近づきすぎたせいで、翼をとめた蝋《ろう》が溶けて墜落してしまったのだ。

イカロスの人生はまもなく終わる。しかし、だからといって、まわりの人の人生までもが終わってしまうわけではない。イカロスが死んでも、ダイダロスの人生は続いていく。農夫の人生、羊飼いの人生、釣り人の人生も変わらずに続いていく。そもそも、農夫も羊飼いも釣り人も、なぜ溺れるイカロスに興味を持っていないのか。それはこの絵が「死も日々起こる出来事のひとつなのだ」ということを伝えたかったからではないだろうか。もちろん、ひとりひとりの人生を思えば、ありふれた死などない。だが、生あるものに死は必ず訪れる。それは特別なことではない。この地球では、毎日どこかで誰かが死を迎えているのだ……。

しかし、それでも地球は回りつづける。どれだけ私たちが悲しみに暮れようと、世界は無頓着に動きつづける。けれど、それはきっといいことなのだろう。どんな時で

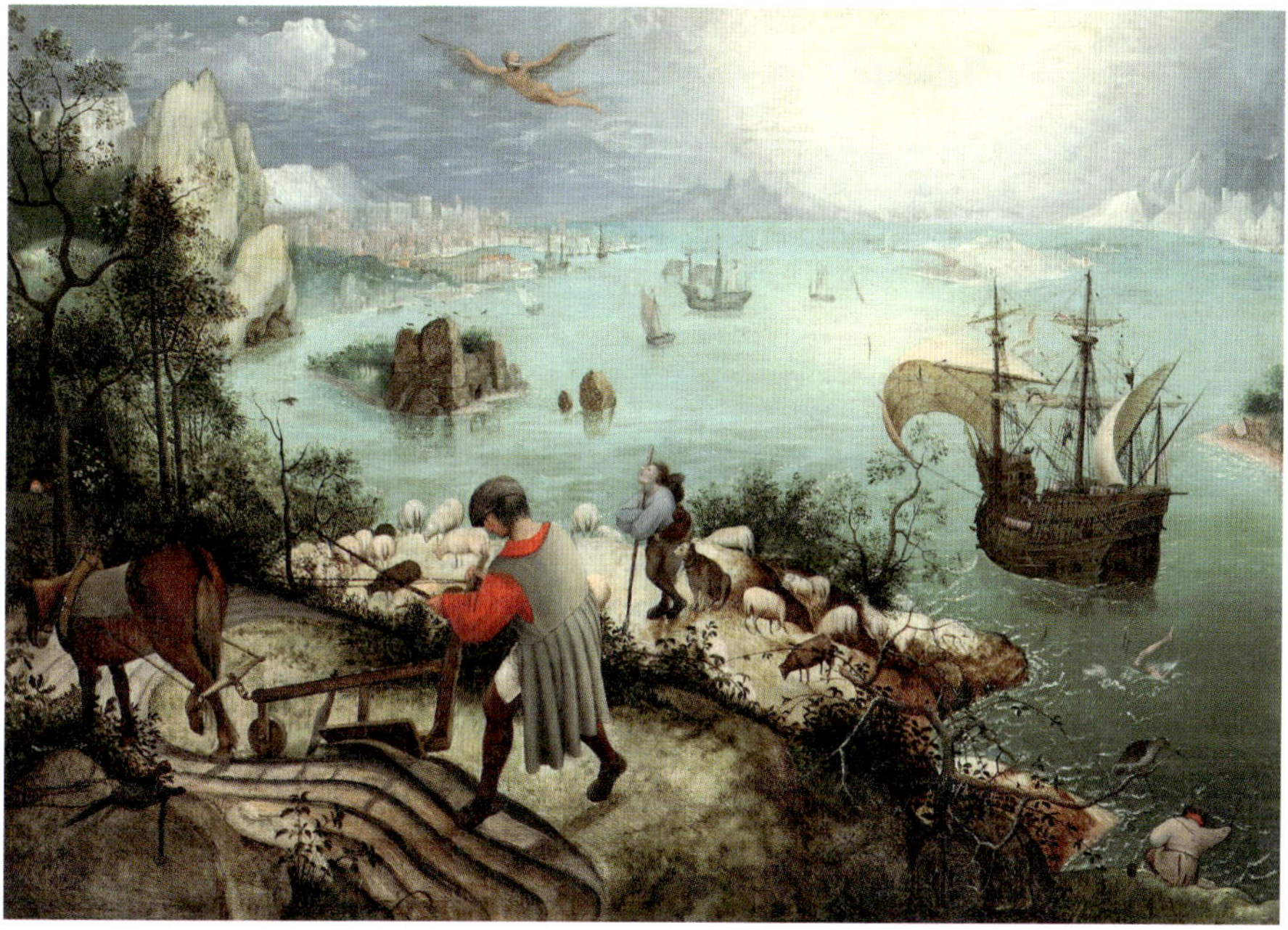

「イカロスの墜落」
**伝ピーテル・ブリューゲル(父)**(1525年頃-1569年)
1590-1595年頃(弟子による複製)、油彩・板、63×90cm、
ファン・ビューレン美術館、ブリュッセル

も、変わらないものがあるというのは、きっと……。

心を広げて、広大な空間をつくりなさい。その広い空間のなかでは、心地よい体験もつらい体験も、どちらも現れたり消えたりできるでしょう。衝突することも、争うことも、苦痛を感じることもなく……。空のように広大な心のままでいるのです。

仏陀『マッジマ・ニカーヤ（パーリ語の仏典）』

## 世界に背を向けない

大切な人が亡くなった時、その苦しみや喪失感ははかりしれないほど大きい。その時、私たちの意識は痛みで覆いつくされ、ほかに何も考えられなくなってしまいやすい。痛みを感じているあいだは、自分と亡くした人とが結びついていると感じられるからだ。逆に言えば、そうしていないと、その人のことを忘れてしまったのではないかと罪悪感を感じるため、私たちは痛みに閉じこもるのだとも言える。

しかし、いつまでも苦しみにとらわれたままだと、心は危険な状態になってしまう。苦

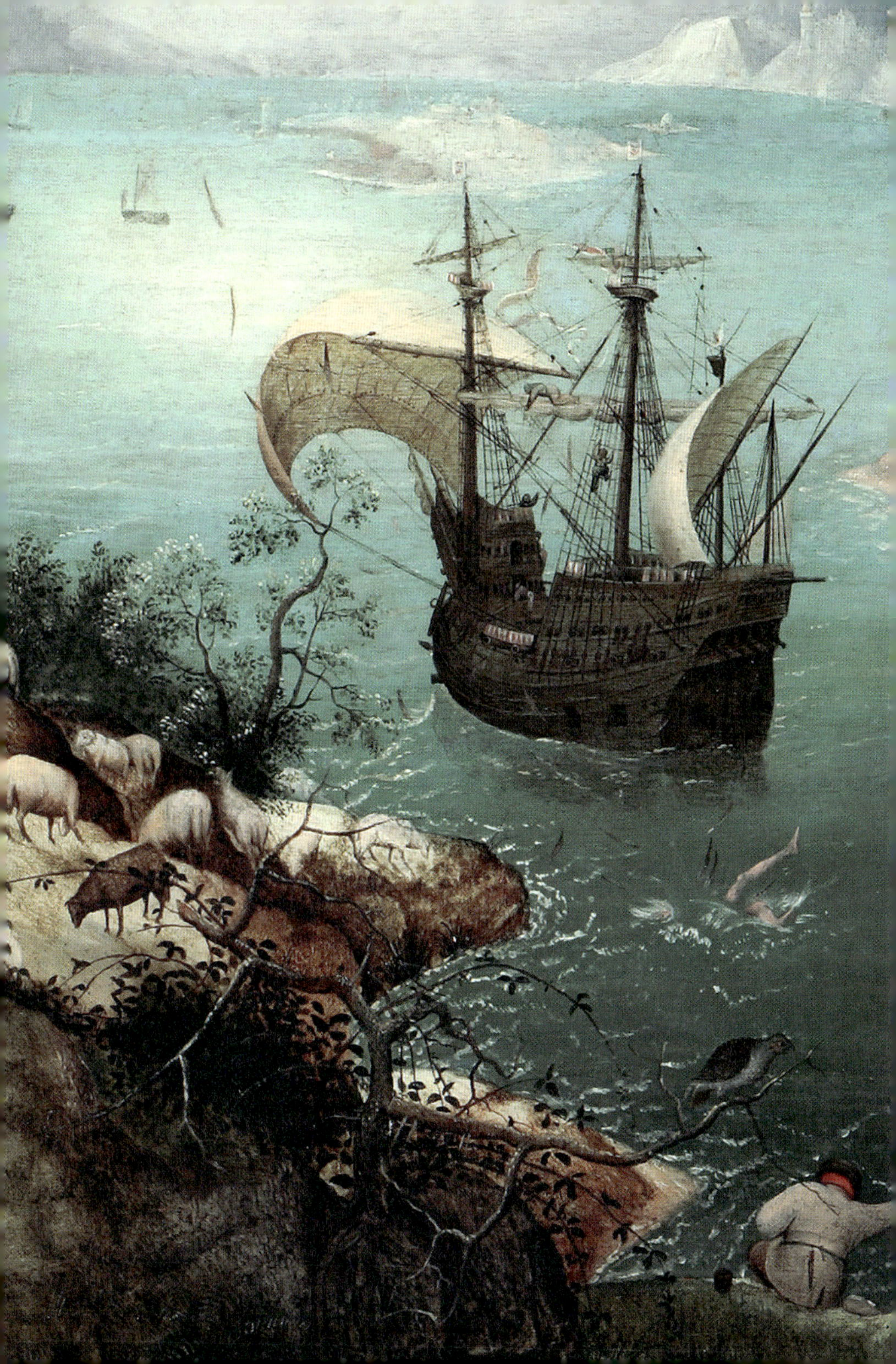

しみに引っかかって動けないまま、世界とのつながりが断たれ、世界の外にいることになるからだ。そうなった時、再び自分を取りまく世界へと目を向けるには、どうすればよいのだろう？　どうしても苦しみを追いはらうことができない時（あるいは、苦しみを追いはらうことを望んでいない時もあるが）、私たちはどうすれば、苦しみを抱えながらも、まわりの世界とつながりを持ちつづけることができるのだろう？

## 慰めを受けとる

これまでもお伝えしてきたが、そんな時も、まず苦しみだけに注意が集中してしまわないように気をつけてみてほしい。狭いところしか見ていない意識を広げて、心に苦しみ以外のものも存在させるのである。心のなかに呼吸を感じるための場所をつくり、身体の感覚や周囲の音を感じるための場所もつくる。意識をいろいろなことに向けて、苦しみだけで心が覆われてしまわないようにする。生いしげる葉、鳥の声、そよぐ風……手のとどくところにある生の片鱗《へんりん》を感じて、できるだけ心に招き入れてみよう。

そうして、思考を観察してみる。きっと、心には亡くした人に関する思考ばかりが浮かんでいるだろう。それでも座って目を閉じ、呼吸に支えてもらいながら、どんな思考があるのか、そして苦しみが生みだした思考によって、自分は今どういう状態なのかを観察してみよう。心を閉じている姿、孤独な姿……。そこにあるものを、ただそのまま感じてみよう。〈今〉を感じて、〈今〉という時に自分を存在させつづけるのだ。悲しみや苦しみで、人生がせきとめられてしまわないように……。

苦しんでいる時、人は孤独である。誰かに痛みを引きとってもらうことも、代わりに苦しんでもらうこともできない。しかし、だからといって、苦しい時は誰にも助けてもらえないのだろうか？　慰めの言葉など意味がないのだろうか？

もちろん、そうではない。苦しんでいる時、私たちが「誰も私を助けられない。慰めなど意味がない」と思うとしたら、それはむしろ自分が心を閉ざしているせいである。「慰

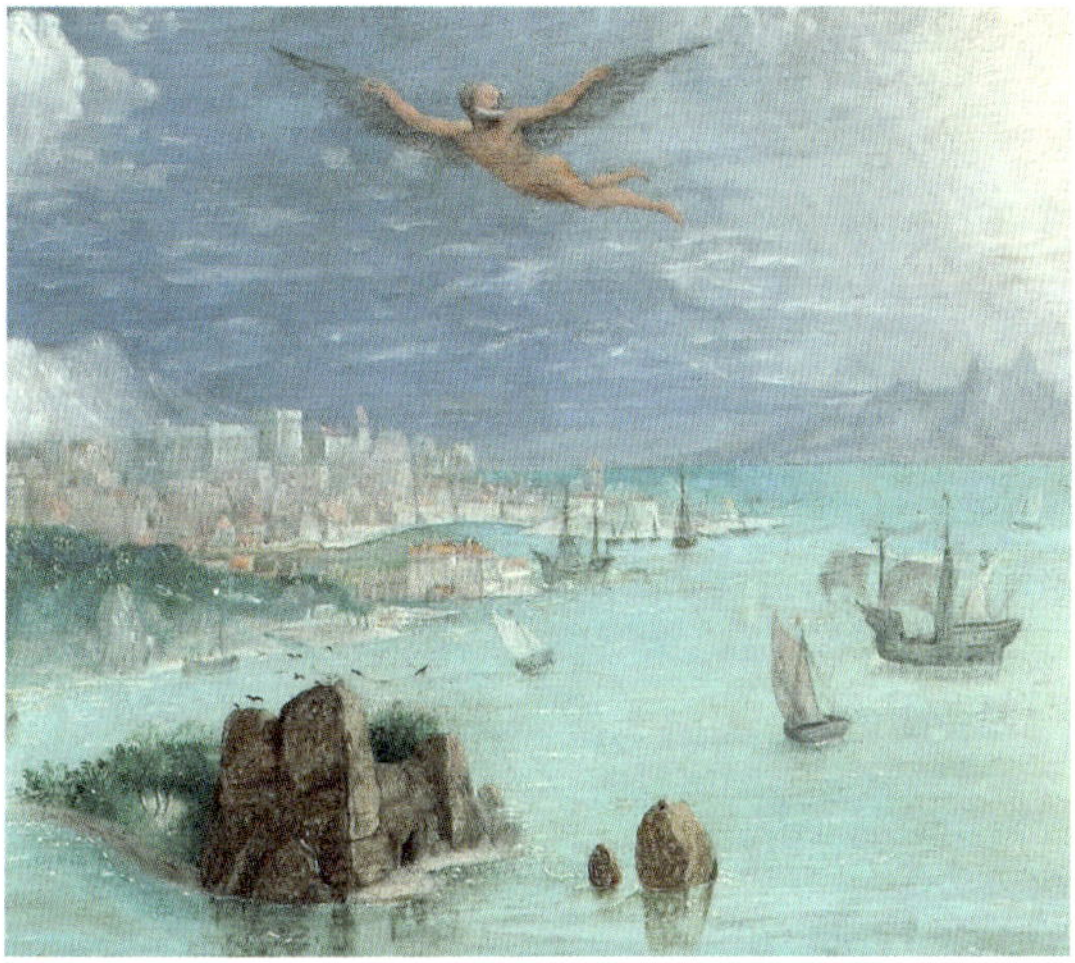

めなど聞くことはできない、聞きたくない」と思い、「慰めなど役に立たない」と思いこんでいるのだ。

たしかに、すべてが以前と同じになることを望むなら、慰めは役に立たないだろう。事故が起こらなかったことを、亡くなった人が生き返ることを望んでいるのなら……。だが、「何もかもを元通りにすることはできない」と思えるようになったなら、慰めの言葉は心に届くようになるだろう。慰めの言葉をきっかけに、人生がまだ続いていることに気づけるようにもなるだろう。そう、人生はいつでも私たちを歓迎しようと待ってくれているのだ……。

また、慰めの言葉に耳を傾ければ、その向こうにある思いやりの気持ちも感じられるだろう。思いやりは救命ブイのようなものであり、「それでも生きていこう」という励ましである。苦しみを解消する特効薬にはならないかもしれないが、「私のまわりには愛情も友情もちゃんとあるのだ」とほっとさせてくれるものだ。周囲の人々がいてくれるおかげで、私たちは「たとえすべてを元通りにできなくても生きつづけなければ」と思えるようになる。もがきつづけることをやめ、自分のなかに閉じこもって世界を見失ってしまわないようにすることができるのである。

## それでも人生は続いていく

ところで、イカロスの死を知ったあと、ダイダロスはどうなるのだろう？　飛ぶことを

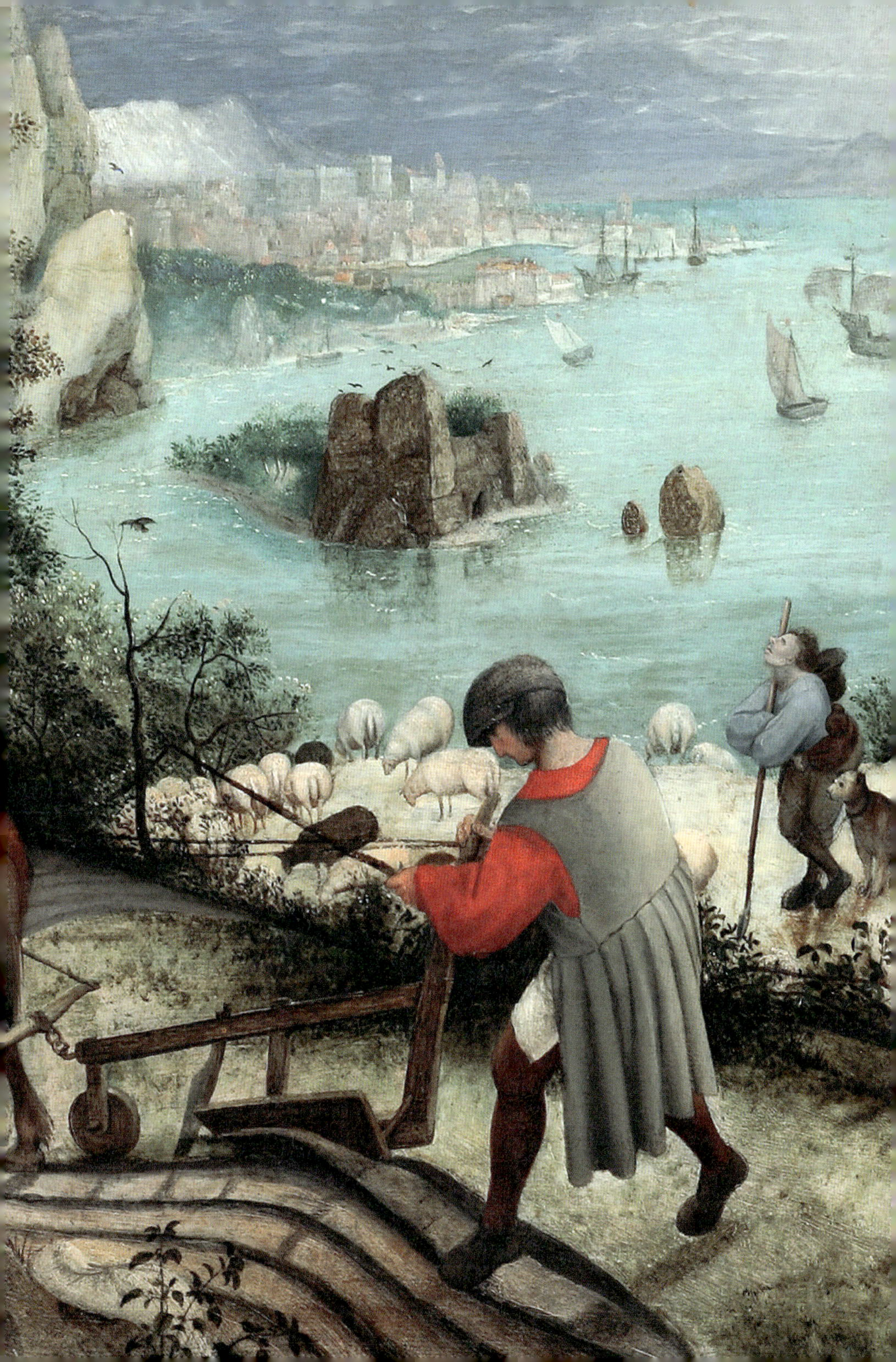

やめてしまうのだろうか。それとも、息子のことを思いながら、飛びつづけるのだろうか。今までと同じように雲の流れや太陽の光に感動し、大地のかぐわしさや海の美しさに心を打たれるのだろうか。それとも、打ちひしがれ、永遠に泣きつづけることを選ぶのだろうか。

いや、ダイダロスは飛びつづけるだろう。そう、飛ぼう、ダイダロス。息子イカロスの思い出と共に、空に向かって飛びたとう……。生きつづけ、飛びつづける。ほかに何ができるだろう？　悲しみを抑えることはない。ただし、広大な空に心を開いておこう。翼の下に見える美しい景色を心に招き入れるようにしよう。今、まわりの世界で起きていることに意識を向けて、世界に存在しつづけよう。飛んでいるあいだ、悲しみが心に広がることを恐れないでほしい。イカロスが見ていたものを見て、イカロスが感じていたことを感じるのだ。イカロスのために呼吸しよう。イカロスのために微笑もう。そして、イカロスのために世界を愛そう。

人生は続いていく。つらいことがあっても、人生は続く。喜びも悲しみも、すべては人生のなかにある。何があろうと人生は素晴らしい。イカロスはそこにいる。いつかダイダロスがそう思えた時、イカロスは共に飛んでいるだろう。父ダイダロスの心のなかで……。

## レッスン17

不幸のどん底にいると感じていると、世の中とのつながりを断ってしまいやすい。周囲の世界に興味を持てなくなり、まわりなどどうでもいいと思えて、周囲と関わること自体がうっとうしくなるかもしれない。でも、少し心を開きさえすれば、周囲の人たちが救いの手を差しのべてくれているのがわかるはずだ。だから、苦しい時でも、周囲とのつながりを断たないように気をつけよう。

自分のなかに閉じこもって世界を遠ざけ、世界とのつながりをなくした状態を続けていると、苦しみはさらにひどくなり長引いてしまう。もし自分を不幸だと感じたら、世界の美しさを——花や太陽や慰めの言葉を——感じつづけるよう心がけてみよう。たとえすぐには助けにならないとしても、ある日ふと、世界の美しさに助けられる日が来るだろう。

# 第18章　傷ついていても前に進む

不安を感じさせる絵である。画面いっぱいに描かれた茶色っぽい草原。丘の上の家はずいぶんと遠く、おまけに陰うつな感じがする。何より、女性の雰囲気がなんとも異様だ……。地面を這《は》っているような体勢。腕は細く、身体を支える肘《ひじ》が痛々しい。皮膚には血管が浮かび、草をつかむ左手は腫《は》れて変形している……。いったい何が起きているのだろうか？

実は、この女性は画家アンドリュー・ワイエスの知り合いで、クリスティーナ・オルソンという。クリスティーナは身体に障がいがあり、足が麻痺《まひ》していた。しかし、松葉杖にも車椅子にも頼らずに移動していたそうだ。この絵のなかでも、クリス

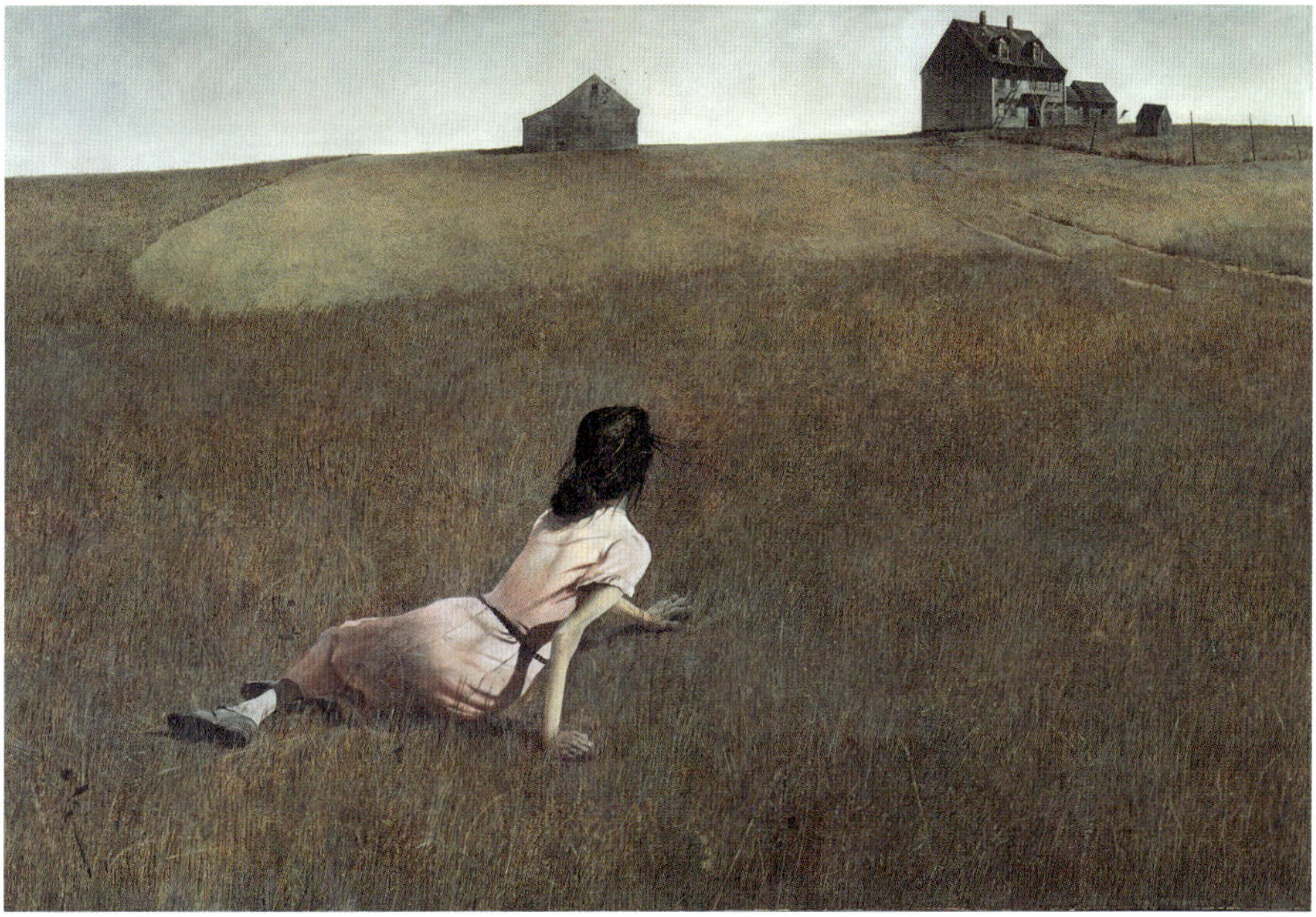

「クリスティーナの世界」
**アンドリュー・ワイエス**（1917-2009年）
1948年、テンペラ、81.9×121.3cm、
ニューヨーク近代美術館

ティーナは丘の上にある家に向かって、自力で這って帰ろうとしている。当時、クリスティーナは五十五歳、アメリカのメイン州クッシングにある彼女の家の二階は、ワイエスがアトリエとして借りていたという。

そういった事情がわかると、なんとも言えない不安を感じる理由も少しわかってくる。この絵は、心の奥にある苦しみ、普段はヴェールで覆われている孤独と悲しみを私たちに見せているのだ。家――つまり安心できる場所ははるか彼方にしかない。しかし、同時にこの絵は教えてくれる。どんなに遠くとも、私たちはその場所に向かって力のかぎり近づいていかねばならない、と。そして、この絵はまた、私たちが人生で何度もぶつかる問題を問いかけてくる。あきらめるのか、それとも前進するのか。這ってでも前進するのか。たとえ傷ついていても……。

苦しみをなくそうとか、苦しみを小さくしようとかするのではなく、苦しみによって自分が損なわれないようにしなければならない。

シモーヌ・ヴェイユ　『重力と恩寵』

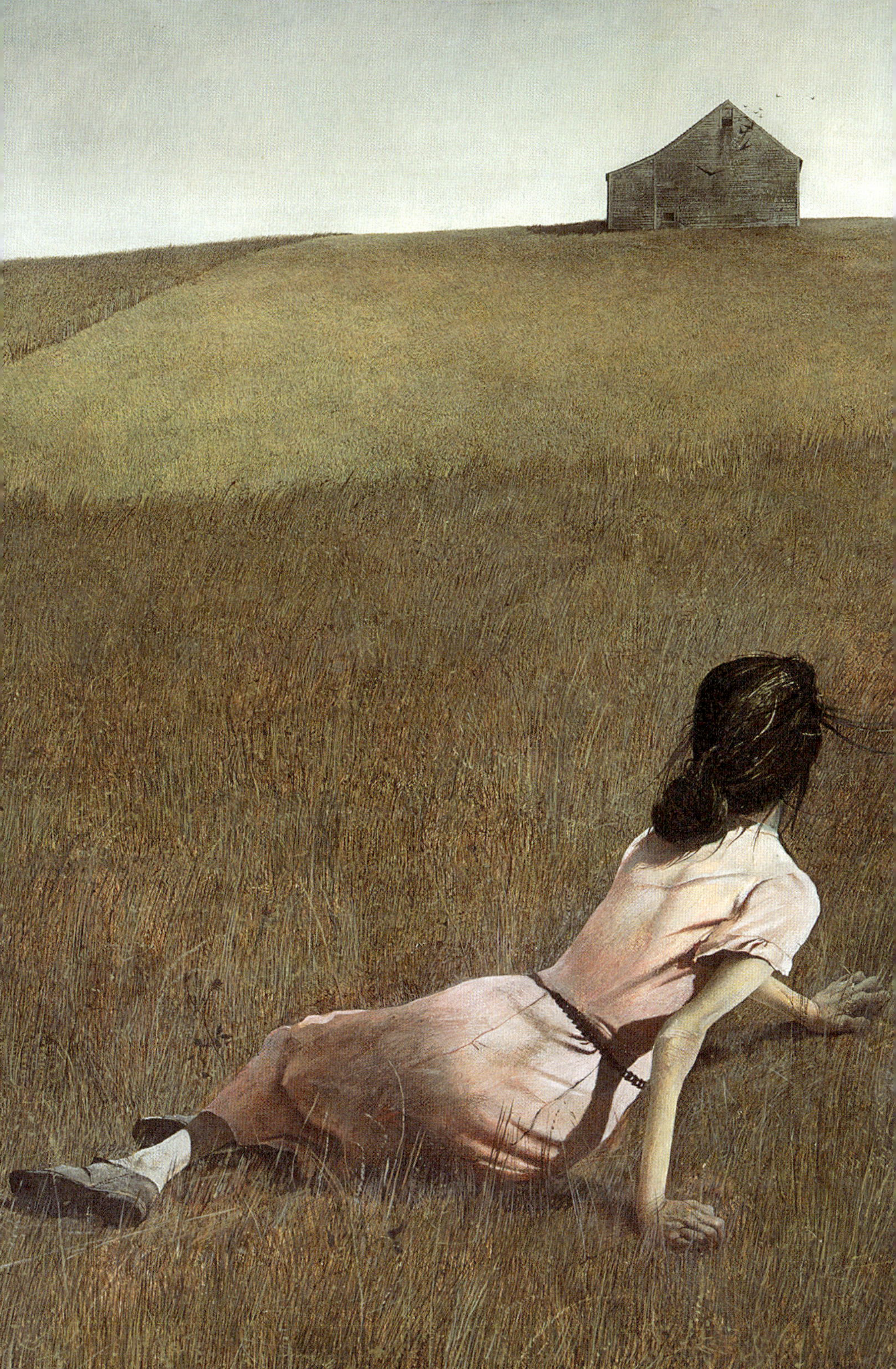

## 心の傷が再び現れた時

身体に傷ができるように、心にも傷ができる。心の傷は、子どもの頃に愛情を受けられなかったことや、激しい衝撃を受けるような体験がもとでできるものだ。そういった心の傷が原因で、うつや不安障害といった症状が現れたりもする。とはいえ、私たちはその苦しみを乗りこえ、うつや不安障害を克服していくことができる。そして、うつや不安を克服した時、心の傷のほうも癒《い》えたかもしれないと感じる。時が過ぎ、新たな愛を得て、穏やかな人生を送っているうちに……。

しかし、うつや不安がなくなっていくことは、本当に心の傷もなくなったことを意味しているのだろうか？　残念ながら、そうとは言いきれない。ただ小康状態にあるだけのこともあるからだ。心の傷は眠っていただけで、大きなストレスや悲しみをきっかけに傷口が開くこともあるのである。そうなると、私たちは再びうつや不安に襲われてしまう。二度と立ちあがれないようなかつての感覚がよみがえり、「自分なんかだめだ」という思考に再び引きこまれそうになる……。

心の傷が再び現れた時は、そのまま倒れてしまうのか、それとも前に進もうとするのかのいわば分かれ道になる。しかし、精神というのは、自分で思っているよりもずっとタフなものだ。倒れそうになりながらも、私たちは前に進むことができるし、過去の傷に向きあうこともできるのである。

## 気分の落ちこみを予防する

そして、前に進もうとする時、マインドフルネスは大きな助けとなるだろう。

マインドフルネスのトレーニングには、うつや不安障害などの再発を予防する効果が認められている。マインドフルネスが心理療法として開発される前、精神分析のような伝統的な心理療法は、症状の原因である心の傷を探ることで治癒をめざした。だが、十分な効果を発揮できなかった。そこで、その後、認知行動療法などの新しい心理療法では、原因よりも症状のほうに働きかけるようになった。行動しながら、認知、すなわち思いこみを変えて、少しずつ行動できるようにしたのだ。こちらはある程度効果が上がったものの、それでもまだ十分とは言えなかった。そこで、マインドフルネスが注目されるようになったのだ。

マインドフルネスでは、症状の原因である心の傷にとらわれない態度を培《つちか》い、心の傷に巻きこまれないようにすることで前に向かって進めるようにする。今のところ、マインドフルネスを含め、どんな形にせよ瞑想によって精神疾患が治癒できることは十分には証明されていない。とはいえ、前述のように効果は認められていて、マインドフルネスのトレーニングを行った人の場合、うつや不安障害の再発率が下がり、再発しても重症化しなくなっているのだ。

マインドフルネスを実践することで、私たちは気分の落ちこみを予防することができる。それはつまり、心の傷を受けとめながら、できるかぎりよい精神状態を保つことができる

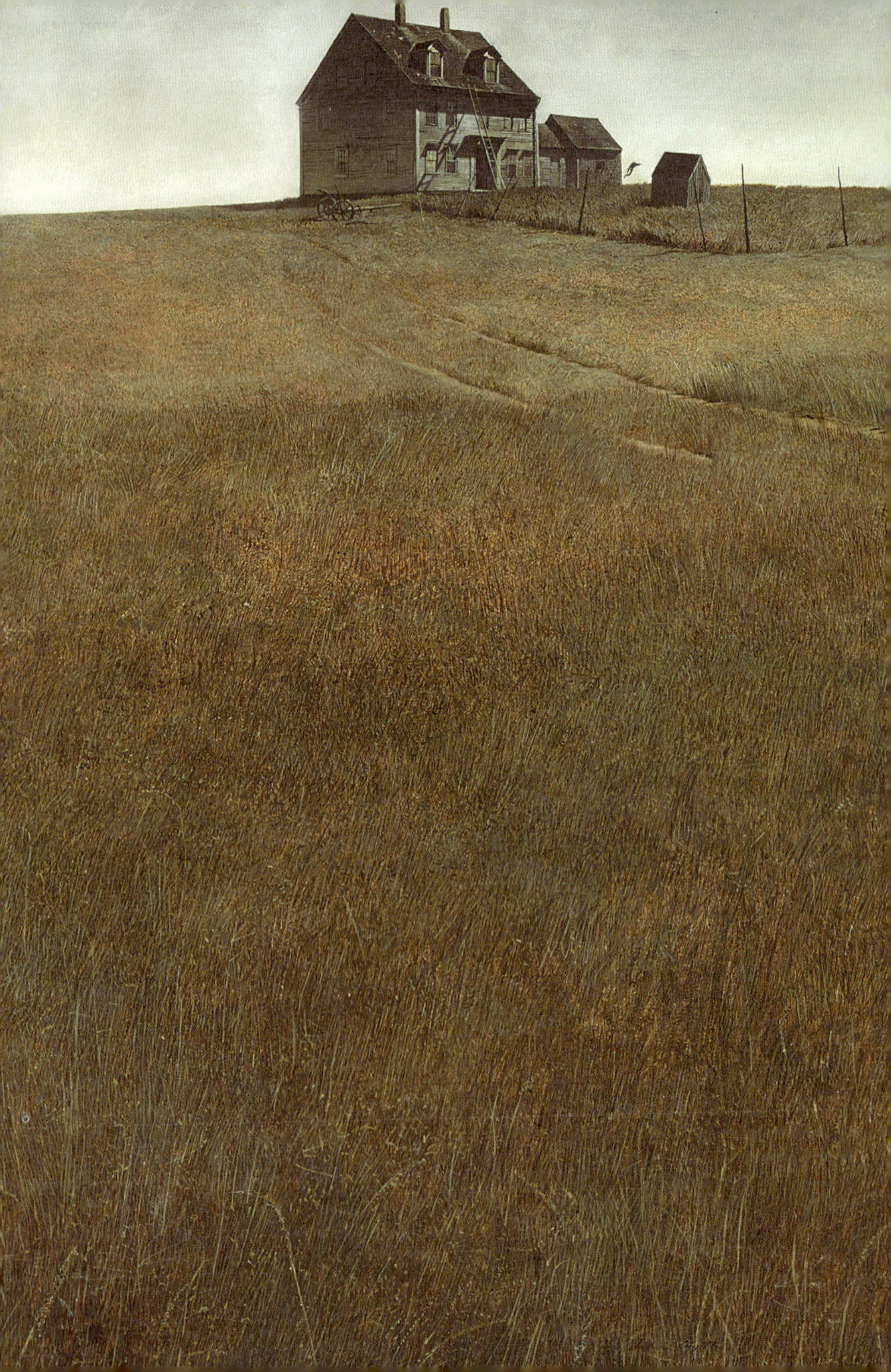

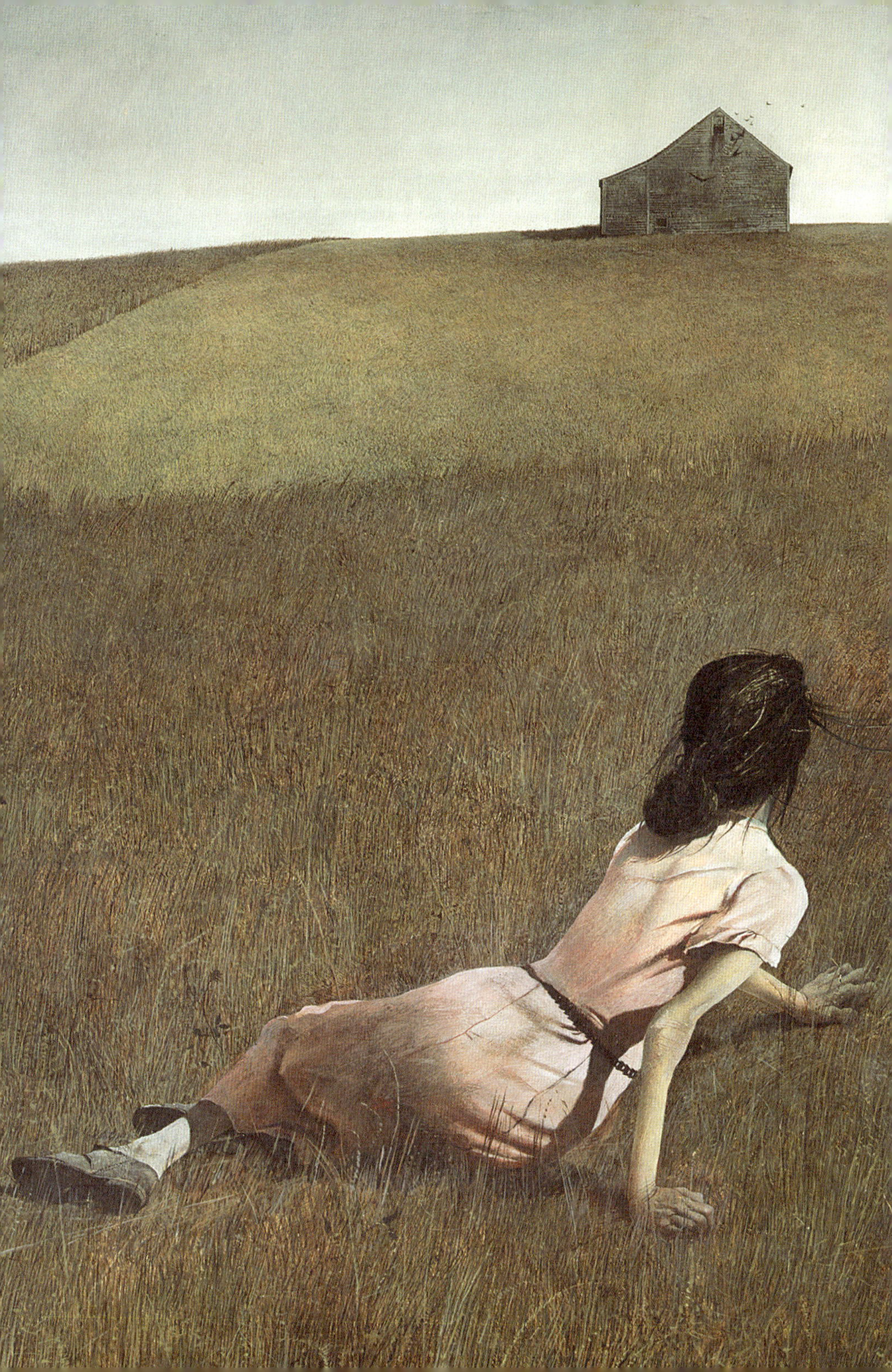

ということだ。マインドフルネスによって心の傷を受けとめれば、それは傷ではなく単に胸が痛む記憶のひとつに変わるだろう。表面上はなくなったように見える心の傷が、何かのきっかけで爆発するようなことはなくなるだろう。

さらに、たとえかつてのつらい出来事を思いだし、ネガティブな思考が次々と浮かびはじめたとしても、「ネガティブな思考が浮かんできた」ということを意識できれば、無意識のうちにそういった思考に従うこともなくなるだろう。そうなれば、私たちは本当の意味での選択――とらわれずに先に進むという選択ができるようになるはずだ。たとえ思考が「そんなことをしても無駄だ」「おまえには力が足りない」「どうせできっこないんだから、努力なんてやめてしまえ」とささやきかけても、前進し、努力しようという選択ができるようになるだろう。

ただし、心の傷による大きな苦しみに向きあえるようになるためには、嵐に備えて訓練するように、普段からどんな調子の時でもマインドフルネスのトレーニングをしておくことが大切である。苛立ちや心配事だけに意識が集中しないように、意識をできるだけ広げる練習を定期的にしておこう。

## ただ身体を動かしてみる

もうひとつ、心に留めておいてほしいのは、心に傷があってもあきらめたままでいないということだ。たとえば、歩くのが苦しくなって、立ちどまりたいと思った時でも、遠いゴールではなく足元だけを見れば、一歩一歩前に進むことはできるだろう。ただ身体を動かすだけでもいいのだ。歩く、庭いじりをする、片づけものをする、日曜大工をする。役に立っているのかわからなくても、動いてさえいれば少しずつ前に進んでいける。身体を動かして作業に集中していれば、「だめだ、私にはできない」という思考がやってきても巻きこまれることなく、「またあの思考がやってきた」と客観的に見ることができるだろう。

そして何より、世界とのつながりを断ってはいけない。顔を上げ、外の世界を意識して、感じたことをすべて自分のなかに招き入れよう。たとえ心がやる気をくじくような思考をささやいても、とらわれないようにしよう。私たちを取りまく世界へと、心の窓を大きく開いてみよう。

**レッスン18**

とても苦しい時、私たちは何かに没頭することで、その苦しみから逃避することがある。ひたすら歩きつづけたり、料理をしたり、片づけをしたり……。それは、生きのびるための努力である。苦しみにとらわれたなかで考えていても、さらに苦しむだけだと本能的にわかっているから……。だから、ひたすら何かに没頭するのだ。とにかく手や足を動かしてみる。べつに逃げるわけではない。動いていなければ倒れそうだから動くだけだ。人生にはそんな時もあっていいのである。

# 第19章 理不尽な体験を受け入れる

この絵は、私がこれまでに見てきたなかで最も見事であり、また最も考えさせられる作品のひとつだ。

キリストは細長い布で目隠しをされ、侮辱を受けている。唾《つば》を吐かれ、棒でたたかれ……。しかし、暴力が描かれているのに、この絵には、非現実的な、夢幻の世界のような不思議な静けさが漂っている。抽象的な表現で暴力が描かれているからなのだろうか。唾を吐く人物に身体はなく、侮辱を加える手だけが描かれ、棒は宙に浮いている……。

しかも、侮辱を受けても、キリストは泰然としている。玉座にすわり、葦《あし》の王杖と宝珠を手にして……。虐《しいた》げられながら、なぜこれほど心静かでいられるのだろうか。

キリストの足元では、聖母マリアが深い悲しみをたたえ、聖ドミニクスが本を読んでいる。ふたりとも目の前のキリストは見ていない。だが、決して無関心なわけではないだろう。マリアはキリストのために悲しんでいるのだし、おそらく聖ドミニクスのほうは、福音書にあるキリストの生涯を読んでいる。マリアはキリストのことを考えることによって、聖ドミニクスはキリストの生涯を読むことによって、それぞれキリストと結びついているのだ。ふたりはキリストを見捨てているのではない。しかし、キリストの試練については、無関心にも見える。なぜ助けようとしないのか……。

わからないことはたくさんある。だが、この絵は、暴力に象徴されるような理不尽な体験に対してひとつのあり方を示している、と言えるかもしれない。人間性を失わないこと、そして受け入れることを教えてくれているのではないだろうか……。時に人生には、私たちの理解を越えることが起きるものだ。そんな時、私たちには、理解するのをやめることしかできないのである。

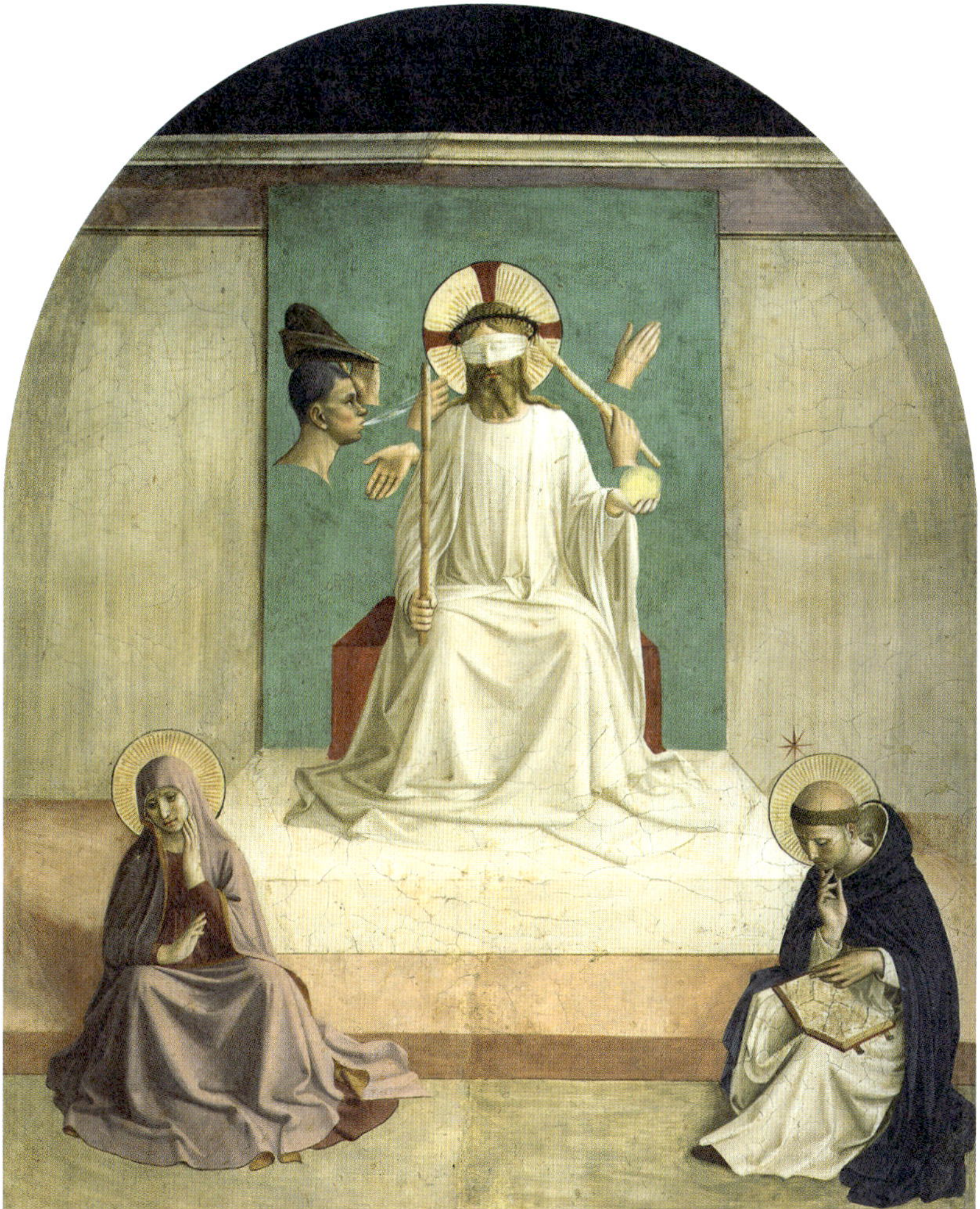

「キリストの嘲笑」
**フラ・アンジェリコ**（1400年頃-1455年）
1438年、フレスコ、187×151cm、
サン・マルコ美術館、フィレンツェ

真実とは道のない大地である。
ティツィアーノ・テルツァーニ『人生という偉大な旅』

## 外の世界とのつながりを持ちつづける

暴力は、突然ふりかかってくる。精神的なものにせよ、肉体的なものにせよ、暴力に襲われた時、私たちはなすすべもなく呆然としてしまう。その圧倒的な力に呑みこまれ、息が詰まりそうになる。絶望的な体験によって心がふさがれ、視野はとても狭くなる。押し寄せる苦しみしか見えなくなってしまう。さらに、あまりに苦しくて、外の世界とのつながりを持つことができなくなることもあるだろう。心に激しい痛みを受けたせいで、身がすくんで動けなくなり、ひとり自分のなかに閉じこもってしまうのだ。しかし、外界とのつながりが断たれてしまうと、心のなかでさらなる悲劇を生みだしかねない。生きる意欲を失ってしまうかもしれない。

そうならないためには、自分の心に閉じこもらずに、苦しくてもできるだけ外の世界へと意識を広げてほしい。本当にちょっとしたことでいいのだ。たとえば、夕焼けや雲、花や木などの自然に目を向けたり、置物や音楽など身近にある美しいものに気持ちを向けてみる。大切なのは、生きていることを感じさせてくれるものに触れつづけることだ。苦し

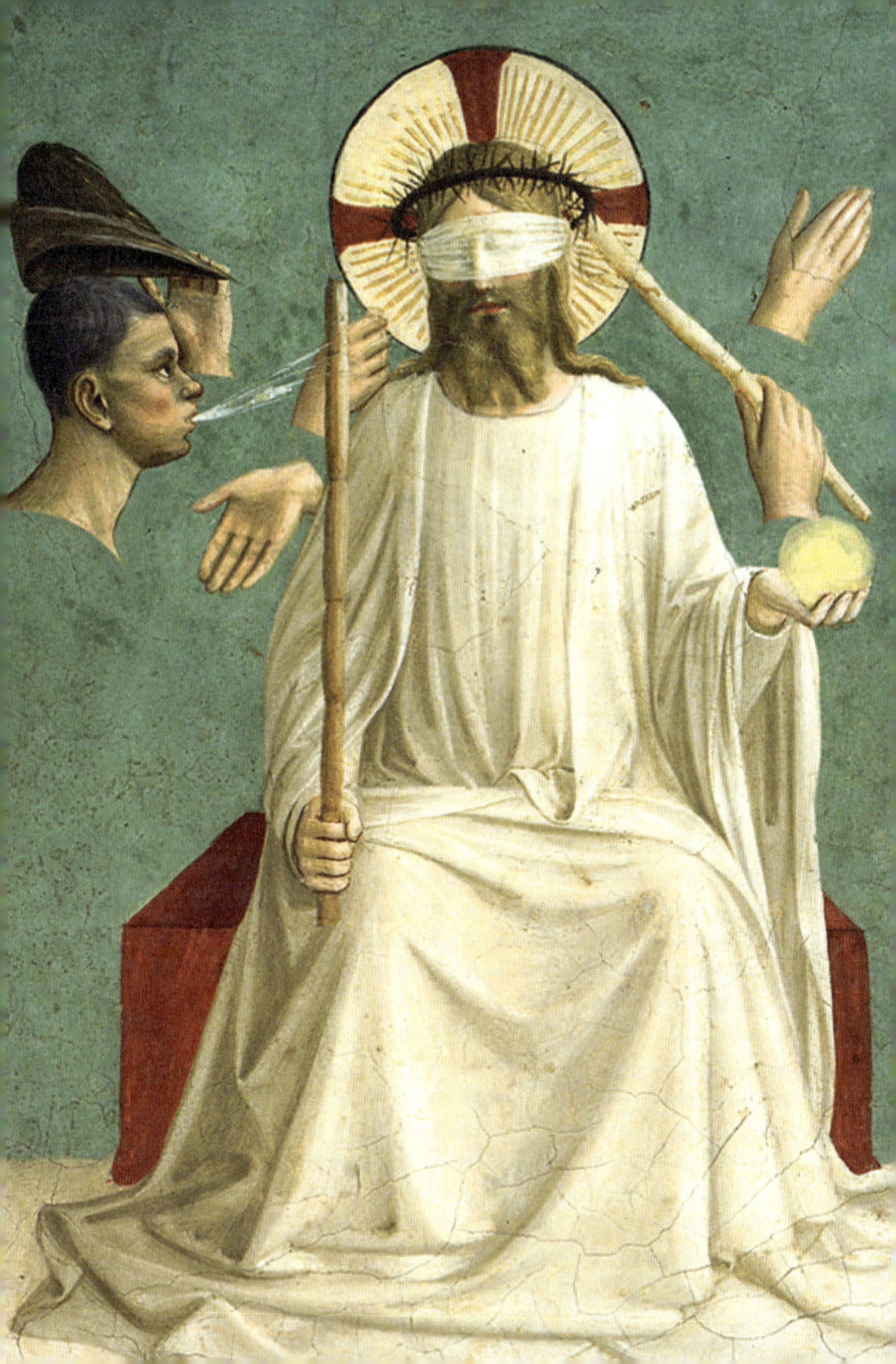

いなかでも、できるかぎり心を開くようにして、心に苦しみ以外のものを迎え入れるようにしてほしい。そうしていれば、少なくとも苦しみだけに人生を支配されることはなくなるだろう……。

ここで、第二次世界大戦中の強制収容所での体験を記した本の一節を紹介したい。著者のヴィクトール・フランクルはナチスによって強制収容所に送られ生還した人物だが、その著書『夜と霧』のなかで次のようなことを述べている。〈ある日の夕方。私たちは日中

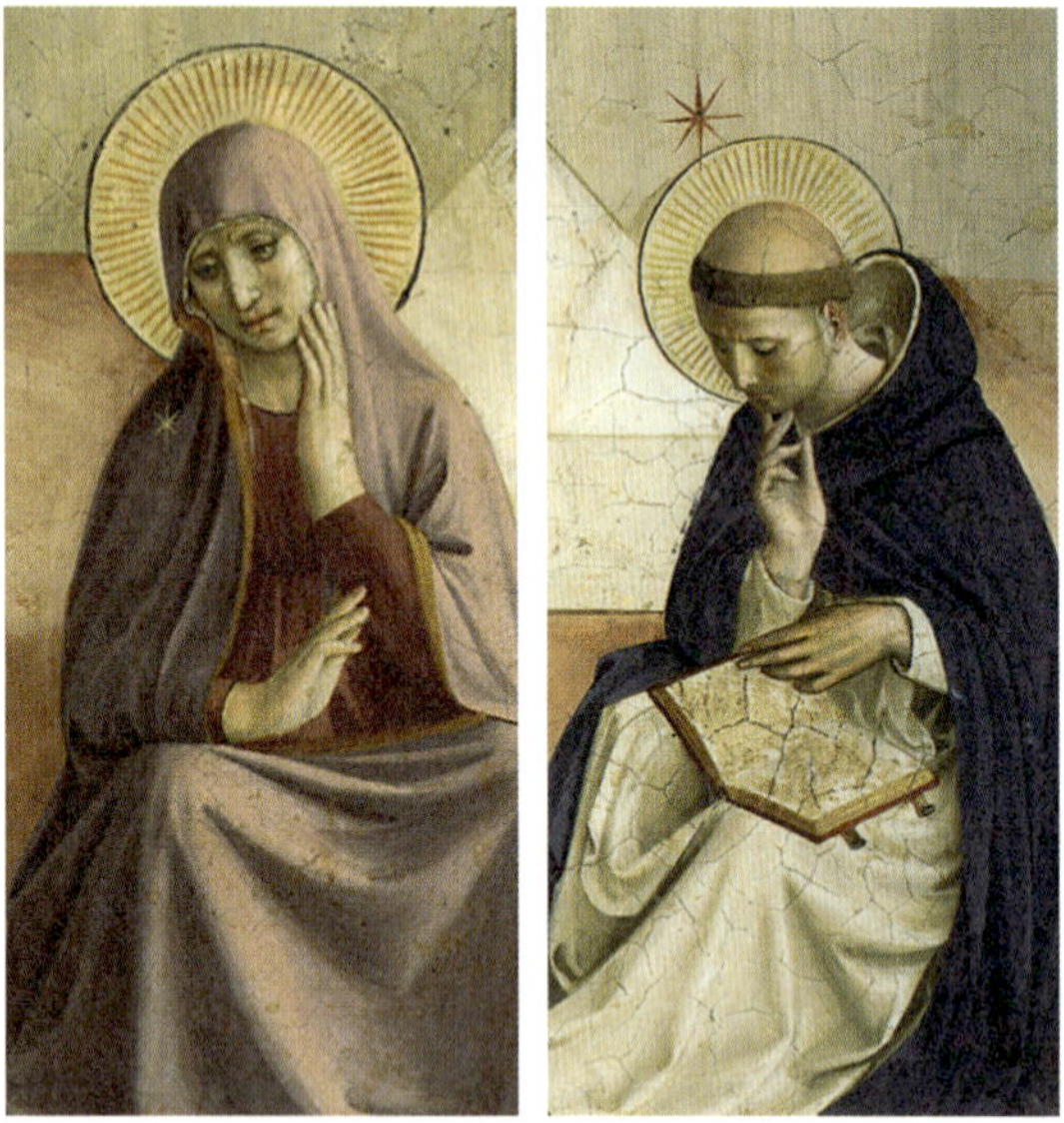

の労働で死ぬほど疲れ、スープ椀を持ったままバラックの地べたでぐったりしていた。その時、不意に仲間のひとりが走ってくると、点呼場まで来てほしいと言った。どれほど疲れていても、外が寒くても、あの素晴らしい夕陽を見なければいけない、と……〉

死が隣りあわせという極限の状況にあってなお、強制収容所の人々は「世界には美しいものもある」ということに心を向けていたのである。もちろん、これは恐怖から逃れるための逃避ではない。意識的な行為、知的な行為だ。人々は無力感にとらわれ、打ちひしがれていた。しかしそれでもなお、生を感じさせるものに触れること、人間らしくあることを放棄してはいなかったのである。

## 受け入れることは自由になること

もうひとつ、不幸にも暴力を受けてしまった時、「外の世界とのつながりを持ちつづけること」と並んで大切なのは、「起こったことを受け入れる」ことである。第14章でも述べたように、これはその体験をポジティブにとらえようとすることとは違う。起こったことについては、ただ起こったこととして認めるということだ。

もう少し詳しく言えば、「自分ではコントロールできないことがあること、考えても答えの出ないことがあることを認めて、受け入れる」ということになるだろうか。

そもそも暴力とは理不尽なものである。「なぜ？　どうして？」と問いかけても、答えが出るものではない。しかし、苦しみにもがいている時、私たちはあまりに苦しくて「なぜ？　どうして？」と問うことしかできなくなる。

だが、苦しみのなかでつくられる思考は、往々にして現実を歪めてしまうものだ。たとえば、「なぜ？」と自問しても、「私は呪われているからだ。この苦しみに出口などないのだ」という答えしか出てこないかもしれない。そうだとしたら、答えなどむしろないほうがいいのではないだろうか。あるいは、「このことが起きた意味を突きとめなければ」と考えるのもやめたほうがいいだろう。やはり答えは見つからないだろうから……。

また、「これからどうなるのだろう？」と、先が見えなくなって不安になることもあるかもしれない。たしかに、苦しみのさなかにいる時、将来は不確かなものに満ちていて、真っ暗に見える。だが、ちょっと心を外に向けて考えてみてほしい。私たちはどんな時であろうと、自分のまわりを確実なものだけで埋めることなどできないのだ。将来とは本来、不確かなものの集まりであり、そこに不安を感じるのは当然なのだ……。

だから、私たちは受け入れる。答えの出ないものはひとまずみんな袋に入れ、その袋を背負って歩きつづける。たとえ心に不安や疑問があっても、その不安や疑問を受け入れ、起こったことを受け入れた時、私たちは何かを選びとることができる。再び前に進んでいける。そうやって、前に進んでいるうちに袋も少しずつ軽くなっていくだろう。

しかし、圧倒的な暴力にさらされた時は、前に進みたくても進めないこともあるだろう。そんな時は、ただ呼吸を意識してほしい。呼吸をして〈今〉という時に避難するのだ。第16章でも述べたように、苦しい時、〈今〉は私たちを守ってくれる場所になる。だから、まず〈今〉に避難して、それから、自分がどれほど苦しさを感じているかを観察してみよう。少しずつその苦しさを受け入れて、苦しい気持ちにも「そこにいてもいい」と言ってやろう。早く何とかしなくてはと焦ることなく……。

たとえば、友人の悩みを聞く時は、ただ話を聞いてあげることが大切な場合もあるだろう。何とかしてあげなくてはと思ってアドバイスを考えていると、話をきちんと聞けなくなってしまうこともある。これと同じように、自分の苦しみに対しても、早く何とかしなければ、自分で状況をコントロールしなければ、と必死になるのではなく、〈今〉自分はどんな状態なのかをまず静かに観察してみるのだ。コントロールできるようになる時も、いずれやって来るだろうから……。

コントロールできないことや答えの出ないことを受け入れるというのは、自由になるということであって決して敗北ではない。あきらめて何もしないということでもない。それは、受け入れることを自ら選ぶということだ。受け入れることができた時、私たちは心の落ち着きを感じられることだろう。

答えの見つからない問題にぶつかって、考えても苦しくなるばかりの時――そんな時は、無理に答えを求めようとするのではなく、別の道――起こったことを受け入れるという道を選んでみてほしい。たしかに、普段なら、論理的に考えることは、問題を理解し、前に進むための光になる。だが、論理だけでは不十分な時もあるのだ。逆に、論理の光が私たちに苦しみだけを見せるせいで、ほかの道を隠してしまうこともある。

太陽が輝いている時は、この世のすべてのものが見えているように感じられるだろう。だが、太陽が沈み、夜がやってきた時、私たちは突然理解する。実は、太陽のもとで見ていたものがすべてではなかったのだ、と。今、目の前の広大な空には、いくつもの星が瞬いている……。

レッスン19

弱く非力な立場に立たされることを望む者はいない。だが、そうならざるを得ない時もある。マインドフルネスのトレーニングを重ねることは、理不尽な目にあった時の備えにもなるだろう。トレーニングのために目を閉じて座っている時、私たちはつらい感情や感覚、思い通りにならない精神状態に向きあわねばならない。しかし、それでもトレーニングを続けていれば、貴重な力を得ることができる。「理解できない、コントロールできない」という感覚を受け入れる力だ。苦しくてもそこにとどまるというのは、自分を痛めつけることでも、自虐的になることでもない。それは、受け入れる力──「人生にはそういうことも起こり得る」と思える力を鍛えることなのだ。

# 第20章 幸せは目の前にある

ヴェニスの街が遠くおぼろげに見えている。海に浮かぶ美しい街、ヴェニス。光に包まれたその様子は、まるで楽園のようでもある。私たちはまもなくヴェニスに到着する。かの地を踏みしめ、その美しさをすみずみまで味わうことになるだろう。幸せなひとときを噛みしめて……。

太陽は沈みゆく前に最後の光を放ち、ぬくもりをもたらしている。あたかも私たちを歓迎してくれているかのようだ。輝くばかりの黄色い光が、空と海を満たしている。けれども、絵の左の水平線には、早くも月がのぼりはじめている。月はあたりにかすかな冷気をもたらし、周囲を青く染めている。じきに、太陽は消えるのだ。夜が来て暗くなる。幸せがはかなく移ろうように……。
しかし、だからこそ、私たちはこの風景に心を動かされるのではないだろうか。消えゆくものだからこそ、黄昏時《たそがれどき》の光にこれほどの幸せを感じ、今日という日を生きてきたことに幸せを感じるのではないだろうか。太陽が沈んだら、暗くなってしまったら、このあとはどうなるのだろう？　いや、太陽が沈んでも、きっと、そこには新たな幸せが見つかることだろう。

一秒ごとに、私たちは天国に入ったり天国から出たりしている。

クリスティアン・ボバン

## 幸せを感じる時

幸せとは、意識することで生まれるものである。もちろん、空腹が満たされているとか、暖かくて安全なところにいるなど、基本的な欲求が満たされているのは望ましいことだ。

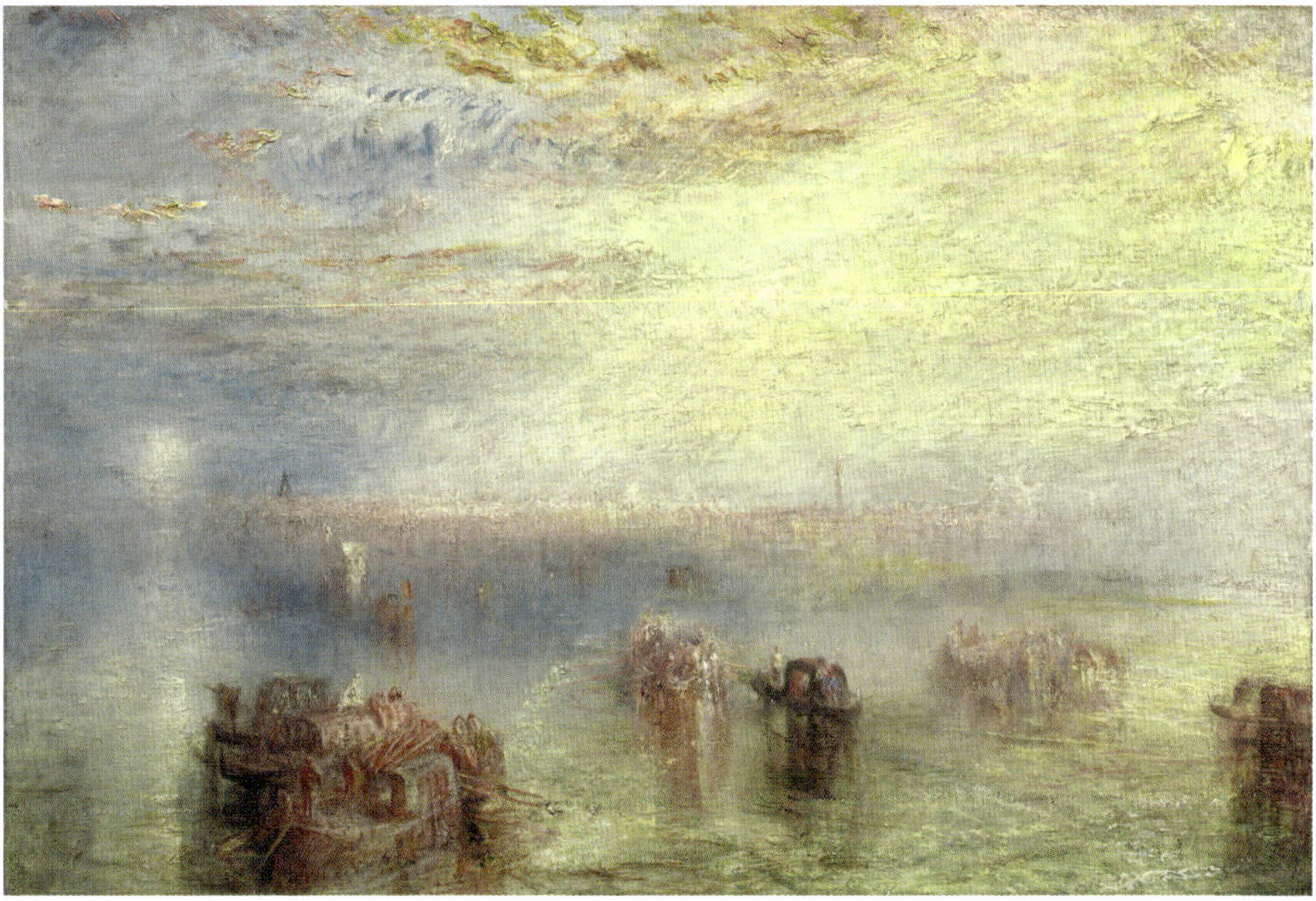

「ヴェニスの入り江」
**ジョゼフ・マロード・ウィリアム・ターナー**（1775-1851年）
1844年、油彩・カンヴァス、62×94cm、
ナショナル・ギャラリー・オブ・アート、ワシントン、アンドリュー・メロン・コレクション

しかし、単にそれだけでは、私たちはまだ「幸せ」には至っていない。「私は満足している」と意識することができた時、初めて「幸せ」を感じるのである。

言い換えれば、意識できなければ、幸せを感じることはできないということだ。「今そこにある幸せ」に気づけないと、幸せは今ではなく過去にしか存在しなくなるだろう。まさにレイモン・ラディゲの詩にあるように。〈幸せよ、おまえが離れていく音を聞いて、僕はようやくおまえがいたことに気がついた〉。去っていって初めて気づく幸せ。それはいわば、生まれながらに死んでしまった幸せである。意識してさえいれば、目の前にあったその時に命を与えることもできたのに……。

私たちは、つい目の前の幸せを見過ごしてしまいやすい。忙しい時は特にそうなる。やることが多すぎて、幸せが前を通っても目を向ける時間がないからだ。また、悲しい気分の時や不安に駆られている時も、幸せを見過ごしやすい。心が〈今〉ではなく、過去や未来にいるからだ。この先どうなるのかと未来を心配したり、あんなことをしなければよかったと過去を後悔したりして……。そして「どうしてこんなに不幸なのか」と嘆くことばかりに忙しくなって、たとえ幸せが今まさに目の前を通っていたとしても、幸せを感じることはおろか、気づくことさえできなくなってしまうのだ。

マインドフルネスでは、これまでずっとお伝えしてきたように、〈今〉を意識することを何より大切にし、トレーニングの中心に据えている。これはまた、今そこにある幸せを意識する手助けにもなるだろう。過去や未来に気をとられている時、私たちはどうしても〈今〉の幸せが見えなくなる。だが、〈今〉を意識していれば、日々の暮らしのなかで幸せ

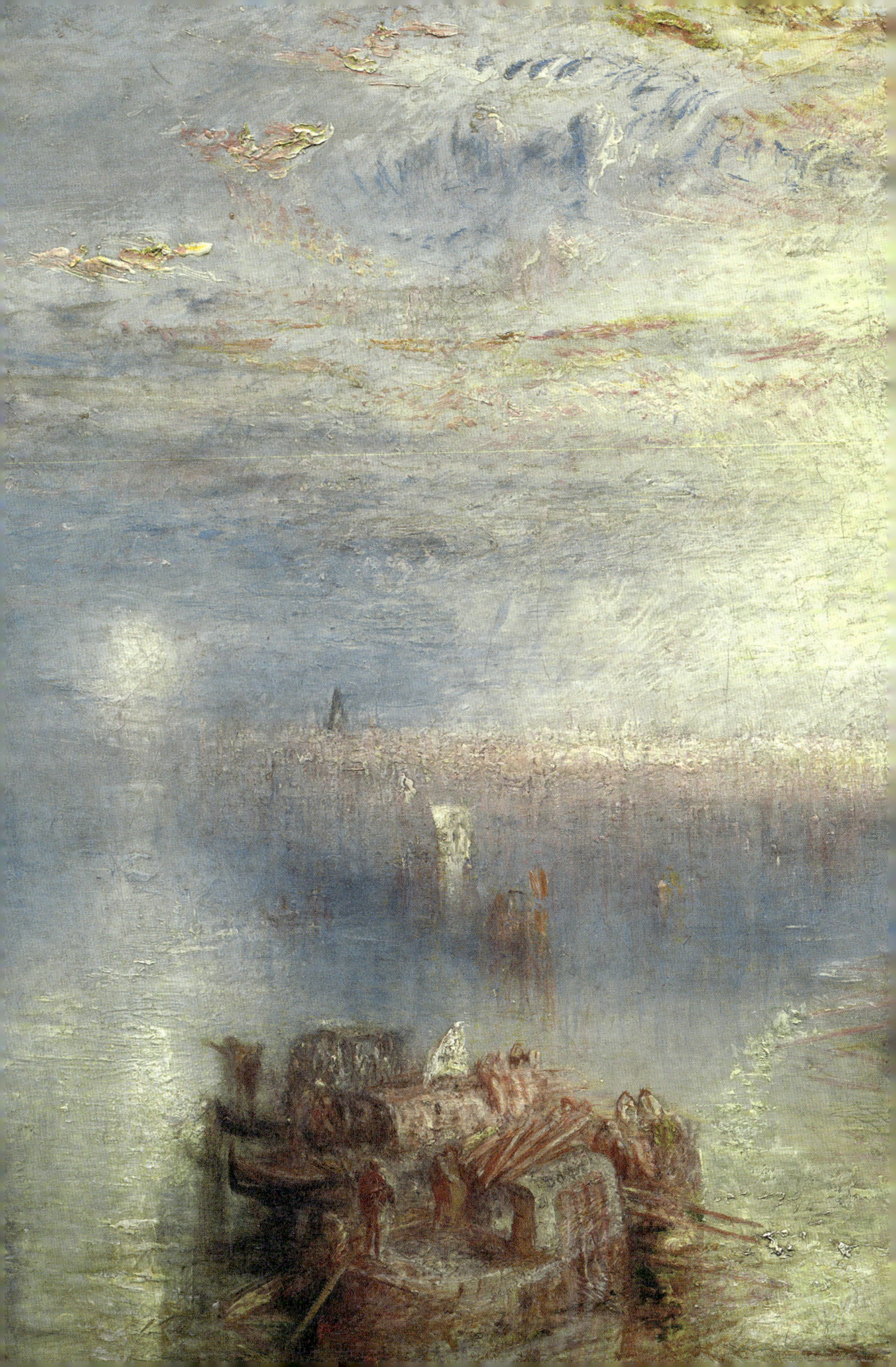

が通りかかった時、それに気づきやすくなるはずだ。幸せに気づくことが多くなれば、結果的に幸せを感じやすくなるだろう。

いつでも心と意識を〈今〉あるすべてのものに向けて開いていれば、幸せは探そうとしなくても、向こうからやってくる。そして、少しずつ、幸せを感じる時間が増えてくる。だから、心の目を〈今〉に向けて開き、どんな小さなことでもよいことがあったら意識してみよう。日々のなかにある幸せはささやかで、吹けば飛んでしまうようなはかないものかもしれない。それでも、幸せは形を変えながらさまざまな姿で現れてくる。さりげなくきらめきながら……。そんな幸せを意識しているうちに、私たちの人生は、きらきらとした幸せの粉で少しずつ彩られはじめるだろう。それがつまり「幸せな人生」なのである。

## 永遠の幸せは存在しない

一方で、幸せを意識すると、その幸せを失うことへの不安もわいてくるかもしれない。幸せな時、私たちは幸せを感じると同時に、やがてこの幸せには終わりがくるということも意識しているものだ。幸せとは、人生のなかで何度も現れたり消えたりするものであり、私たちの前にはいつでもずっと幸せばかりがあるわけではないからだ。しかし、だからこそ、今感じている幸せを味わうことが大切なのだ。去っていくことを受け入れながら、たとえ短いあいだでも、幸せがやってきたらそれに気づいて、できるだけ味わうようにしてみよう。幸せを引きとめようとしてしがみついたり、もうすぐ去ってしまうと嘆くのではなく……。

心配性の人の場合、幸せが去っていくことに耐えられなくて、たとえ幸せだと感じても、何かよいことがあっても、それに身をゆだねないようにする傾向がある。どうせ去っていくものなら、関わらないほうがいいのだと……。たしかに、去っていく時の苦しさを思えば、それも一理あるかもしれない。しかし、去っていくものだからこそ、私たちは目の前に幸せがあったら、その幸せをきちんと味わうべきなのではないだろうか？　幸せを前にした時、私たちの選ぶ道はふたつにひとつだ。まず幸せを噛みしめてから去ってゆく幸せを見送るか、それとも、初めから幸せをあきらめて幸せになろうとしないか。私としては、どちらを選ぶかは決まっているのだが……。

目の前の幸せを味わうという意味では、幸せを感じている時に「これが最後かもしれない」と意識するというのは究極の方法かもしれない。たとえば、余命の限られた人が思い出の土地に行く時のように……。「最後かもしれない」と思うと、私たちは、今目の前にある幸せをしみじみと噛みしめる。その幸せは、より印象深く、くっきりと鮮やかなものになるだろう。

## 幸せと不幸を共に受け入れる

幸せとは、苦しみのなかでも見つけられるものだ。これまで私は、マインドフルネスのトレーニングをする時は、楽しいことだけでなく、苦しいこともすべて受け入れるようにすること、たとえつらい体験や戸惑いを覚えるような体験だろうと、その体験にも居場所をつくってやる、というお話をしてきた。この「すべてを受け入れる、居場所をつくる」という態度は、幸せと不幸を前にした時もまた同じである。

　というのは、前項で説明したように、幸せはいつかは去っていくものだからだ。では、幸せが去ったあと、次に何がやってくるか。それは不幸だ。つまり、幸せと不幸とは、光と影のようなもので、ほとんど表裏一体なのである。私たちは、幸せを受け入れている時、いわばその裏にある不幸も受け入れていることになる。

　そして、これは逆も同じだ。不幸を受け入れている時、私たちは同時に、不幸の裏側にある幸せも受け入れているのだ。ただし、苦しみのなかで幸せを照らし、その幸せを深く味わうためには、意識の力をいっそう高め、研ぎすましていかなくてはならない。哲学者のアンドレ・コント＝スポンヴィルは、この高い意識のレベルを〈叡智《えいち》〉と名づけ〈最大の幸せは最大の明晰《めいせき》さのなかにある〉と述べている。

　不幸と幸せを共に受け入れることができれば、私たちは幸せをよりはっきりと感じられるようになるだろう。たとえば、ある研究によると、配偶者を亡くして悲しみに暮れながらも、「あの人と知りあったおかげで、たくさんの幸せに恵まれた」というふうに考えられる人は、二年後にはもっと幸せを感じることができるそうだ。なぜなら、その人は幸せを不幸のなかに沈めてしまわないようにできるからだ。そしてまた、「人生とはあらゆることがひとつになったものだ」と理解しているからだ。さらに、不幸によってこれまでの幸せがなくなることも逃げていくこともない、とわかっているからでもある。

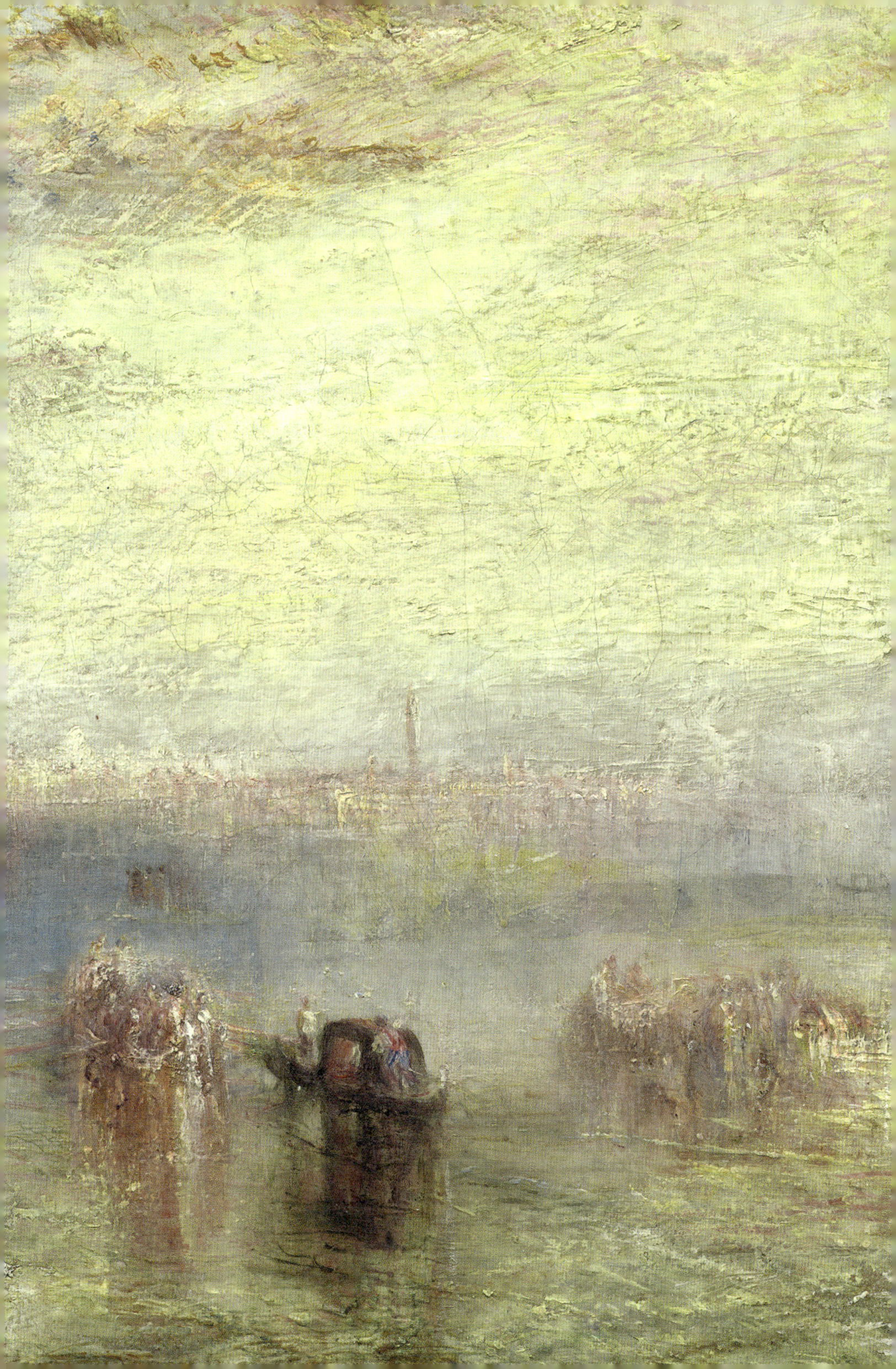

私たちが人生で体験してきた幸せは、永遠の財産となる。苦しい時には、泣きながら微笑んだっていい。それは、苦しくても世界を受け入れ、世界を心から愛そうとする決意なのだから……。

オランダ系ユダヤ人のエティ・ヒレスムは、第二次大戦中、ナチスに連行されたヴェステルボルク通過収容所で次のようなことを書いている。〈生と死、喜びと苦しみ、足にできたまめの痛み、家の裏にあったジャスミン、迫害、無数の残虐な行為。このすべてが私のなかにあり、力強くひとつのものとなっている。私はこれを分かちがたい全体として受け入れる〉

また、旧ソ連の作家、エヴゲーニヤ・ギンズブルグは、スターリン時代、わけがわからないまま裁判所へ連れていかれ、死刑か強制労働収容所送りかという判決を待ちながらも、外を見てこう感じていた。〈窓の外では、黒っぽい樹皮の高い木がそびえ、その葉がさわさわと瑞々《みずみず》しくささやいていた。その音を耳にした時、私は感動した。まるで初めて聞いたもののように思えた。あの葉のささやきに、どれほど胸を打たれたことか〉

これほどの苦しみのなかでも、幸せを見つけることはできるのだ。もちろん、私たちがこういった環境に置かれることはまずないだろうし、同じ態度はなかなかとれないだろう。だが、ヒントを得ることはできる。それは、悲しみのなかにあっても、立ちどまり、どんなに小さな幸せのかけらでも受け入れようとする、ということだ。たとえその幸せがつかの間のものでも、不完全で断片的であっても……。ただし、その小さな幸せは慰めにはなるだろうが、はかなくてすぐに消えてしまうだろう。顔を上げて歩きだしても、おそらく不幸は再びやってくるだろう。そうなったら、また小さな幸せを見つけることを繰り返せばいいのだ。もう一度、同じように。たゆむことなく……。

　どんな不幸のなかにも、小さな幸せは必ずある。生きていると感じさせてくれるものは、必ずあるのである。

## レッスン20

　幸せと不幸とは切り離せない。生きている以上、私たちは嬉しいことや楽しいことばかりでなく、悲しいことやつらいことにも向きあわなければならない。完璧な幸せや永遠の幸せなど存在しないのだ。だから、ささやかな幸せを意識するようにしよう。たとえ気苦労や心配事があっても、幸せを見つけて、幸せにも居場所をつくってやろう。気をつけてほしいのは、気苦労や心配事がきれいさっぱりなくなってから（そんなことはあり得ない）、幸せの居場所をつくるのではなく、心配事と幸せを心に共存させるということだ。たとえ苦しい時でも、ささやかな幸せに心を留めるようにしよう。いや、むしろ苦しい時こそ、小さな幸せを見つけてほしい。それが、前を向いて生きるための力となってくれるだろう。

第4部

# さらなる高みへ

## マインドフルネスで
## 心を鍛える

今日は魂よりも身体のほうが正しい。
でも、明日は身体よりも魂のほうが正しいかもしれない。
——ギュスターヴ・ティボン『豊かな幻想』

# 第21章 心を鍛える

この絵を見ると、私は意識とはこうあるべきではないかと思う。というのは、ひとつの行為に集中しながらも、まわりのすべてに意識が広がっていることが感じられるからだ。

絵は、三つの層から成っている。ひとつ目の層は、建物の内側だ。そこでは、聖ヒエロニムスが読書に集中している。聖ヒエロニムスとは、聖書のラテン語訳を成しとげた聖人だが、ここではその深い学識が周囲のたくさんの写本によって表現されている。同時に、書斎に上がるために脱ぎ捨てられた靴や、書斎の左すみにいる猫からは、その人間的な面も感じとれる。

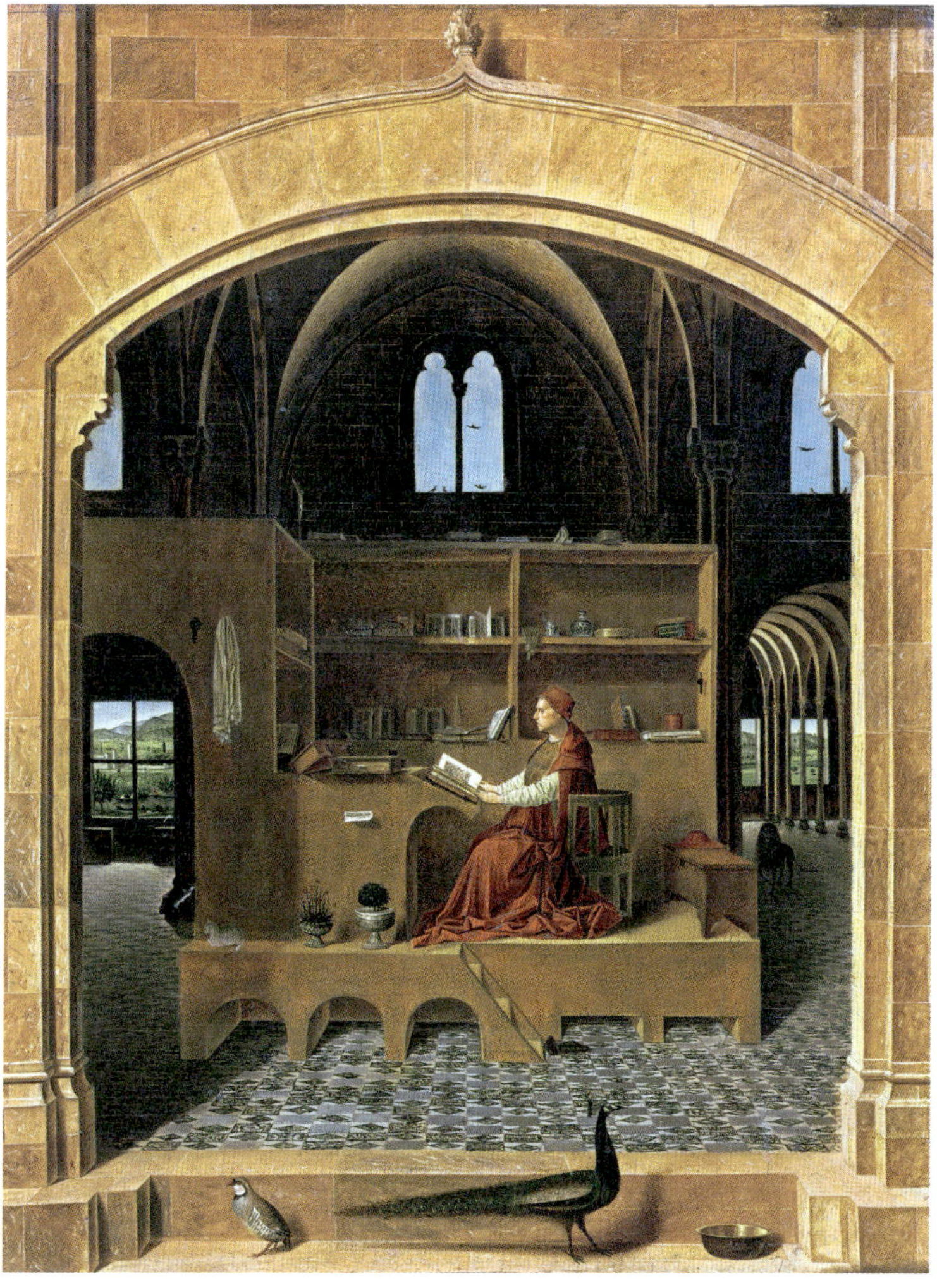

「書斎の聖ヒエロニムス」
**アントネッロ・ダ・メッシーナ**（1430年頃-1479年頃）
1475年頃、油彩・板、45.7×36.2cm、
ロンドン・ナショナル・ギャラリー

ふたつ目の層は、聖ヒエロニムスの書斎をとりまく回廊である。この部分は、建物の内部ではあるが、内と外との中間地帯になっている。右側の薄暗い場所に、ライオンがいるのが見えるように、外界のものも混じっている（一説によると、聖ヒエロニムスはかつてライオンの足のとげを抜いてやったが、そのライオンが修道院までついてきたため、ずっと面倒をみてやったという）。

三つ目の層は、建物の外、外界への広がりが感じられる部分だ。画面手前には、ヤマウズラとクジャクが描かれている。また、奥の右と左にある窓からは、田園や村の風景が広がり、上の細長い窓からは、鳥が空を飛ぶ様子も見えている。

書斎、回廊、外。これは「自分の内面、自分のまわり、外の広い世界」に置き換えられるだろう。聖ヒエロニムスは、自身を深く見つめながらも、世界へと心を開くことを決して怠っていない。その両方を行っている。意識を広く持つとは、まさにこういうことを言うのではないだろうか。

すべては必要のなかから始まり、自由のなかで終わらねばならない。
モーリス・ズンデル『生、死、復活』

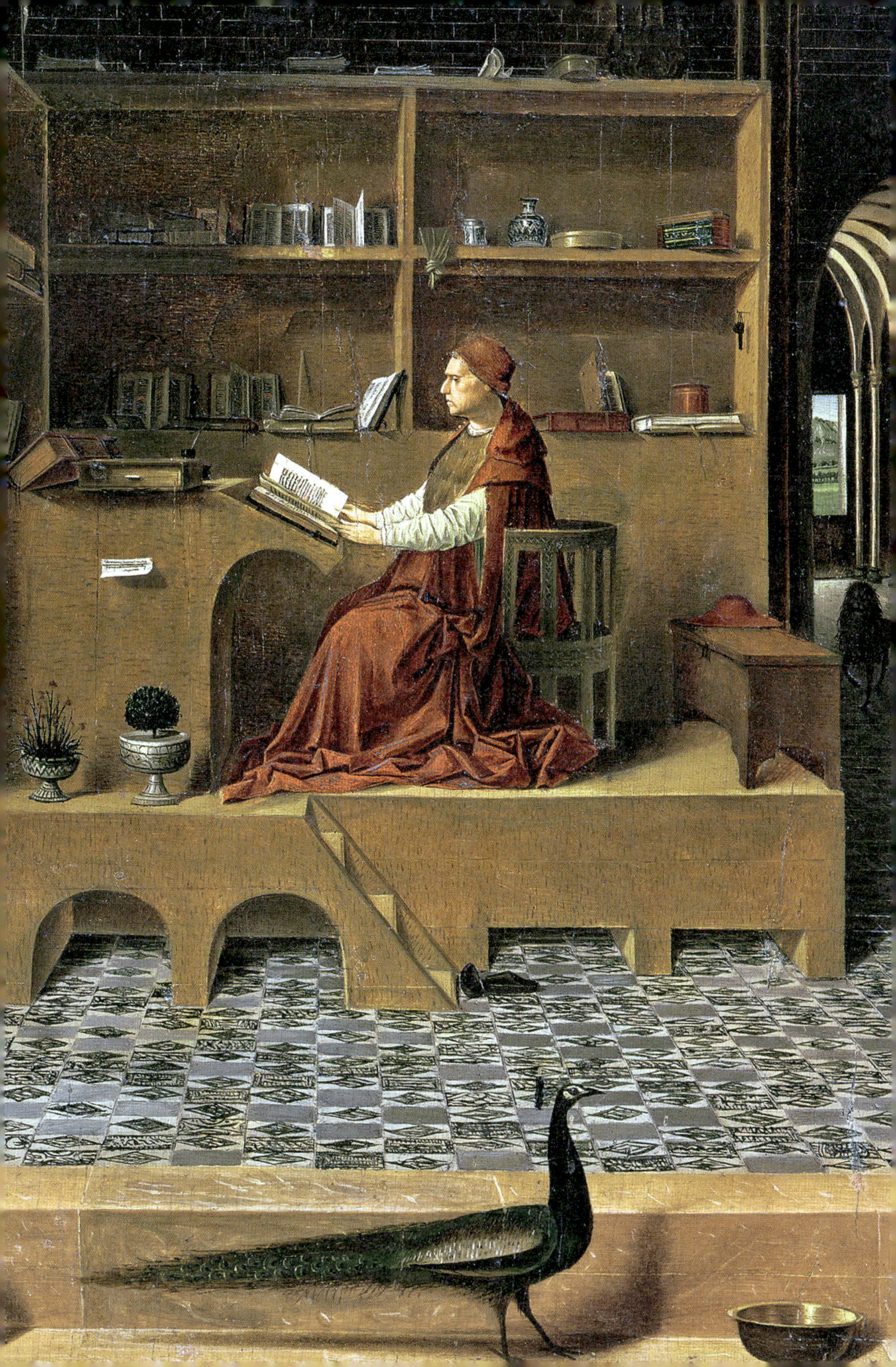

第1部ではマインドフルネスとはどういうものかについて、第2部では日常生活のなかで意識を広げることについて、第3部では苦しい時にマインドフルネスが助けになることについてお話ししてきた。この第4部では、マインドフルネスを続けることによって、しなやかな心が得られることを説明したい。まずこの章ではこれまでの復習も兼ねつつ、心にもトレーニングが必要であることについてお話ししよう。

## 身体を鍛えるように心を鍛える

私たちは身体を鍛えることに関しては、わりと熱心である。運動して身体を鍛えれば、その分筋肉がついて健康でいられるとわかっているからだ。しかし、心を鍛えることについては、どうだろうか。身体を鍛えることに比べて、少々無頓着ではないだろうか。集中力や心の落ち着きというのは、特にトレーニングなどしなくても、日々の生活のなかで自然に身につくと思って……。

しかし、私たちは必要な時、本当にいつでも心を穏やかに保ったり、集中したりできているだろうか。イライラすると、歯止めがきかなくなって、ますますイライラしたりしてはいないだろうか。

集中力や穏やかな心を保つ力は、心を鍛えることで得られるものである。身体を鍛えていれば、いざという時に瞬発力や持久力を発揮できるように、心だってきちんと時間をとって鍛えてやれば、ここぞという時に集中力を発揮することができるし、ネガティブな感情に呑みこまれないようにすることもできるのだ。

そのためのトレーニングとして効果が認められているのが、マインドフルネスである。序章でも述べたが、マインドフルネスには、心を鍛えるための〈心のトレーニング〉という側面がある。〈今〉に意識を集中する練習を重ねることによって、集中力をつけたり、逆境に負けない力をつけていくのだ。その意味で、マインドフルネスは〈心の体操〉とも呼べるだろう。

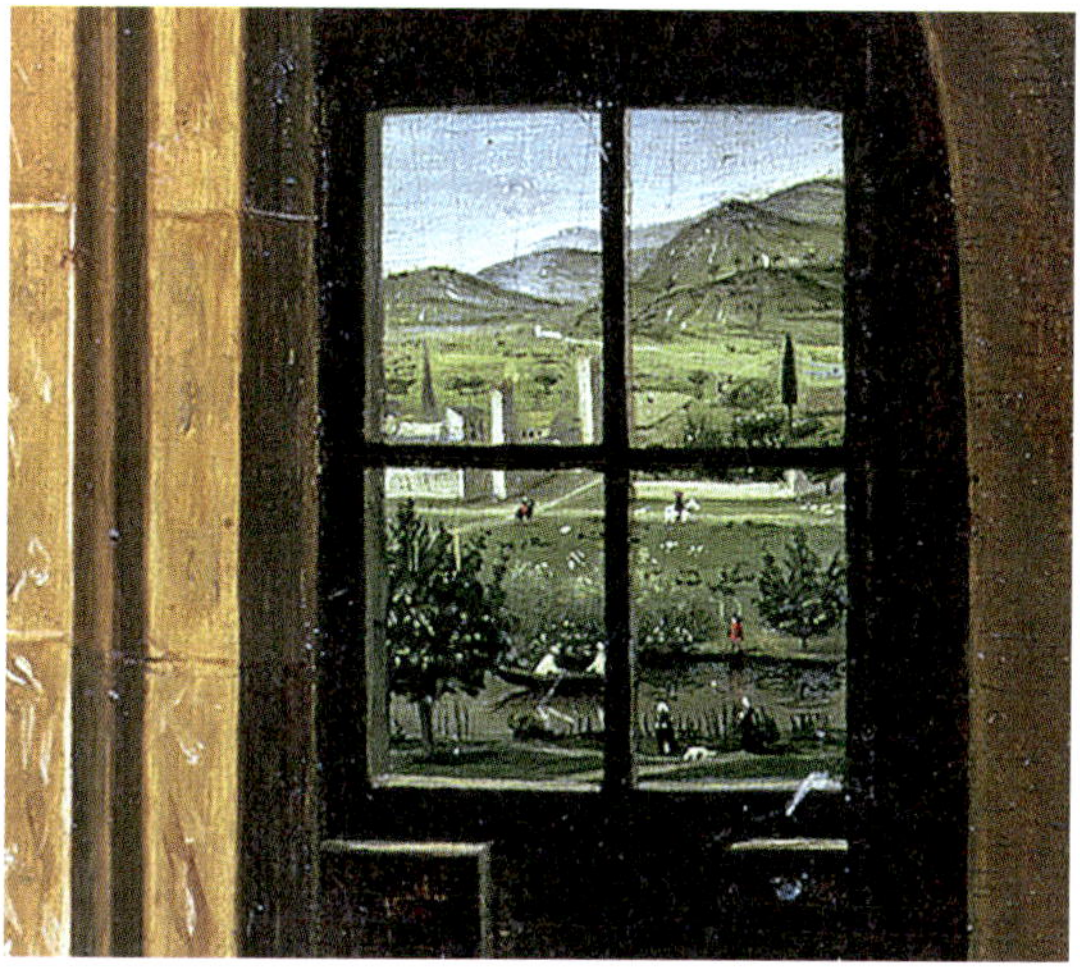

たとえ「自分を変えたい」と思っていても、ただ漠然と思っているだけでは変わることはできない。心と距離をとる方法を学ばなければ、結局、自分の思いこみが自動的につくりだす思考にからめとられてしまうだろう。そうして、単なる思いこみを〈現実〉だと信じたり、ネガティブな感情を抑えられなくて苦しむことになる。苛立ちが苛立ちを呼んでますますイライラしたり、物事を悪いほうにばかり考えて、自分にも自分以外の人にもよくない影響を与えるだろう。

マインドフルネスを練習する時、気をつけてほしいのは「自分の心を思いどおりにコントロールしようと望まない」ということだ。大切なのは、コントロールすることではない。さまざまな思考や感情を招き入れることで、ネガティブな思考や感情だけで心が占められてしまわないようにし、心のバランスを回復させることなのだ。

## 根気よくトレーニングを続ける

マインドフルネスは〈心の掃除〉とも言えるかもしれない。心に積もったほこりを定期的に取りのぞいてやるという面もあるからだ。ここでも大切なのは定期的に行うということである。しばらく掃除をしないと確実にほこりが積もるように、マインドフルネスも練習を続けているうちは、穏やかな状態を感じられるだろうが、やめてしまうと再び心のおしゃべりに引きずられ、動揺を感じやすくなるだろう。

また、せっかく進歩したと感じたのに、振り出しに戻ってしまうということもあるだろう。練習の成果が出て、精神的に少し強くなれたと感じても、いずれまた、落ちこんだり、不安に駆られたり、怒りに我を忘れたり、ということは起きるものだ。

そういう時、もしやるだけ無駄だと思ってしまったなら、トレーニングに成功することだけが目的だったのだろう。期待はずれだと思ったなら、内心ではずいぶん期待していたということだろう。しかし、もし振り出しに戻っても面白いと思えるなら、それはうまくいかなかったことを穏やかに受け入れたということだ。現実を受け入れて、あるがままの状態をただ見つめることができたということだ。英語を身につけるのにも、楽器が弾けるようになるにも、たくさんの練習がいる。それと同じで、穏やかな心を保つためにも、何度でも根気よく練習することが必要なのである。だから、ひたすら練習を続けていこう。

## どんな時でも〈今〉を意識する

定期的に、根気よく練習する。それはつまり、いつでもトレーニングをするということ——苦しい時だけでなく、穏やかに暮らしているから今は必要ないと思った時でもトレーニングをするということだ。トレーニングの方法には、本格的なものと手軽なものがある（もちろん、すべての基本になるのは、〈今〉を意識することだ）。

まず、本格的なトレーニングというのは、時間をしっかり確保して、三十分から一時間ほどかけて行うものだ。たとえば、第3章で紹介したように、身体のひとつひとつの部分にゆっくりと意識を向けて観察していく〈ボディ・スキャン〉を行なってもいいだろう。

また、第4章、第5章で説明したように、呼吸を意識し、聞こえてくる音や心に浮かんでくる思考を意識するということに取り組んでもいい（これは〈音と思考のマインドフルネス〉と呼ばれている）。

手軽なトレーニングのほうは、一日のうちに何度か立ちどまって、数分間ほど〈今〉を意識する時間をとるというものだ。こちらは、もしオフィスでの仕事の合間なら、窓の外を見て空の色が移ろう様子に集中したり、雲の流れを眺めたりしてもいいだろう。あるいは何かの待ち時間を使うなら、目の前の風景、たとえば木の葉の動きに集中するなどしてもいい。

そのほかに、悲しくなったり苦しくなったりした時に、何かしている手をとめて三分間ほど呼吸してみるのもいいだろう。呼吸しながら〈今〉体験しているつらい状態をありのままに受け入れる。つらさを見ないふりをするのでもなく、同じことばかり考えて堂々巡りするのでもなく、つらさに居場所をつくってやり、自分のなかにあってもいいと認めてやるのだ。トレーニングのあとは、心がちょっと外に開かれたように感じられ、つらいことだけで占められていた心も多少やわらいでいるだろう。

そうして練習しているうちに、最終的には人生のあらゆる場面で〈今〉を意識できるようになっているといいだろう。結局、マインドフルネスとは「心の目を大きく開いて、その時々の〈今〉を意識的に生きていく」というものである。自分が体験している〈今〉という時を、静かに咀嚼《そしゃく》するようなものだろうか。無意識のうちに、がつがつと食べてしまうのではなく……。

人生は〈今〉の連なりである。だから、歩いたり、おしゃべりをしたり、仕事をしたりといった日常のごくありふれた時も、誕生日や結婚式といった人生の節目の時も、目の前の〈今〉を十分に生きていこう。もちろん、自然や美しいものに触れている時も……。

## 幸せに生きるために

本書を通じてお話ししてきたように、マインドフルネスで〈今〉を意識することは、どんな時でも心のよりどころになる。特に、苦しくてどうしようもない時や、意志の力だけではどうにもならない時、〈今〉が避難場所になってくれることは前に述べたとおりである。〈今〉に避難することで、私たちは投げやりになることなく、人生で大切にしていることを守ることができるだろう。落ち着きを取りもどし、受け入れることや観察することもできるようになるだろう。そうなれば、これからどうしたらいいかということも決められるようになるだろう。

また、第20章でも述べたように、マインドフルネスで〈今〉を意識することは、幸せをより多く、より深く味わうことにもつながる。〈今〉に意識を向けていれば、目の前にある幸せに気づく力が高くなり、結果的にたくさんの幸せを感じることになるからだ。また、幸せがいつかは去っていくということを受け入れれば、〈今〉感じている幸せをさらに大切に思うことができ、その幸せをいっそう深く味わえるだろう。それは、生きていることの素晴らしさ、人生の美しさを意識できるということにほかならない。

## レッスン21

一日の始まりと終わりに、マインドフルネスの練習をしよう。朝目覚めた時と、夜眠りにつく前に、〈今〉自分が体験していることに注意を向けてみる。身体はどんな状態か、呼吸はどうか、どんな思考が浮かんでいるか、感情の流れはどうなっているか……。また、日中に三分ほど〈今〉を意識する時間をとるのもいいだろう。待ち時間や、仕事をひとつ終えて次に移る前など、ちょっとした時間を使ってみよう。さらに、マインドフルネスをもっと究めたいなら、週に一度、三十分から一時間座りつづける本格的なトレーニングに取り組むといいだろう。

# 第22章 しなやかな心をつくる

旅人は頂上にたどり着いた。

出発は早朝、夜明け前だった。しかし、長い道中、旅人の心は軽やかだった。規則正しい足音、心臓の鼓動、呼吸のリズム、岩を打つステッキの音。そういったものすべてが、心を穏やかにしていた。

それでも時折、「この先まだまだ大変なことが待ち受けているだろう」と思考がささやきかけてきた。だがそんな時も、旅人は思考のささやきにとらわれることなく、意識を広げて〈今〉に注意を向けた。ひとつひとつの歩みに、周囲の音に、移りゆく空の景色に……。そうしていると、思考は消えた。戻ってきては、また消えた。思考とは、山腹にかかる靄《もや》のように、流れゆくものだから……。

こうして今、旅人は頂上にたどり着いた。

「とうとう着いた。頂上だ」。旅人は、まずこの成功を勝利として味わった。しかし、それはわずかなあいだのことだ。やがて、成功の喜びや勝利の興奮を手放し、旅人は山の景色で心を満たしていった。まわりのすべてのものに、意識を広げた。輝く地平線、澄んだ空気、あたりを包む静寂、風の音……。

息を吸うたびに、山全体が自分のなかに入ってくるようだ。息を吐くたびに、身体も心も山とひとつになっていくようだ。今、旅人はどこまでも心地よく感じている。私はいるべき場所にいるのだ、と。

目的に達する者は、目的以外のすべてを逃したのである。

禅の格言

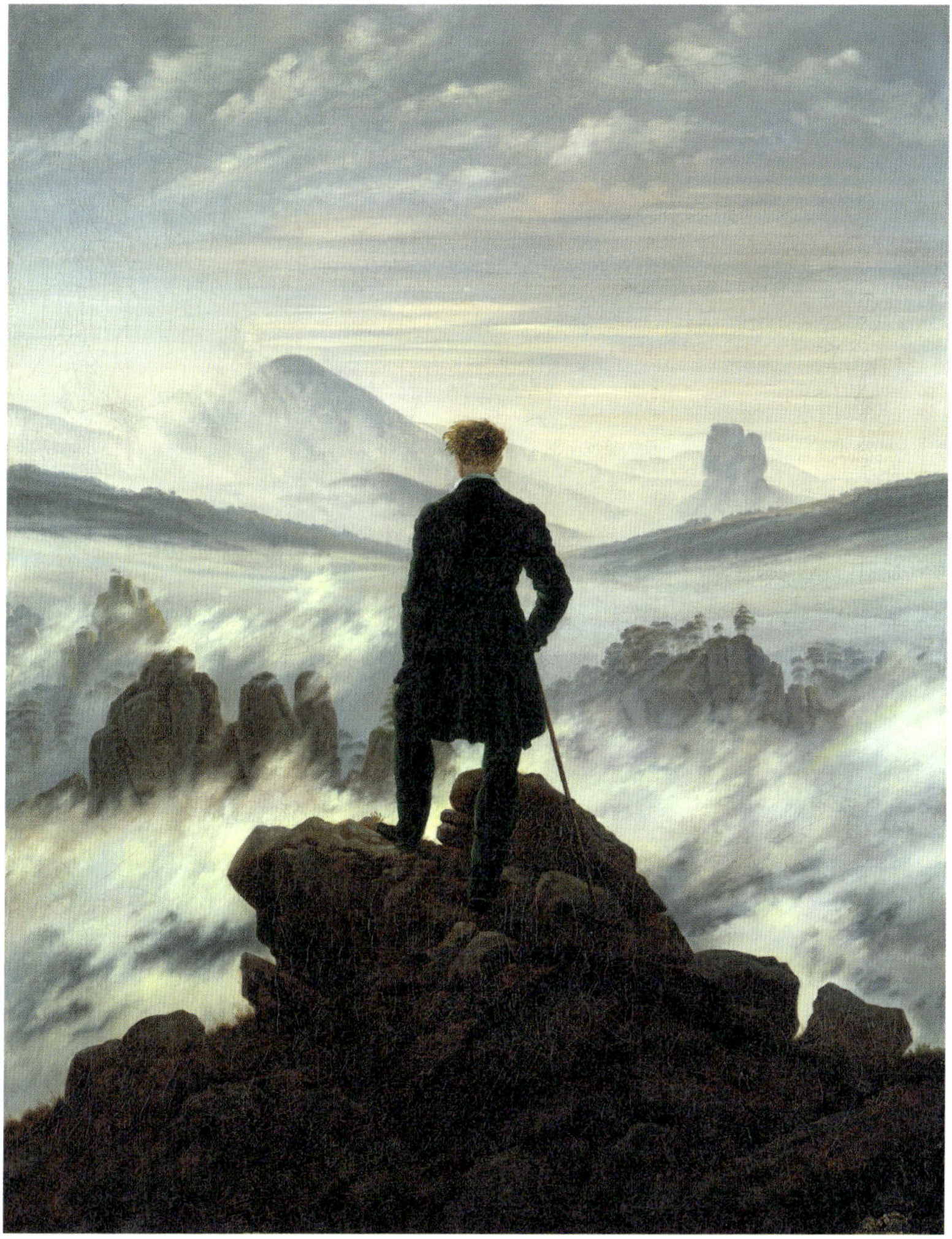

「雲海の上の旅人」
**カスパー・ダーヴィト・フリードリヒ**（1774-1840年）
1818年頃、油彩・カンヴァス、94.8×74.8cm、
ハンブルク美術館

## 努力と結果を分けて考える

失敗すれば落ちこみ、成功すれば喜ぶ。それはごく当たり前の反応だ。しかし、失敗や成功といった結果を気にしすぎるのはよくない。失敗を恐れるあまり身動きがとれなくなることも、成功に舞いあがってやみくもに突っ走ることも、どちらもあまりお勧めできることではない。

そもそも努力と結果は、別のものである。努力が「自分だけに関わるもの」であるのに対して、結果のほうは「自分以外のほかの要因も関わってくるもの」だからだ。たとえば、弓の練習をする時、弓を引くことは、努力すればうまくなり、自分でコントロールすることもできる。しかし、ひとたび弓を引いて矢を飛ばしたあと、その矢が的を射止めるかどうかは、もはや自分でコントロールできる範囲を越えている。放たれた矢は、突然風が吹いたせいで的を外すかもしれないし、逆に風のおかげで的の中心をうまく射止めるかもしれない。つまり、結果とは自分でコントロールできるものではなく、結果がどうなるかは、自分の努力だけの問題ではなくなるのだ。そのため、努力と結果は別々に考え、結果は結果としてありのままを受け入れることが大切なのである。

## 結果の先にあるもの

しかしそうは言っても、結果にとらわれない――成功や失敗に一喜一憂しすぎない――

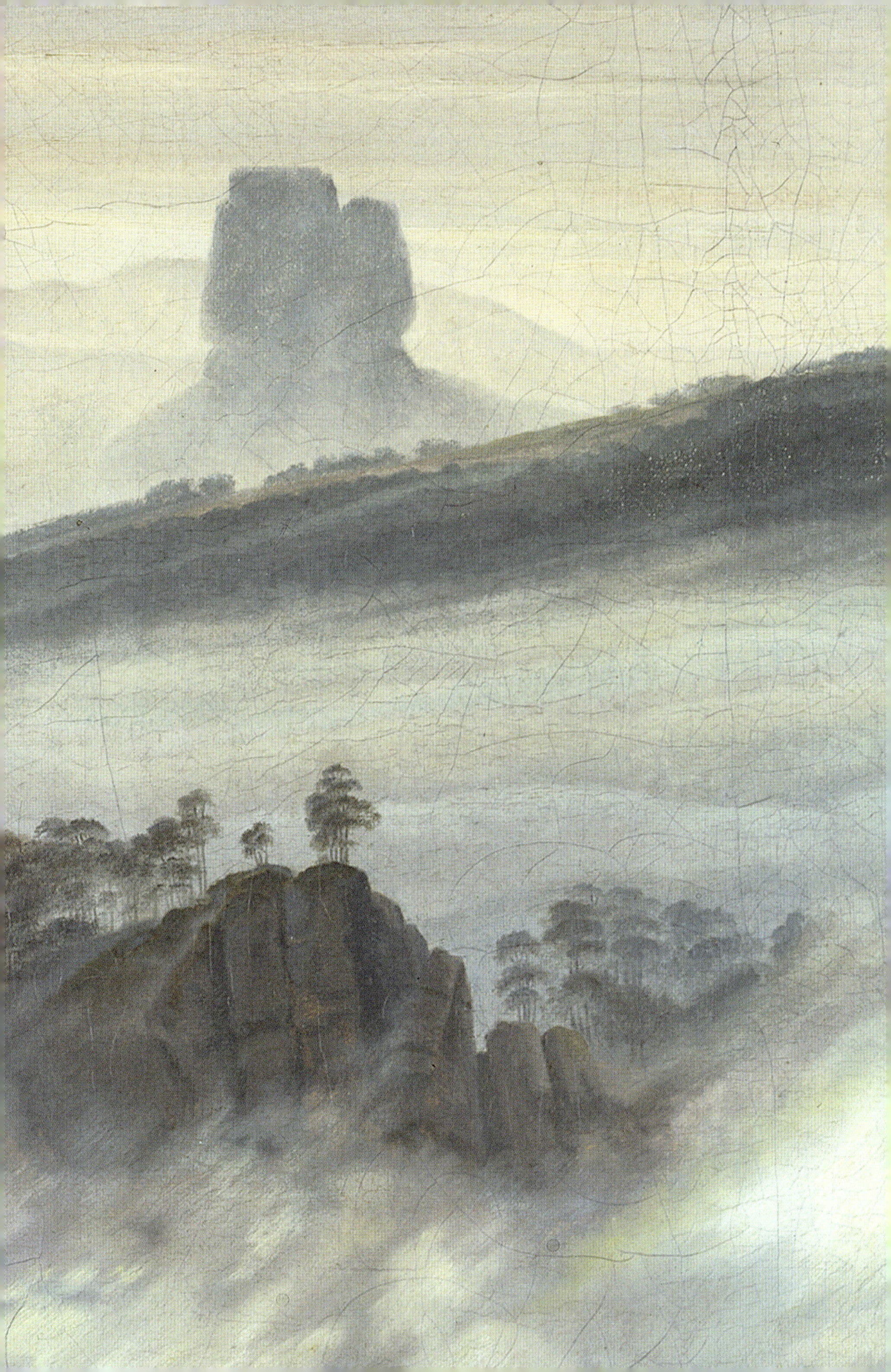

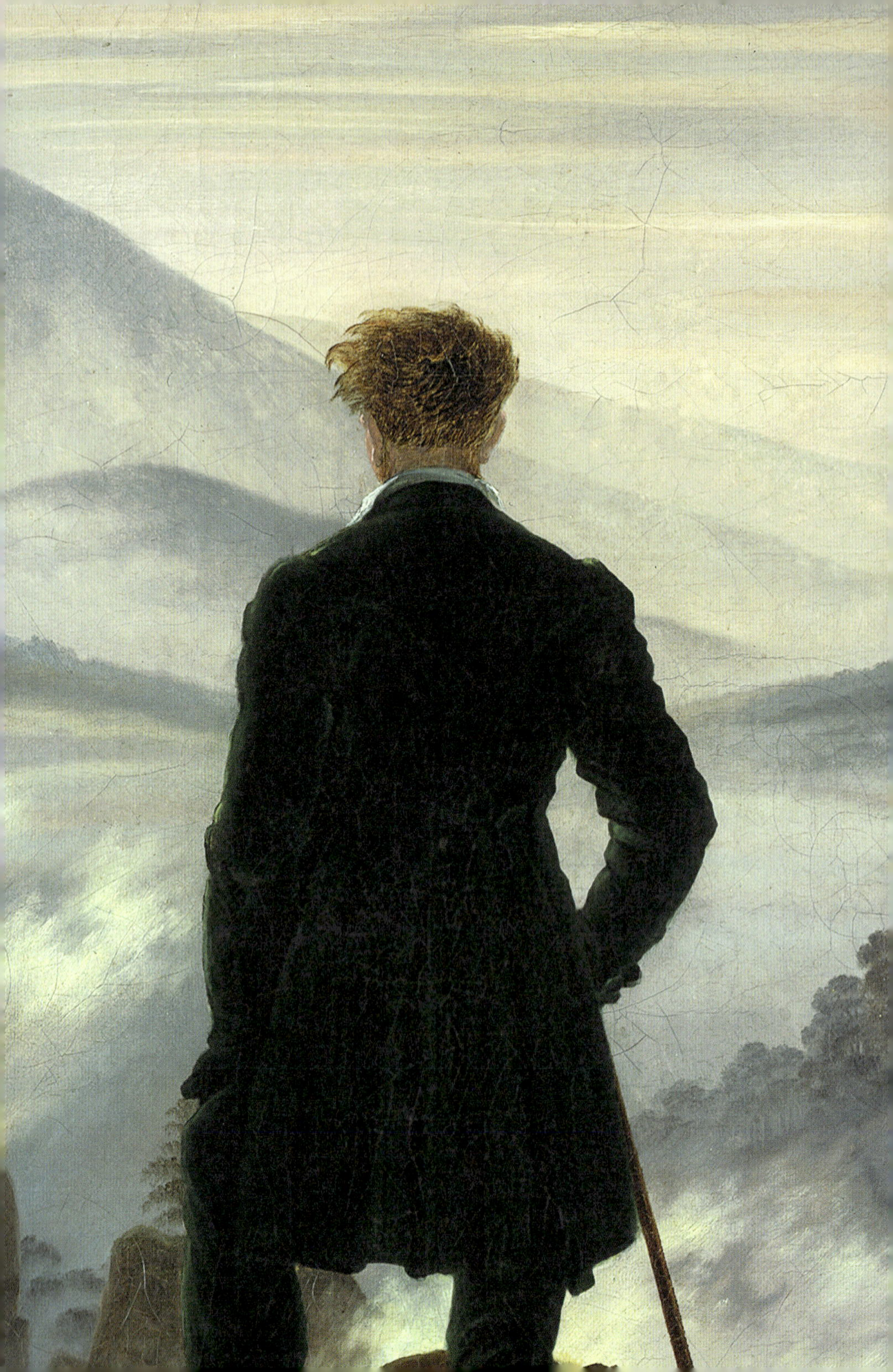

というのは、もちろん簡単ではない。初めのうちは、結果にとらわれないようにしようと練習していても、多くの場合、単にとらわれていないふりをしているだけになってしまうだろう。「結果になどとらわれていない」と自分に言い聞かせることで、失敗と向きあわずに逃げているだけかもしれない。これは逆に、成功や称賛を前にした時のことを考えればよくわかる。成功したりほめられたりした時、私たちは「とらわれないようにしよう」とは、あまり思わないのではないだろうか。

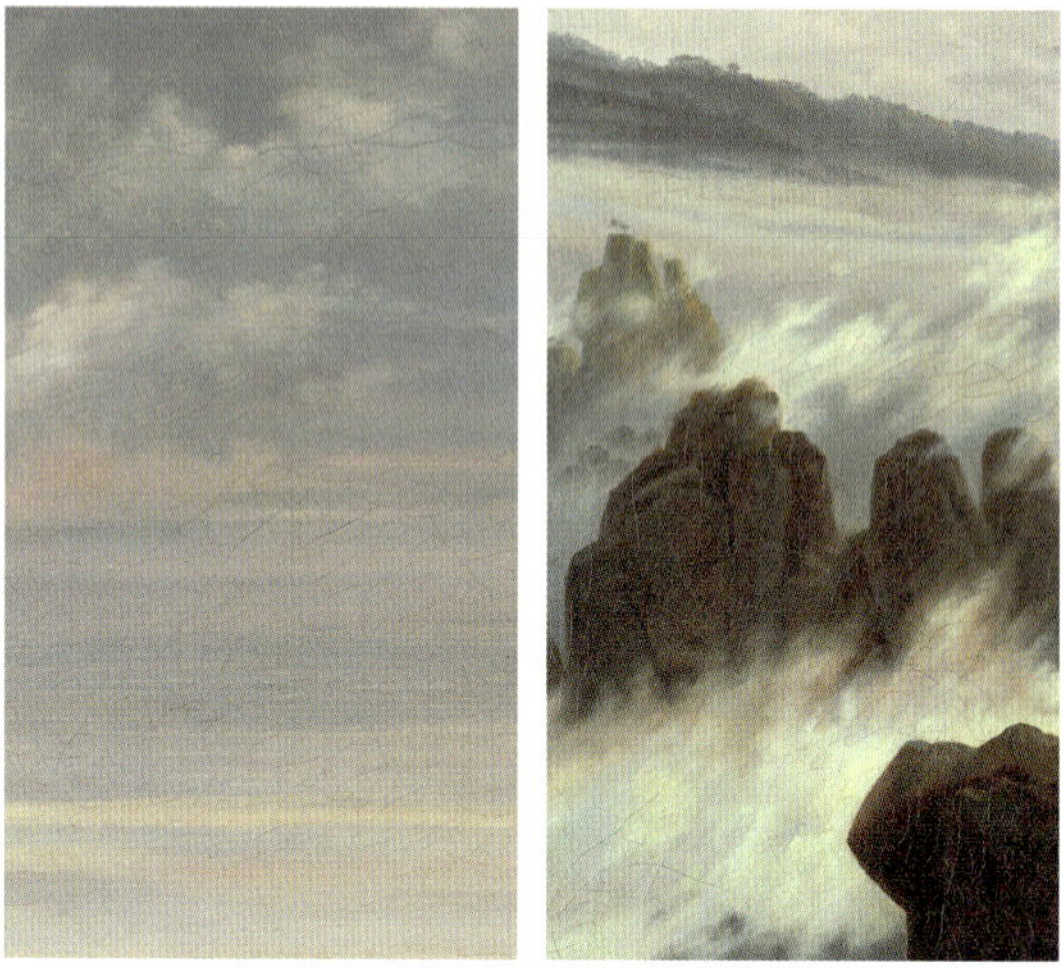

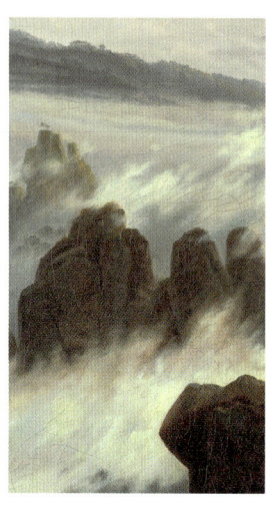

しかし、たとえ成功したあとでも、興奮して有頂天になる代わりに、目を閉じて静かに座り、心が静まるさまを眺めていれば、とらわれないということがだんだん体験できるようになるだろう。あるいは、失敗した時、自分を激しく責めて苛立つ代わりに、やはり静かに座って心が静まるさまをただ眺めていれば……。そして、それを繰り返しているうちに、結果がよくても悪くてもあまり動揺しなくなってくるだろう。それだけでなく、やがて私たちは自分の内面に少しずつ不思議な変化が起こってくるのを感じるかもしれない。結果を気にする気持ちから解放された先に、もっと興味深いものがあると気づくのだ。それは、結果に動じない、しなやかな心がつくられていくということである。

しなやかな心とは、穏やかな気持ちで何ひとつ評価を加えることなく、すべてをありのままに眺めることができる心である。哲学者のアンドレ・コント＝スポンヴィルによれば、〈その者は、もはや言葉によって現実と隔てられていない。（中略）ついには自己によってさえ現実と隔てられなくなる〉という。自我を超えて、あらゆるものに対して意識が開かれている状態――それはマインドフルネスが究極的にめざす態度である。

また、目を閉じて座り、外に対して意識を広げると同時に、自分のなかで起きていることに集中していると、不意にとても静かな心持ちに満たされることがある。とても穏やかなものが、自分の内側からわきあがり、安らぎがあふれてくるのだ。その穏やかな心持ちのなかにいる時、私たちは自分がどれほど世界と結びついているかを感じることができるだろう。

ただし、こういった安らぎは、たいていは思ってもいない時に不意に訪れてくるもの

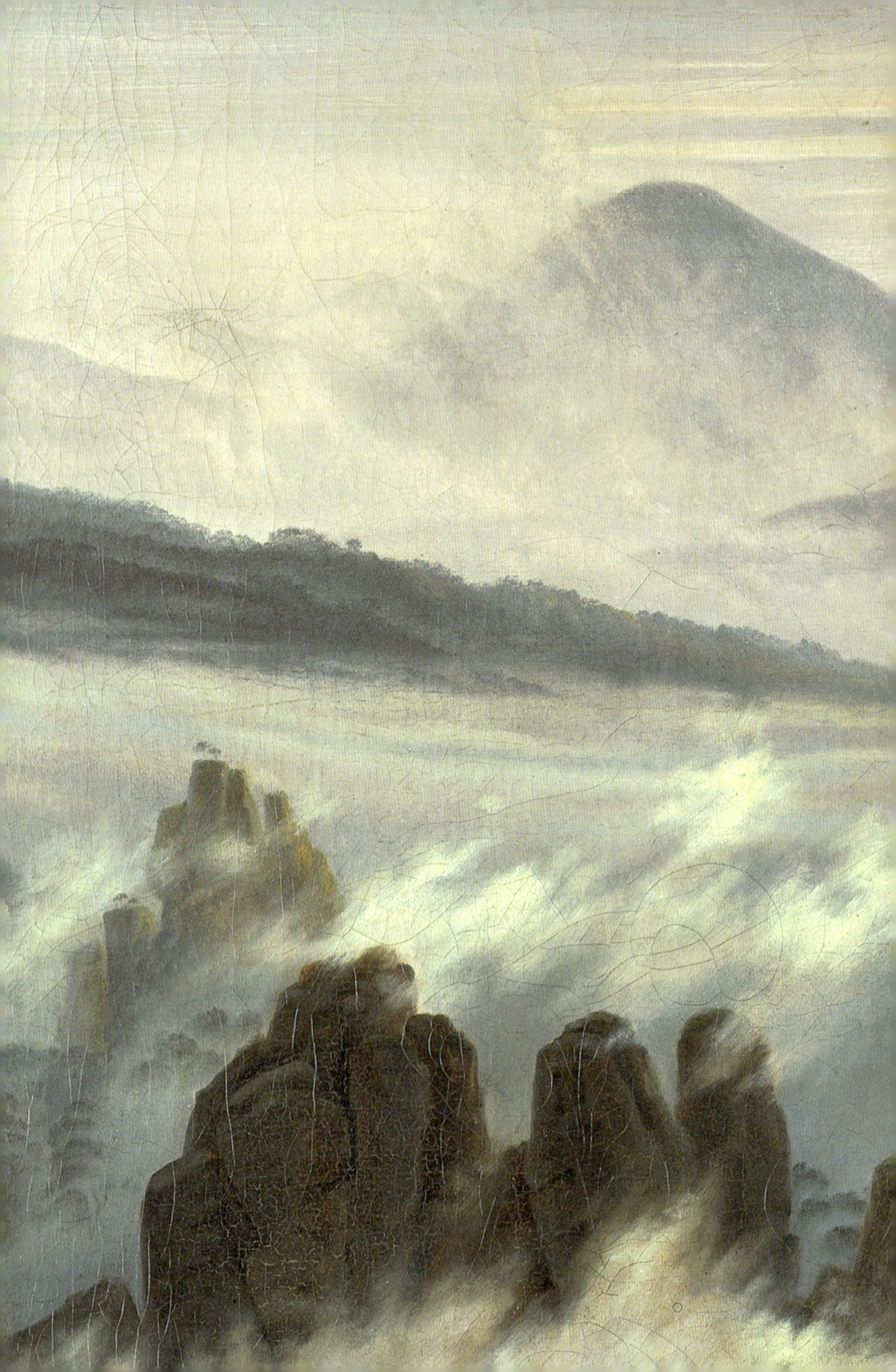

だ。〈今〉を意識し、本当の意味で〈今〉を生きている時にしか姿を現すことはないだろう。たとえば、詩人のクリスティアン・ボバンが体験したように。〈庭で赤く熟したリンゴの皮をむいていた時、私は突然理解した。人生は、解決できない問題を途切れることなく与えつづけるのだ、と。それを理解した時、深い安らぎが海のように心を満たしていった〉

たとえ一個のリンゴだろうと、深く集中しそこから意識を広げるなら、穏やかな心持ちは内側からわきでてくるのである。

**レッスン22**

成功することや完璧であることにとらわれないようにしよう。大切なのは、めざすものに向かって行動することであり、ベストを尽くすことだ。ベストを尽くしたあとは、努力と結果を切り離して考えよう。努力は自分次第だが、結果のほうは自分の力でコントロールすることはできない。だから、成功や失敗、勝ち負けだけで人生を測るのをやめてみよう。あらゆる体験が私たちをつくっている。その積み重ねが私たちの人生になるのだ。

# 第23章 愛する

シメオンは、愛によって人々に平和をもたらす〈救世主《メシア》〉に会うまで死ぬことはない、と天から約束されていた。そして、もうずっと前から、その人に会える日を待ち望んでいた。

そんなある日、父母に抱かれて幼子《おさなご》イエスが神殿に入ってきた。その姿をひと目見て、シメオンは理解した。この幼子こそ、救世主である、と。いや、シメオンにはずっと前からわかっていた。この幼子によって、やがて地上は愛に満ちた世界に変わるだろう。しかしまた、そのために、この幼子は果てしない苦しみを背負うことにもなるだろう、と……。

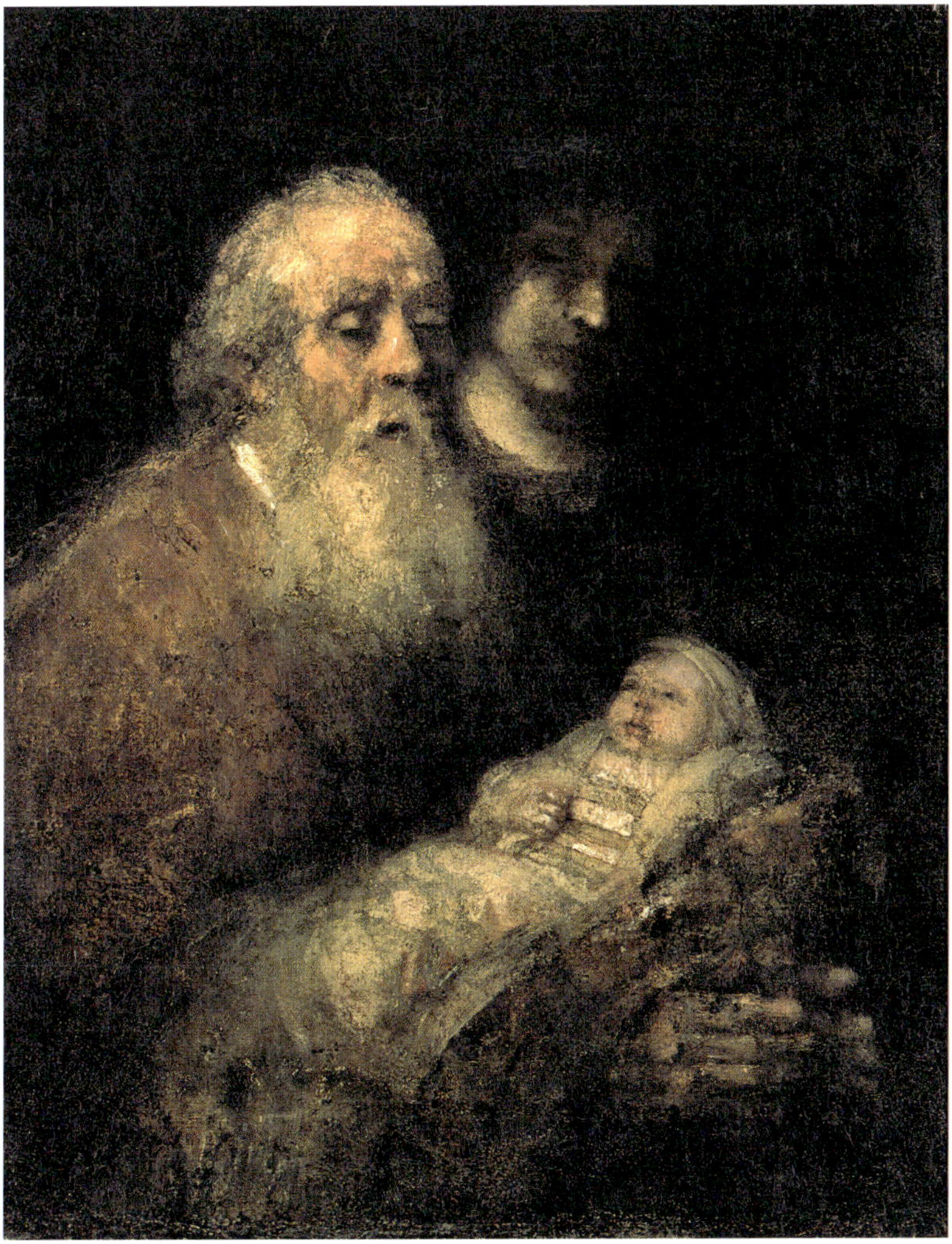

「幼子イエスを抱くシメオン」
**レンブラント・ファン・レイン（1606-1669年）**
1669年、油彩・カンヴァス、98.5×79.5cm、
スウェーデン国立美術館、ストックホルム

シメオンの予感どおり、のちに成人したイエスは、地上の人々に「愛は何にもまさる絶対的なものである」と説くことになる。

しかし、今はまだ、イエスは生まれて間もない幼子である。シメオンは心を震わせながら、未来の救世主である幼子を腕に抱いた。これからイエスがこの世にもたらしてくれる愛に感謝するために……。同時に、これから待ち受ける苦難にイエスが立ち向かってゆけるよう、励ますために……。

やがて、シメオンは感極まってこう唱えた。〈主よ、今こそ御言葉どおり、あなたのしもべを安らかに逝《ゆ》かせてください。私の目はあなたの救いを見たのですから〉。幼子に会った今、シメオンは心穏やかに天に旅立つことができるだろう。これから、この世に大いなる愛が広まっていく、と安堵して……。

僕は黙っていよう。何も考えないでいよう。だが、心には無限の愛がわきあがることだろう。

アルチュール・ランボー　『感覚』

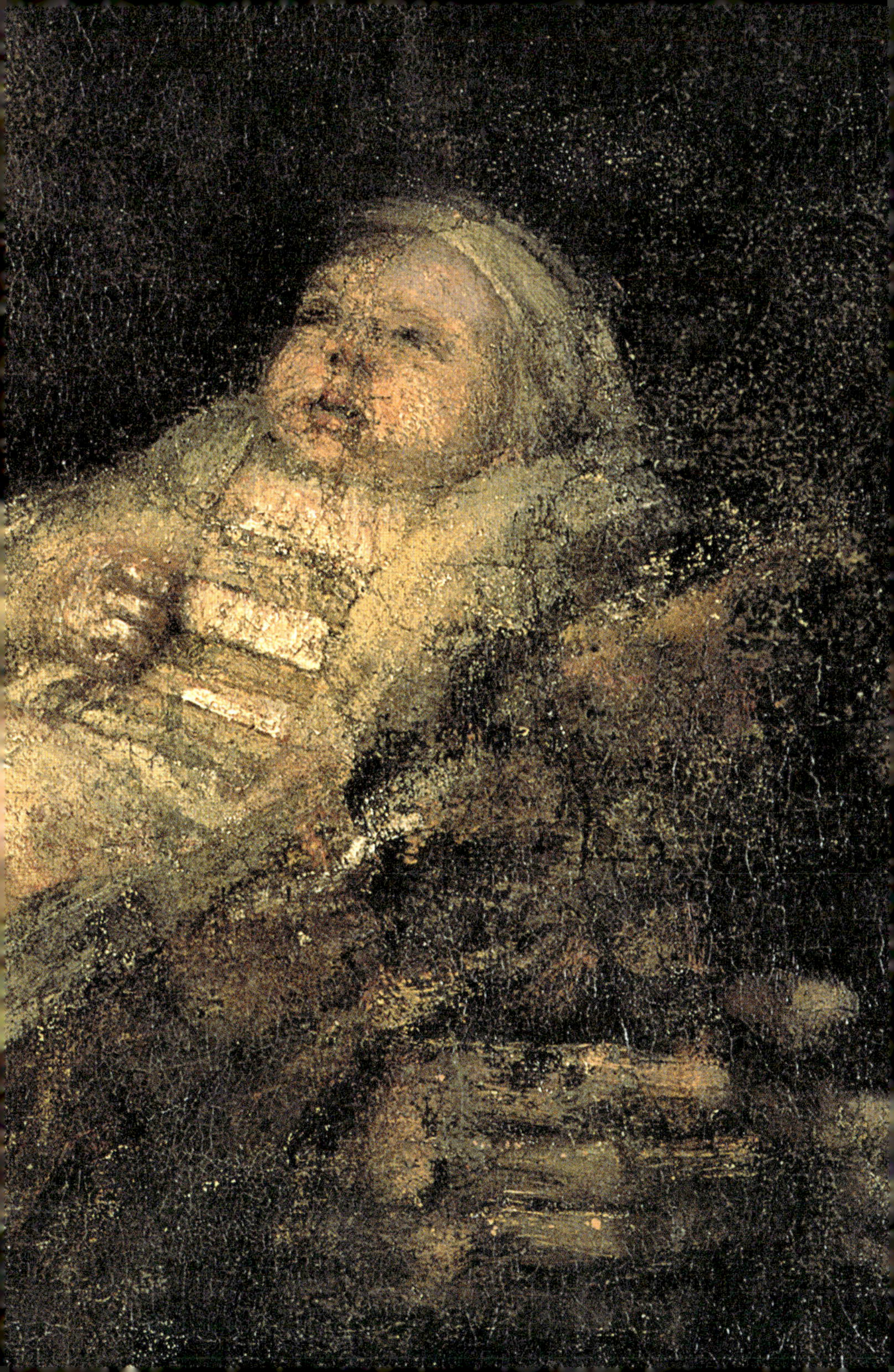

## 心に〈愛〉を育てる

嫉妬や恨み、自分中心の考え方、無関心などネガティブなものは、努力しなくても、けっこうな大きさに育ってしまうものだ。何もせずに放っておけば、勝手に膨れあがり、意識のすべてを占めてしまうだろう。ネガティブなものというのは、暴れるのを放っておくと決して静まらず、心にしっかりと根づいてしまう。だからこそ、これまでもお話ししてきたように、ちょっと努力して心に居場所をつくってやり、小さくしていかなければならないのである。

そして、どうせ育てるなら、心には〈愛〉を育てていくほうがいいだろう。ただし、こちらは、育てるためにこそ多少の努力が必要である。

## 〈愛〉を意識する

そもそも〈愛〉とは何だろうか？　それは、愛情や同情、優しさ、親切心や寛大さなど、他者を大切に思うすべての気持ちのことである。〈愛〉を他者から受け取ったり、他者に与えたりすることで、私たちは人とのつながりを感じながら生きることができる。〈愛〉とは生きていく上で不可欠なものなのだ。もし〈愛〉を感じることができなければ、私たちは生きることがつらくなる。心がこわばって苦しみばかり感じがちになってしまうだろう。極端な場合、そのせいで病気になったり、精神的な不調に見舞われることにもなりかねない。

とはいえ、日々の生活に追われていると、私たちは身のまわりに〈愛〉が存在することをつい忘れがちになる。また、周囲の〈愛〉に気づきにくくなったりもする。そこで、提案したいのが「定期的に時間をとって〈愛〉を意識すること」である。

目を閉じて静かに呼吸しながら、身近な〈愛〉に思いを巡らせてみよう。まわりには、思っていた以上にたくさんの〈愛〉があることに気づくだろう。手助けをしてくれた人、微笑みかけてくれた人、優しい言葉をかけてくれた人、親切にしてくれた人、そして何よりいつも自分のことを大切に思ってくれている人……。こうして、身のまわりのちょっとした〈愛〉を思いだしていけば、今の自分があるのは周囲のおかげであると意識することにつながり、自分はひとりで生きているわけではないと意識することにもつながるだろう。

〈愛〉を意識するよう心がけていると、心には喜びが満ち、感謝の気持ちがわいてくる。温かい感情がわいてきたら、今度はその温かさを身体のすみずみにまで行きわたらせてみよう。心と身体の両方で〈愛〉を感じ、感謝の気持ちを感じよう。それによって、私たちは愛を与えてくれた相手に、言葉や態度で素直に感謝を表現できるようになるだろう。愛や感謝を感じると、まず自分が幸せになる。さらに、その気持ちを伝えれば、自分だけでなく相手も幸せにできるのである。

## 他者を大切にする心を養う

〈愛〉は何よりも大切なものである。マインドフルネスのもとである仏教では、〈愛〉、つまり他者を大切にする心を養う方法が、実に見事に体系化されている。それは〈慈〉〈悲〉〈喜〉〈捨〉という四つの面からアプローチするというものだが、ここからはこの四つをもとにして、心に〈愛〉を育てる方法について説明したい。

### いとおしく思う

まず初めは〈慈〉だが、これは「いとおしく思うこと」である。つまり、家族や友人など大切な人のことを考え、その人たちを愛しているということを身体で感じる、ということだ。「私はあの人を愛している」と、頭で考えるだけではなく、大切な人のことを思いながら、「いとおしい」という気持ちで身体全体を満たしていくのである。これは、子どもの寝顔を見ている時や、愛する人をそっと見つめている時に感じるものに少し似ているかもしれない。そういう時は温かいものが全身を満たしていくだろう。〈愛〉を全身で感じるためには、意識のなかにできるだけ広い〈愛〉のためのスペースをつくる。それからその〈愛〉を身体のなかで共鳴させていこう。

### 同情を感じる

次は〈悲〉だが、これは「同情を感じること」である。つまり、親しい人々が感じた悲しみや苦しみ、あるいは感じるかもしれない悲しみや苦しみに意識を向け、想像するということだ。想像するだけでなく、その悲しみや苦しみが自分のものであるかのように感じてみる。「苦しそうだ」と考えるだけでなく、その苦しみを身体全体で感じるようにするのである。そうすることで、心の底から、大切な人の苦しみや悲しみが小さくなることを願うことができるだろう。

たとえば、大切な誰かが病気や人間関係などで苦しんでいると知った時は、たとえ数分間でも手をとめて、その人の姿を自分の心に浮かべる時間をとってみよう。そして、同情や励ましの気持ちで心と身体を満たしてみよう。こうしたことも〈愛〉の心を育てていくのである。

## 他者の幸せを喜ぶ

さらに〈喜〉だが、これは「他者の幸せを心から喜ぶ」というものである。身近なところでは、たとえば、子どもたちが楽しそうに笑って夢中で遊んでいるのを見ていると、たとえ自分の子どもでなくても、幸せな気持ちになって嬉しくなるだろう。あるいは、見知らぬ人たちが助けあう姿を目にした時も、やはり喜びを感じるだろう。ただし、他人の成功を心から喜ぶのは――これができるのは素晴らしいことだが――すぐには難しいかもしれない。少しずつ身につけることをめざしていこう。

しかし、なぜ他者の幸せを喜ぶのか？　それは、悲しいことだが、世の中には暴力や悪意もまた存在するからである。つまり、万が一、暴力や悪意に直面するようなことが起こった時でも、自分の幸せだけでなく他者の幸せも喜ぶという習慣を身につけていれば、より多くの幸せを感じることができ、自分の受けた暴力や悪意だけに心を占められないようにできるからである。自分のまわりには、暴力や悪意だけでなく、優しさや愛情もちゃんとあるということに気づきやすくなるのである。

## あらゆる人の幸せを祈る

最後に〈捨〉だが、これは「冷静で落ち着いた心で、あらゆる人の幸せを願う」というものである。身近な人だけでなく、遠くにいる人、見知らぬ人、考えを異にする人、あまり感じのよくない人、悪いことをする人なども含むあらゆる人の幸せである。これによって偏見を捨て、平等の心を養うことができるという。

ただし、これを実践するのはなかなか難しいかもしれない。そこで、ここでは「あらゆる人の幸せを祈る」という考え方のもとにあるものを説明したい。それは「世の中の問題行動は、そのほとんどが苦しみから生まれている」という考えだ。そこからすると、もしある人が幸せなら、あるいはさほど苦しんでいないなら、その人は問題行動を起こさなくなり、他者をそれほど苦しませなくなる。そうすると、その分、誰かの苦しみが減って、またどこかで問題行動が減ることにつながるだろう。それはまたどこかで誰かの苦しみを減らし、問題行動も減らし……という好循環になる。つまり、誰かの幸せは皆の幸せにつながるということなのである。

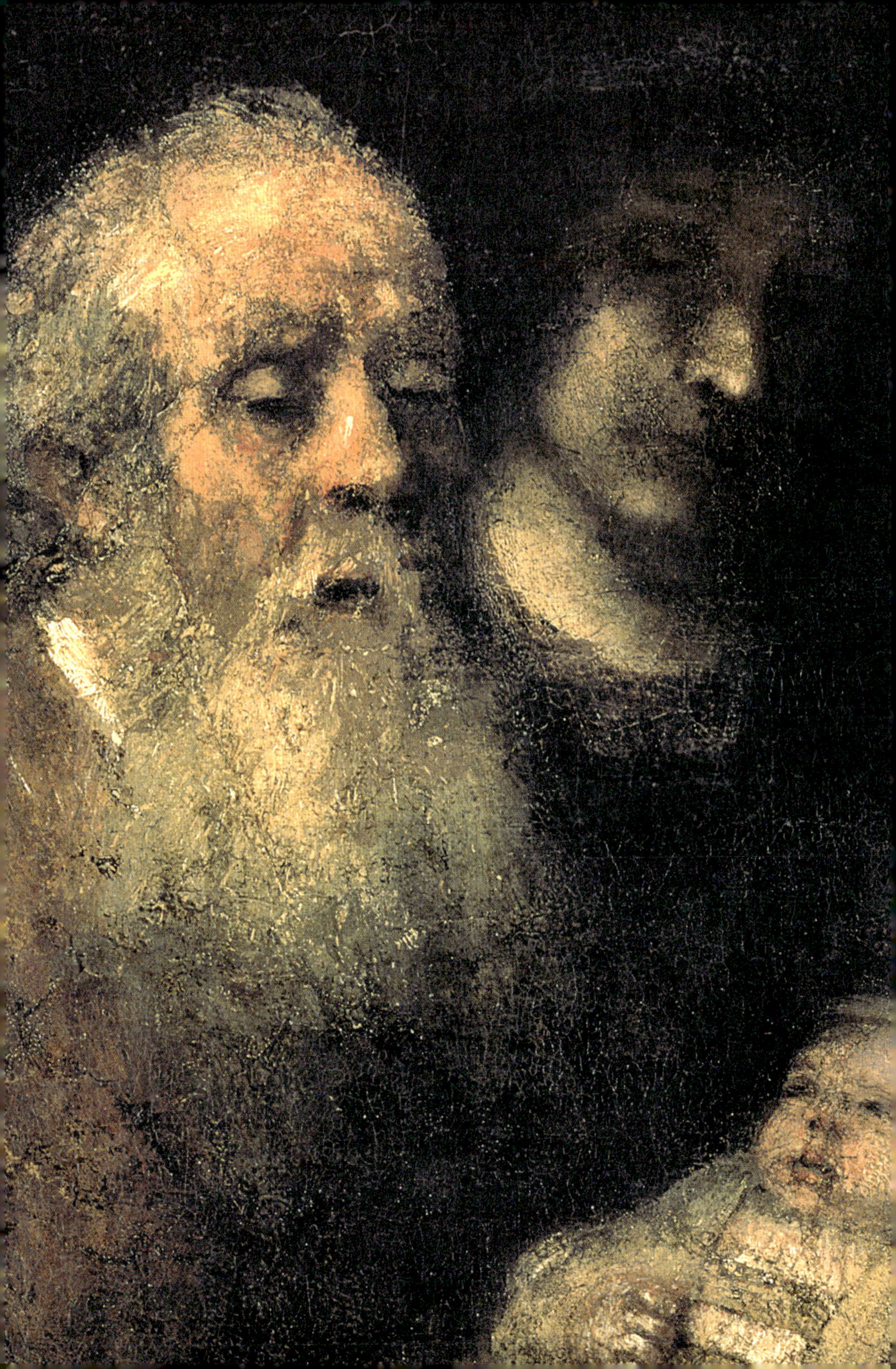

以上、仏教の四つの教えに沿って〈愛〉の育て方を見てきた。あとは、実践するのみである。定期的に時間をとって〈愛〉を意識してみよう。少しの努力があれば、穏やかな心で他者を大切に思い、より多くの愛情や同情を感じることができるだろう。

**レッスン23**

定期的に時間をとって、自分のまわりの身近な〈愛〉を意識し、感謝するようにしよう。頭のなかで「ありがたい」と思うだけですますのではなく、「ありがたい」という温かな気持ちを、時間をかけて身体全体で感じるようにしてみよう。心から感謝できるようになれば、私たちはそれだけたくさんの幸せを感じることもできる。そうして、感謝の気持ちを率直に相手に伝えれば、それはまた相手の幸せにもつながるだろう。

# 第24章　世界とひとつになる

いったい何が起きているのだろう？　不自然な形でテーブルに置かれた右手も、隠れている左手も気になる。月から落ちてきたような石も奇妙だ。

しかし、何より気になるのは、やはり頭である。しゃれた身なりをした男性。その男性の頭が黄色い光のなかに消えている……。この光は、序章のレンブラントの絵にあった、あの黄色い光にも少々似ている気がする。左の窓から、瞑想する哲学者をまばゆく照らしていたあの光に……。ただし、違うのは、こちらは内側からあふれでているという点だ。

思うに、これは自我が消え、世界とひとつになっていくところをとらえた絵ではないだろうか。内面が太陽のようにほとばしり、物質的なものを超えてあふれでているのだ。まもなく、背広の中身は空になるだろう。画面には、光だけが満ちることだろう。そして、あとには何もなくなる……。

ぼんやりとして散漫な私の生活は、冬の朝の野原や麦を刈りとったあとの畑で、霜のおりた葉や霜柱が宝石のごとくきらめくように、輝きを放ちはじめる。（中略）簡素であるおかげで——一般的には貧乏と呼ばれるのだろうが——私の生活は濃密かつ意義あるものになる。あるいは、ひとつの宇宙となる。それは、かつては生命のないどろんとした塊だったが……。

ヘンリー・ソロー『日記』
（一八五七年二月）

## 何度でもやりなおす

ここまで、マインドフルネスについてさまざまな角度からお伝えしてきたが、最後にこ

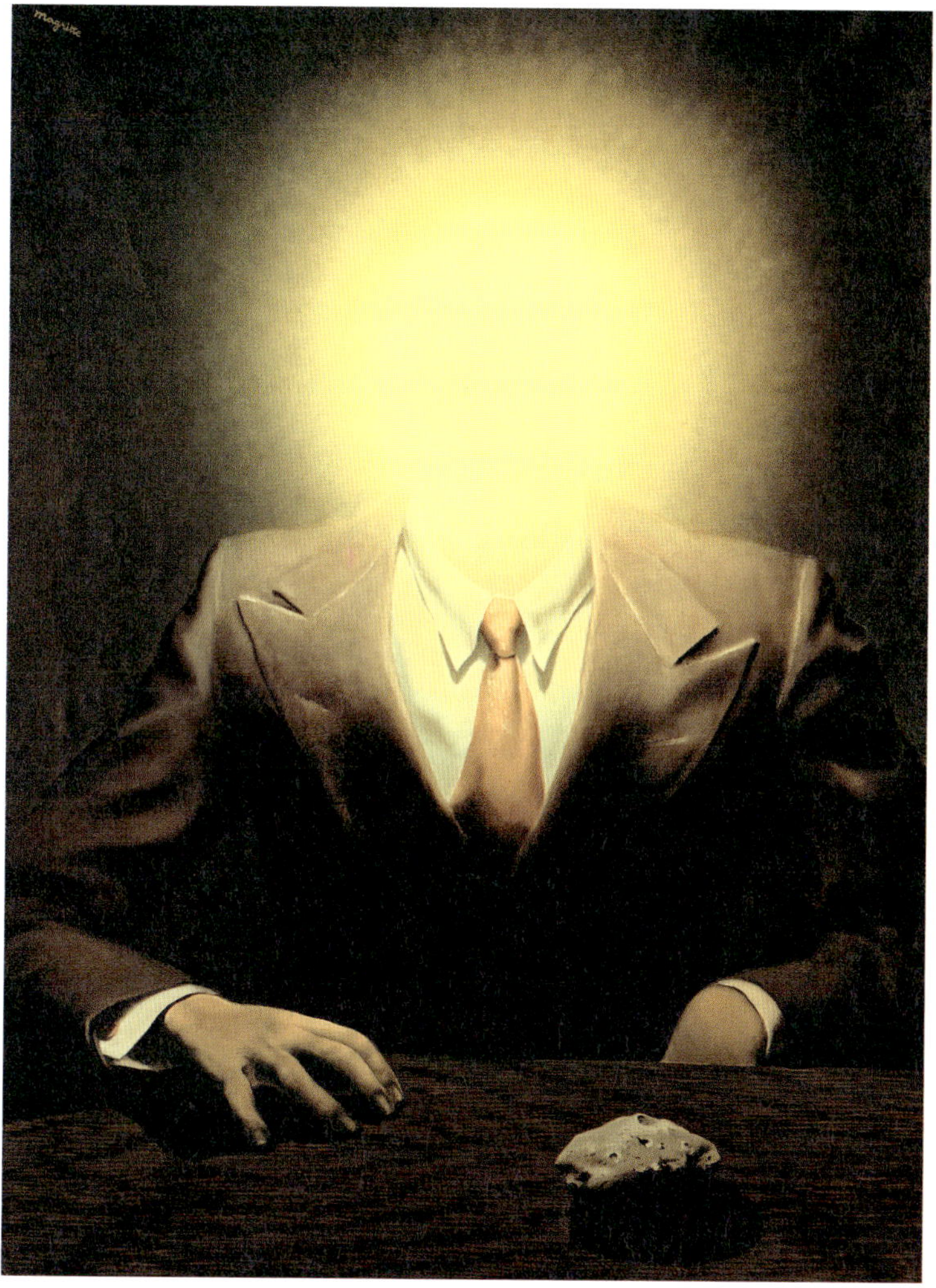


「快楽原則」
**ルネ・マグリット**（1898-1967年）
1937年、油彩・カンヴァス、79×63.5cm、
元エドワード・ジェームズ財団、サセックス

の章では「意識をどこまでも広げて世界とひとつになる」ということについてお話ししたい。だが、その前にちょっと復習しておこう。

マインドフルネスとは、ひとことで言えば「〈今〉を十分に意識する」というとても簡単なものだ。ただし、もうよくおわかりだろうが、実際にやってみると口で言うほど簡単ではない。目を閉じて呼吸に集中し〈今〉に意識を向けていたつもりが、いつの間にかつらいことを思いだしていたり、苛立ちを覚えていたり、悲しみで胸が詰まっていたり……。しかし、そもそも自分が何かにとらわれた状態にある、ということに気づくことができなければ、とらわれた状態から脱することはできない。

だから、あきらめずに何度でも立ちどまり、何度でも呼吸に集中して、〈今〉を意識することを続けていかなければならない。トレーニングを続けているうちに、何かにとらわれた状態と少しずつ距離をとれるようになってくる。そして、どんなことであろうと起こったことは、自分を形づくる体験としてありのままに受け入れることができるようになるだろう。無理に忘れようとか、消してしまおうともがくのではなく……。ここにあってもいい、と認められるようになるだろう。

そうしているうちに、こわばっていたものが緩んでくるのが感じられるはずだ。混乱した気持ち、苛立ちや悲しみがすっかりなくなるわけではないだろう。また、そういった感情をつくりだした体験自体がなくなるわけでもない。それでも、身体の感覚を意識したり、まわりの音を意識したりして、心に苦しみ以外のものも招き入れることで、苦しみがやわらいでくることが感じられるだろう。意識を広げていけばいくほど、心は穏やかになって

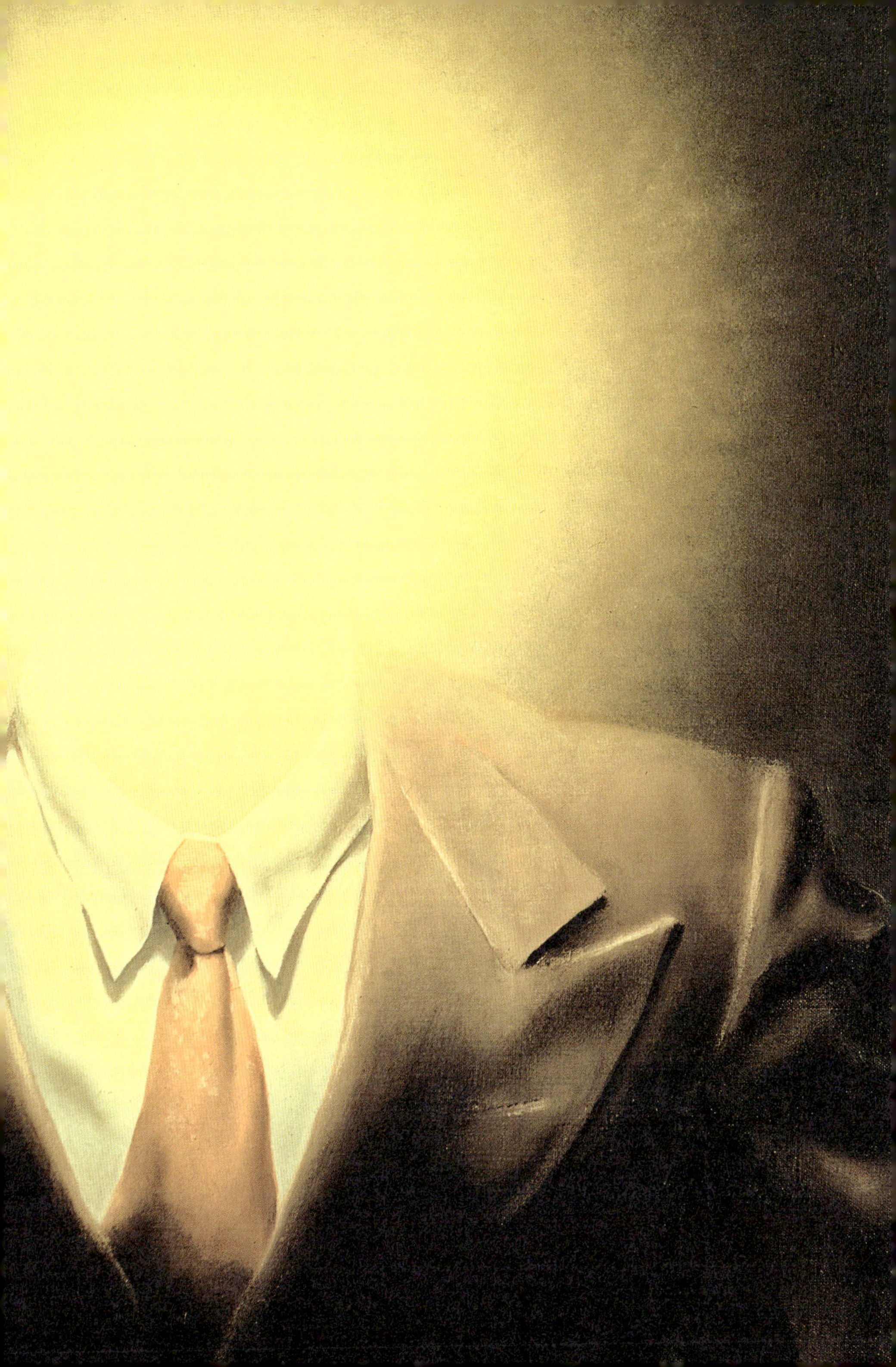

いくのである。だから、どんな時でも意識を広げて、まわりのものを自分のなかに招き入れるようにしてみてほしい。

## 意識を広げ、自分を広げる

マインドフルネスを実践している時、私たちは意識を広げ、自分を広げている。まわりのすべてを吸収し、すべてを取り入れている。自分のなかで小さく固まっていた意識の輪を、外に向けて大きく広げていくイメージである。

いや、これは単なるイメージではない。マインドフルネスのトレーニングを重ねていると、実際、ふと自分と外の世界との境界がなくなっていくような感覚――自分と世界とがひとつになるような感覚――を覚えることもあるからだ。ちょっと大げさに思われるかもしれないが、私自身、ふとした瞬間にこの感覚を体験することがある。

たとえば、勤務先のパリのサン=タンヌ病院で仕事を終えたあと、病院の中庭でマインドフルネスの練習をすることがあるのだが、その時、私は自分と世界とがひとつになったように感じることがある。草の上で裸足になって座り、目を閉じて呼吸に集中していると、遠くからパリの喧噪が聞こえてくる。そのざわめきをそのまま自分のなかに取りこんでいく時、ふと自分と外とを区別するものが曖昧になっていくように感じられるのだ。それは、自分が広がっていくような感覚であり、「私はこの世界に存在している」と強く感じながらも、そこに自我はないという感覚である。自分が消えてしまうのではなく、むしろ、私という存在が周囲のあちこちに広がっていくような感覚とでも言おうか。

これは、第13章で触れた仏教の〈空《くう》〉という考え方、「目に見えているものに、確かなものは何もない」ということを実感することでもある。私は私であると同時に草でもあり、風でもある、と……。また、エティ・ヒレスムが書いているように、私は〈伸びゆく麦や、降りそそぐ雨と同じ〉だと感じることである。

## 永遠は存在する

世界とひとつになるというのは、自分の存在がなくなるということではない。そうではなくて、〈自分よりも大きなもの〉、たとえば〈絶対的なもの〉や〈永遠〉といったものに近づいていくことである。
これについて考える時、私は筏《いかだ》の比喩《ひゆ》を思いだす。「何ものにも執着しない」ということを筏《いかだ》にたとえた話だ。〈河を渡りおえた時、筏は手放さなければならない。陸で旅を続けるなら、持っていっても邪魔になるだけだからだ。未練を残すことなどない。筏がどれほど大切だったかは、私たちのなかに残るのだから……〉
それから、ある賢者の言葉を思いだす。〈すべてを捨てなさい。知っていることのすべてを捨てるのです。何もかもを捨てるのです。何もない状態を恐れてはいけません。つまるところ、あなたを支えるのは「何もない」というそのことなのですから……〉
また、シモーヌ・ヴェイユの言葉を思いだす。〈人の魂は、宇宙全体を身体とすること

が望ましい。宇宙そのものと一体化するのである〉

そして、私は永遠と不死の違いについて思いを馳せる。私たちは不死ではない。しかし、〈今〉という時を十分に生きる時、私たちは永遠のなかにいると感じることができるだろう。人はいつか死ぬ。だが、永遠は存在するのである。

**レッスン24**

意識をどこまでも広げていこう。マインドフルネスを実践していると、ある瞬間、自分と自分以外のものの境界が薄れていくのを感じることがある。それは、世界とひとつになる感覚だ。意識を広げ、世界と深くつながった時、私たちは自分と自分以外のものとを区別しなくなる。境界は消えて、そこには、つながりだけが存在する。

# 終章　飛びたつ

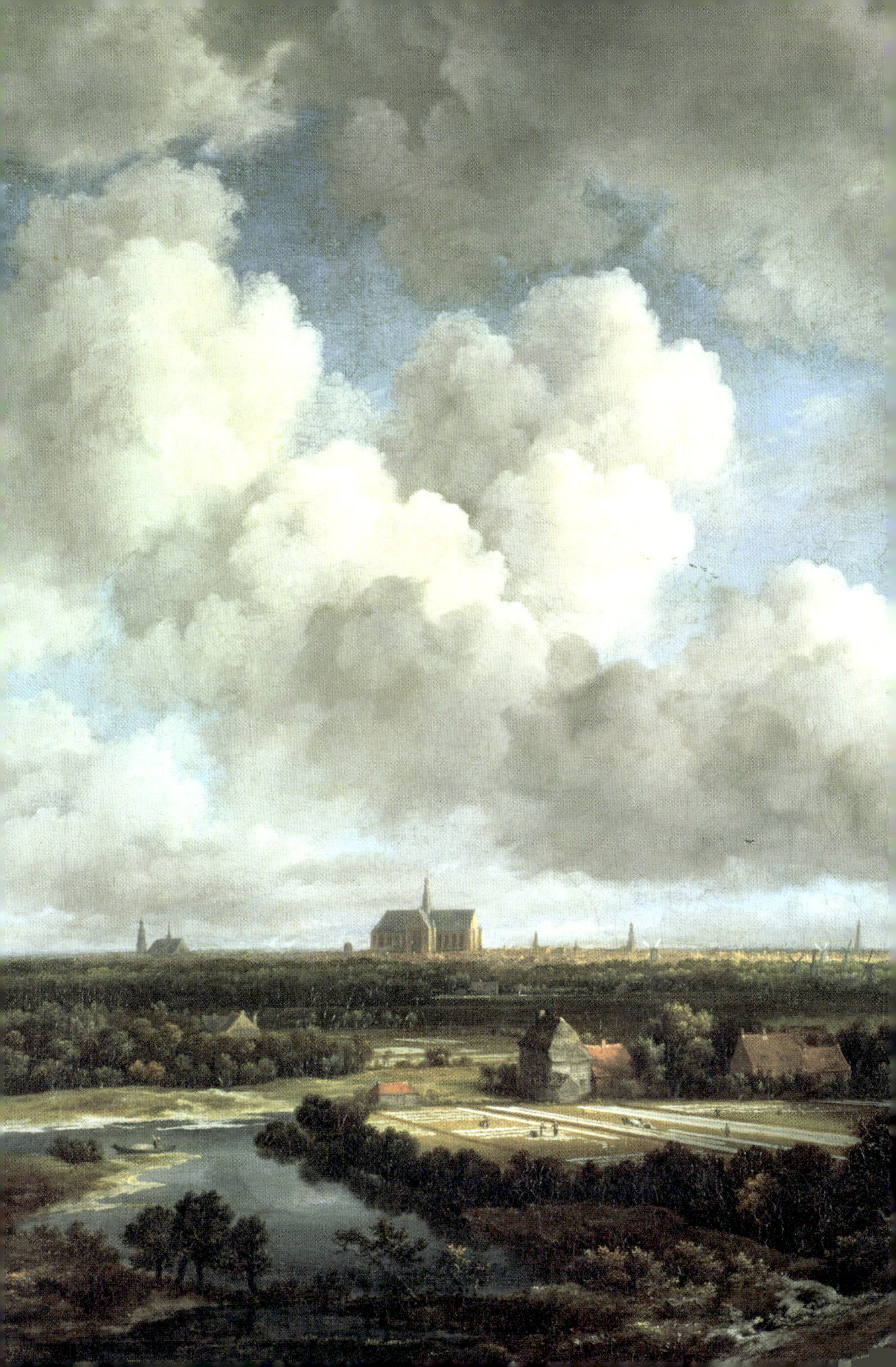

私はそこにいる。

一六七〇年の秋にこの絵が描かれていたその場所に、私はいる。オランダのブルーメンダールの近くにある砂丘、その小高い丘の上に、私はいる。まるで交響曲を奏でているような素晴らしい空に見入っている。

雲の粒、そよぐ風、下の漂白場で広げられている亜麻の布。私はそのなかにもいる。画家の絵筆、パイプの煙、画家のまわりをうるさく飛ぶ蠅《はえ》。私はそのなかにもいる。

そして、私はここにいる。

この本のなかに、このページのなかにも、私はいる。これを読んで、あなたが何かを思うなら、そのなかにも私は少しいる。もちろん、あなたもここにいる。あなたがこの本を読んでいる時、私の心には、きっとあなたがいることだろう。

あなたが見る空、それは私が見ている空と同じだ。私たちは同じ星にいて、同じ空気を吸っている。夜、見上げれば、頭上には同じ星が輝くだろう。私たちはひとつの世界、ひとつの宇宙のなかにいる……。

そのすべてを意識しよう。

今。

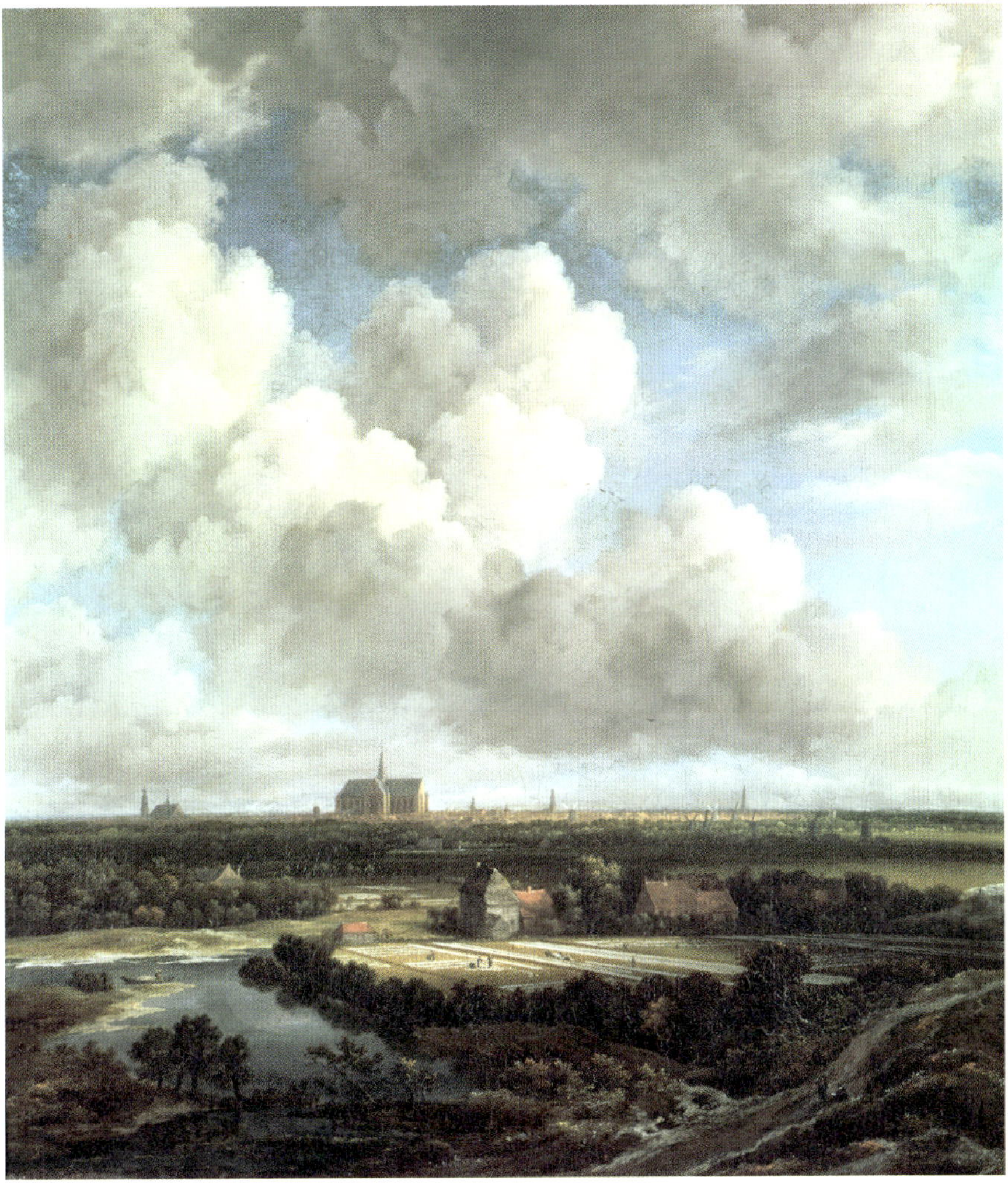

「ハールレムの眺め」
**ヤーコプ・ファン・ロイスダール**（1628年頃-1682年）
1670年頃、油彩・カンヴァス、62.5×55.2㎝、
チューリヒ美術館

そして、永遠に。

さようなら。それから、忘れないで。信じることは神よりも美しいことを。

クロード・ヌガロ『天使の羽根』

# 謝辞

確かな目と豊かな感性で、美しいデザインを施してくれた、ソフィ・ド・シヴリーに感謝します。素晴らしい本にしてくれて、ありがとう。ちょっとした画集でもあるこの本が、皆さんの目を楽しませたなら、それは彼女のおかげです。

見事な直感力で、温かく率直な助言をしてくれた、カトリーヌ・メイエに感謝します。わかりやすくて想像力に訴える文章が書けるよう励ましてくれて、ありがとう。この本が皆さんの心に語りかけ、皆さんの心を打ったなら、それは彼女のおかげです。

それから、ふたりが、この本の構想と執筆のために、必要な手段と時間を提供してくれたことにも感謝します。

そして、この本のために尽力してくれたすべての人に、感謝します。

# 監訳者あとがき

いきなりだが、今、あなたは何をしているだろうか？　書店でこの本を手にとられ、ちょっとあとがきに目を通しているかもしれない。または、本書を読み終わってこのページを読んでいるところだろうか？　読みながらふと、「肩がこっているな」と思ったり、あるいは、「どうしてそんなことを尋ねるんだ？」と考えたりしたかもしれない……。

どうして、こんなことを尋ねるのか？　本書を読了されたみなさんには、答えはもうおわかりだろう。つまり、〈今〉という時に意識を集中させること、それこそが「マインドフルネス」であり、本書が伝える大切なことだからである。呼吸を意識しながら、今という時に集中する。今現在、自分は何をしていて、何を考え、どんな気持ちでいるのか……。〈今〉に集中することで、過去の後悔にも将来への不安にもとらわれることなく、幸せに生きていくことができるのだ。

マインドフルネスとは、仏教の瞑想をもとにつくられた心のトレーニングである。身体と同じように、心だって鍛えてやれば、ストレスに強い心をつくることができるのだ。マインドフルネスにはストレスを軽減する効果だけでなく、集中力や創造力を発揮できるといった効用も注目されていて、近年、欧米では大きなブームになっている。その効果に着目して、グーグルやインテルなどの有名企業が、社員研修として取り入れているほどである。日本でもここ最近、急速に関心を集めているので、聞いたことがある、興味があるという方も多いのではないだろうか。

本書では、マインドフルネスの意義や効果、そしてトレーニングの方法が、丁寧にわかりやすく説明されている。お読みいただけばわかるように、やり方は実にシンプルで、それこそ今この時からすぐに実践できるだろう。

また、本書の大きな特色は、絵画を使って、マインドフルネスとはどういうものかを教えてくれることである。第1章では、モネの「かささぎ」が、「今を意識する」ことを説明するために効果的に使われているし、第3章ではヴァトーの「ピエロ」が「身体を意識する」ことを直感的に教えてくれる。第11章のシニャックの絵は、現代社会のストレスから身を守るためにマインドフルネスが必要なことを、視覚をとおして伝えてくれる。第17章では、大切な人を亡くした悲しみを乗りこえるためのアドバイスが、ブリューゲルの「イカロスの墜落」をとおして語られる。各章ごとに、テーマにぴったりの絵画が選ばれていて、マインドフルネスの理解を助けてくれることだろう。

著者のクリストフ・アンドレ氏についてもひとこと触れておこう。アンドレ氏は、モンペリエ出身で、トゥールーズの大学で精神医学を学び、現在はパリのサン＝タンヌ病院に勤務する精神科医である。フランスで大変人気のある精神科医で、数々の著作はどれも本国で大ヒットを飛ばしている。邦訳には、『自己評価メソッド』、フランソワ・ルロールとの共著の『自己評価の心理学』『感情力』（以上すべて紀伊國屋書店、高野優訳）などがある。本書も、フランスで三十二万部のベストセラーになり、ドイツ、イタリア、スペイン、オランダ、イギリス、ノルウェー、ポーランド、トルコ、中国、台湾、韓国で翻訳出版されている。

翻訳は、まず繁松が全訳をし、それをもとに坂田がまとめていった。まとめる過程では、原著者の了解を得た上で一部を割愛した。なお、原書には、著者のアンドレ氏自身の声でマインドフルネスの実践法をガイドするCDが付録としてついているため、トレーニングの方法については、CDから一部内容を取りこんでいる。そのため、原文と訳文が必ずしも一対一で対応していないことをお断りしたい。文責は坂田にある。

最後になったが、紀伊國屋書店出版部の有馬由起子氏には大変お世話になった。数々の貴重なご助言に深く感謝申し上げたい。また、本書をご紹介くださったフランス語翻訳家の高野優先生からも、温かいアドバイスをいただいた。心から感謝申し上げたい。

本書を読まれたみなさんが、マインドフルネスをとおして毎日を穏やかな心で過ごすことができますように。

坂田雪子

二〇一五年七月二十四日

*Good Response to Mindfulness-Based Cognitive Therapy» Behaviour Research and Therapy*, vol.45, no.3, mars 2007, p.617-625.
Berghmans C. et coll., *«La méditation comme outil psychotherapique complémentaire: une revue de question», Journal de thérapie comportementale et cognitive*, vol.19. no.4, decembre 2009, p.120-135.

### 第19章

ヴィクトール・E・フランクル『夜と霧』池田香代子訳、みすず書房、2002年
アンドレ・コント＝スポンヴィル『精神の自由ということ――神なき時代の哲学』小須田健、コリーヌ・カンタン訳、紀伊國屋書店、2009年

### 第20章

アンドレ・コント＝スポンヴィル『幸福は絶望のうえに』木田元、小須田健、コリーヌ・カンタン訳、紀伊國屋書店、2004年
エティ・ヒレスム『エロスと神と収容所――エティの日記』大社淑子訳、朝日新聞社、1986年
エヴゲーニヤ・ギンズブルグ『明るい夜 暗い昼――女性たちのソ連強制収容所』中田甫訳、集英社、1990年
Wood A.M. et Joseph S., *«The Absence of Positive Psychological (Eudemonic) Well-Being as a Risk Factor for Depression: A Ten Year Cohort Study», Journal of Affective Disorders*, vol.122, no.3, mai 2010, p.213-217.
Brown K.W. et Ryan R.M., *«The Benefits of Being Present: Mindfulness and Its Role in Psychological Well-Being», Journal of Personality and Social Psychology*, vol.84, no.4, avril 2003, p.822-884.

### 第22章

前掲、アンドレ・コント＝スポンヴィル『幸福は絶望のうえに』

### 第23章

次の研究を初め多くの研究によって周囲の愛を意識し感謝すると他者との関係を向上させることが示されている。Hutcherson C.A. et coll., *«Loving-Kindness Meditation Increases Social Connectedness», Emotion*, vol.8, no.5, octobre 2008, p.720-724.

### 第24章

『ルネ・マグリット』パケ・マルセル著、タッシェン・ジャパン、2001年
前掲、アンドレ・コント＝スポンヴィル『精神の自由ということ――神なき時代の哲学』
前掲、エティ・ヒレスム『エロスと神と収容所――エティの日記』
前掲、シモーヌ・ヴェイユ『重力と恩寵』
〈自分〉に過度に執着することが、どれほどたくさんの心理的な苦痛を引き起こすかについては多くの研究があるが、次の論文をひとつ挙げたい。Way B.M. et coll., *«Dispositional Mindfulness and Depressive Symptomatology: Correlations With Limbic and Self-Referential Neural Activity During Rest», Emotion*, vol.10, no.1. février 2010, p.12-24.

第11章
H.D.ソロー『森の生活――ウォールデン』。邦訳は、岩波書店(飯田実訳、1995年)など。

第13章
シモーヌ・ヴェイユ『重力と恩寵』。邦訳は、春秋社(渡辺義愛訳、2009年)など
ティク・ナット・ハン『〈気づき〉の奇跡――暮らしのなかの瞑想入門』池田久代訳、春秋社、2014年
もっと仏教の教えや瞑想について深く知りたいなら、ティク・ナット・ハン『ブッダの〈気づき〉の瞑想』山端法玄・島田啓介訳、新泉社、2011年

第14章
ジョナサン・ハイト『しあわせ仮説――古代の知恵と現代科学の知恵』藤澤隆史・藤澤玲子訳、新曜社、2011年
〈受け入れる〉ということについて深く知りたいなら、J.クリシュナムルティ『既知からの自由』大野龍一訳、コスモスライブラリー、2007年

第15章
Grant J.A. et coll., *«Cortical Thickness and Pain Sensitivity in Zen Meditators», Emotion*, vol.10, février 2010, p.43-53. Speca M. et coll., *«A Randomized Wait-List Controlled Trial: The Effect of Mindfulness Meditation-Based Stress Reduction Program on Mood and Symptoms of Stress in Cancer Outpatients», Psychosomatic Medicine*, vol.62, septembre-octobre 2000, p.613-622. Morone N.E. et coll., *«Mindfulness Meditation for the Treatment of the Chronic Low Back Pain in Older Adults», Pain*, vol.134, no.3, février 2008, p.310-319.
マインドフルネスと脳の活性化について:Luders E. et coll., *«The Underlying Anatomical Correlates of Long-Term Meditation: Larger Hippocampal and Frontal Volumes of Gray Matter», NeuroImage*, vol.45, avril 2009, p.672-678. Lutz A. et coll., *«Long-Term Meditators Self-Induce High-Amplitude Gamma Synchrony During Mental Practice», PNAS*, vol.101. no.46, novembre 2004, p.16369-16373. Rubia K., *«The Neurobiology of Meditation and Its Clinical Effectiveness in Psychiatric Disorders», Biological Psychology*, vol.82, no.1, septembre 2009, p.1-11.

第16章
前掲、シモーヌ・ヴェイユ『重力と恩寵』

第18章
医療関係者には、不安障害やうつ病にマインドフルネスをどう役立てるかについて次の研究を挙げておきたい。Teasdale J.D. et coll.,*«Prevention of Relapse/ Recurrence in Major Depression by Mindfulness-Based Cognitive Therapy», Journal of Consulting and Clinical Psychology*, vol.68, no.4, août 2000, p.615-623. Kuyken W. et coll., *«Mindfulness-Based Cognitive Therapy to Prevent Relapse in Recurrent Depression», Journal of Consulting and Clinical Psychology*, vol.76, no.6, décembre 2008, p.966-978. Segal Z. et coll., *«Antidepressant Monotherapy Versus Sequential Pharmacotherapy and Mindfulness-Based Cognitive Therapy, or Placebo, for Relapse Prophylaxis in Recurrent Depression», Archives of General Psychiatry*, 2010. Barnhofer T. et coll., *«Mindfulness-Based Cognitive Therapy as a Treatment for Chronic Depression: A Preliminary Study», Behaviour Research and Therapy*, vol.47, no.5, mai 2009, p.366-373. Kenny M. et Williams J.M.G., *«Treatment-Resistant Depressed Patients Show a*

# 参考文献


序章

Wallace B.A. et Shapiro S.L., *Mental Balance and Well-Being: Building Bridges Between Buddhism and Western Psychology, American Psychologist*, vol.61, octobre 2006, p.690-701.

第1章

バンテ・H.グナラタナ『マインドフルネス』出村佳子訳、サンガ、2012年

第3章

Davidson R.J. et coll.*«Alterations in Brain and Immune Function Produced by Mindfulness Meditation» Psychosomatic Medicine*, vol.65, juillet-août 2003, p.564-570.

Epel E.S., Daubenmier J., Moskowitz J.T., Folkman S. et Blackburn E.H., *«Can Meditation Slow Rate of Cellular Aging? Cognitive Stress, Mindfulness, and Telomeres», Annals of the New York Academy of Sciences*, vol.1172, août 2009, p.34-53.

Jacobs T.L., Epel E.S., Lin J., Blackburn E.H., Wolkowitz O.M., Bridwell D.A., Zanesco A.P., Aichele S.R., Sahdra B.K., MacLean K.A., *«Intensive Meditation Training, Immune Cell Telomerase Activity, and Psychological Mediators», Psychoneuroendocrinology*, octobre 2010.; DOI: 10.1016/j psyneuen. 2010.09.010.

第5章

マチウ・リカール『Happiness 幸福の探求――人生で最も大切な技術』竹中ブラウン、厚子訳、評言社、2008年

第6章

Raes F. et coll., *«Mindfulness and Reduced Cognitive Reactivity to Sad Mood: Evidence From a Correlational Study and a Non-Randomized Waiting List Controlled Study», Behaviour Research and Therapy*, vol.47, juillet 2009, p.623-627.

Farb N.A.S. et coll., *«Minding One's Emotions: Mindfulness Training Alters the Neural Expression of Sadness», Emotion*, vol.10, février 2010, p.25-33.

第7章

意識について最新の意欲的な研究成果を知りたいなら、たとえば、クリストフ・コッホ『意識の探求――神経科学からのアプローチ』(土谷尚嗣、金井良太訳、岩波書店、2006年)やアントニオ・R.ダマシオ『自己が心にやってくる――意識ある脳の構築』(山形浩生訳、早川書房、2013年)を読むといいだろう。

MacLean K.A., et coll., *«Intensive Meditation Training Improves Perceptual Discrimination and Sustained Attention», Psychological Science*, vol.21, juin 2010, p.829-839.

# もっと知りたい人のために


詩的なもの

ジョン・カバットジン『マインドフルネスを始めたいあなたへ——毎日の生活でできる瞑想』田中麻里監訳、松丸さとみ訳、星和書店、2012年

ジョン・カバットジン『自分を見つめ直すための108のヒント』飯泉恵美子訳、早川書房、2008年

仏教関係

ティク・ナット・ハン『〈気づき〉の奇跡　暮らしのなかの瞑想入門』池田久代訳、春秋社、2014年

バンテ・H.グナラタナ『マインドフルネス』出村佳子訳、サンガ、2012年

ヨンゲイ・ミンゲール・リンポチェ『「今ここ」を生きる——新世代のチベット僧が説く幸福への道』松永太郎・今本渉訳、PHP研究所、2011年

科学的なもの

リック・ハンソン、リチャード・メンディウス『ブッダの脳——心と脳を変え人生を変える実践的瞑想の科学』菅靖彦訳、草思社、2011年

心理療法関係

ジョン・カバットジン『マインドフルネスストレス低減法』春木豊訳、北大路書房、2007年

Z.V.シーガル&J.M.G.ウィリアムズ、J.D.ティーズデール『マインドフルネス認知療法——うつを予防する新しいアプローチ』越川房子訳、北大路書房、2007年

マーク・ウィリアムズ、ジョン・ティーズデール、ジンデル・シーガル、ジョン・カバットジン『うつのためのマインドフルネス実践——慢性的な不幸感からの解放』越川房子、黒澤麻美訳、星和書店、2012年

# 図版出典

●著者紹介

**クリストフ・アンドレ**（Christophe André）

パリのサン・タンヌ病院に勤務。フランスで人気の精神科医で、本書は12ヵ国で翻訳され、フランスで30万部以上のベストセラーになっている。著書に『自己評価の心理学』、『他人がこわい』（以上、共著）、『自己評価メソッド』（すべて紀伊國屋書店）など。

●監訳者紹介

**坂田雪子**（さかた・ゆきこ）

フランス語翻訳家。訳書に、E.アンダーソン『オスカー・ピル』1、2巻（角川書店）、M.ラルゴ『図説 死因百科』（共訳）、C.アンドレ編『精神科医がこころの病になったとき』（共訳、ともに紀伊國屋書店）など。

●訳者紹介

**繁松 緑**（しげまつ・みどり）

フランス語翻訳家。

●翻訳コーディネート

**高野 優**（たかの・ゆう）


**はじめてのマインドフルネス**
**26枚の名画に学ぶ幸せに生きる方法**

二〇一五年九月一一日 第一刷発行
二〇二三年一月二六日 第六刷発行

著者 **クリストフ・アンドレ**
監訳者 **坂田雪子**
訳者 **繁松 緑**
発行所 株式会社 **紀伊國屋書店**
東京都新宿区新宿三－一七－七
出版部［編集］
電話：〇三（六九一〇）〇五〇八
ホールセール部［営業］
電話：〇三（六九一〇）〇五一九
〒一五三－八五〇四
東京都目黒区下目黒三－七－一〇
装丁 **木庭貴信＋角倉織音**（オクターヴ）
印刷・製本 **シナノ パブリッシング プレス**
ISBN978-4-314-01132-7 C0011
Printed in Japan
＊定価は外装に表示してあります